中医骨伤学理论与实践

李 海 杨春辉 刘 东 主编

中国纺织出版社有限公司

图书在版编目（CIP）数据

中医骨伤学理论与实践 / 李海，杨春辉，刘东主编
. -- 北京：中国纺织出版社有限公司，2024.2
ISBN 978-7-5180-0611-3

Ⅰ. ①中… Ⅱ. ①李… ②杨… ③刘… Ⅲ. ①中医伤科学 Ⅳ. ①R274

中国国家版本馆CIP数据核字（2024）第046924号

责任编辑：傅保娣　　　责任校对：高　涵　　　责任印制：王艳丽

中国纺织出版社有限公司出版发行
地址：北京市朝阳区百子湾东里 A407 号楼　邮政编码：100124
销售电话：010—67004422　传真：010—87155801
http://www.c-textilep.com
中国纺织出版社天猫旗舰店
官方微博 http://weibo.com/2119887771
三河市宏盛印务有限公司印刷　各地新华书店经销
2024年2月第1版第1次印刷
开本：787×1092　1/16　印张：16.75
字数：310千字　定价：98.00元

主编简介

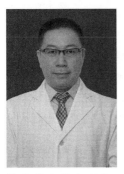

　　李海，男，副主任医师，副教授，硕士研究生导师。长春中医药大学附属第三临床医院针灸推拿中心主任，中西结合学院针灸推拿学教研室主任，吉林省中医药管理局骨关节炎针推治疗重点研究室负责人。第七批全国名老中医药专家学术经验继承人，全国中医临床特色技术传承骨干人才，吉林省高层次人才D类人才，中国民族医药学会筋骨养护分会副会长，中华中医药学会外治分会常务委员，中华中医药学会推拿分会委员，中国民族医药学会推拿分会常务理事、执行秘书长，中国民族医药学会针刀分会常务理事，吉林省中医药学会针刀专业委员会副主任委员，吉林省针灸学会基层适宜技术推广专业委员会副主任委员兼秘书长。

　　秉承"筋骨并重，理筋为先，正骨为本"的治疗理念。长期致力于颈腰椎、关节疾病的非手术治疗和功能康复治疗。临床以正骨推拿手法结合针刀治疗脊柱、骨关节疾病。擅治膝骨关节炎、滑膜炎、颈椎病、腰椎间盘突出症、青少年特发性脊柱侧弯等疾病。从事临床、教学、科研工作16年。发表学术论文20余篇；主持省部级课题3项，厅局级课题5项，参研国自然、省部级等各级课题30余项；获得吉林省科技进步奖三等奖2项，吉林省中医药科学技术奖二等奖1项、三等奖1项；获发明专利4项；参编教材1部，著作4部。

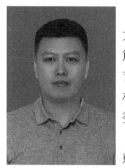

杨春辉，男，主治医师，讲师。现工作于长春中医药大学附属第三临床医院针灸推拿中心。中国民族医药学会筋骨养护分会理事，中国民族医药学会推拿分会理事，吉林省中西医结合学会第三届推拿专业委员会委员，吉林省针灸学会基层适宜技术推广委员会第一届委员会常务委员。

一直从事针灸推拿、骨伤康复临床工作，擅长运用针刺、推拿、正骨、刺络放血等疗法治疗骨伤类疾病。主治颈椎病、肩周炎、腰椎间盘突出、膝骨性关节炎等各类关节炎、面瘫、头痛、耳鸣、失眠、呃逆、胃痛、慢性腹泻、腱鞘囊肿等疾病。主持厅局级课题3项，参与国自然课题1项、省部级课题4项、厅局级课题8项；获得吉林省科学技术奖三等奖1项，吉林省中医药学术著作奖三等奖1项，吉林省科技成果4项；发表学术论文4篇，SCI收录2篇。

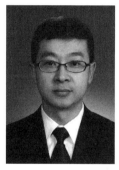

刘东，男，主任医师，教授。吉林省吉林中西医结合医院副院长、康复科主任。吉林省针灸推拿名医，吉林市优秀青年名中医，吉林市重点专科"中医康复"学科带头人，吉林省中医药管理局重点专科和研究室负责人。世界中医药学会联合会老年医学专业委员会常务理事，中国针灸学会经筋诊治专业委员会常务委员，中国民族医药学会老年病分会常务理事，中国针灸学会理事，吉林省针灸学会副会长，吉林省针灸学会经筋诊治专业委员会主任委员，吉林省中西医结合学会骨伤康复专业委员会副主任委员。

一直从事针灸、骨伤、康复临床工作，擅长将针刺、芒针、推拿、整脊、艾灸、刺络放血、小针刀等中医医疗技术与现代康复技术相结合治疗偏瘫、截瘫、面瘫、颈椎病、肩周炎、腰椎间盘突出症、膝骨关节炎、骨关节损伤后关节功能障碍等疾患，尤其擅长应用芒针和推拿治疗各种疑难杂症。获得吉林市科技进步二等奖2项，吉林省科技成果11项，吉林市科技成果2项；发表论文20余篇。

编委会

主　编

李　海　长春中医药大学附属第三临床医院
杨春辉　长春中医药大学附属第三临床医院
刘　东　吉林省吉林中西医结合医院

副　主　编

盖大圣　长春中医药大学附属第三临床医院
李忠明　长春中医药大学附属第三临床医院
杨晓峰　长春中医药大学附属第三临床医院
段晓英　吉林大学第二医院
孙旭亮　辽源市中医院
白　洁　吉林省吉林中西医结合医院

编　　委

刘松林　长春中医药大学附属第三临床医院
王明希　长春中医药大学附属第三临床医院
贾　力　吉林省吉林中西医结合医院
李　雪　辽源市中医院

朱雪娇　长春中医药大学附属第三临床医院

李　莹　长春中医药大学附属第三临床医院

吕　佳　长春中医药大学附属第三临床医院

李寒露　长春中医药大学附属第三临床医院

段长伟　长春中医药大学附属第三临床医院

卢　群　长春中医药大学附属第三临床医院

刘玉欢　长春中医药大学附属第三临床医院

李　鑫　长春中医药大学附属第三临床医院

李　丰　长春中医药大学附属第三临床医院

李　韬　长春中医药大学附属第三临床医院

邹德海　长春中医药大学附属第三临床医院

前　言

中医骨伤学是运用祖国医学理论和技术研究防治人体骨关节及其周围软组织损伤的一门学科，具有悠久的历史，更是中医学的重要组成部分。近年来，我国骨伤科工作者根植于传统的中医理论，坚持在中医的道路上勇于探索、实践，不断丰富着传统理论和治疗手法。

《中医骨伤学理论与实践》基本概括了中医骨伤科学的专业范围，主要从损伤急救、骨折、脱位、筋伤、内伤、骨病等方面展开论述，详细介绍了各部分疾病的病因病机、诊断及治疗等。本书概念清楚、定义准确、层次分明、语言流畅、简明易懂，在继承和发扬传统骨伤学的基础上，又吸收了现代骨伤学的研究成果，适合中医骨伤科医生及相关医务人员参考应用。

在本书的编写过程中，编者付出了巨大努力。但由于编写时间有限，疏漏或不足之处恐在所难免，希望诸位同道不吝批评指正，以期再版时予以改进、提高，使之逐步完善。

编　者

2023 年 10 月

目 录 ....

第一章　损伤急救

第一节　现场急救技术

急救医学将保持呼吸道通畅、止血、包扎、固定、搬运与转送称为现场急救的五项技术。

一、保持呼吸道通畅

多发伤常合并异物或分泌物造成的呼吸道堵塞，可引起伤员出现窒息、发绀和呼吸困难。在现场急救中要首先查清有无呼吸道堵塞。清除堵在口腔、咽喉部的异物或分泌物，必要时行气管插管或气管切开，为进一步的救治奠定基础。

二、止血

（一）一般止血法

比较小的创伤出血，用生理盐水冲洗局部后，覆盖无菌纱布，用绷带加压包扎。

（二）指压止血法

1. 头面部出血指压止血法

（1）颞浅动脉指压止血法：在耳前一指处压迫颞浅动脉，可减少同侧头皮和额、颞部出血。

（2）面动脉指压止血法：在下颌骨咀嚼肌的前方，触到面动脉的搏动处，将面动脉压在下颌骨上，可止住同侧下半面部出血。

（3）颈总动脉指压止血法：在胸锁乳突肌内侧触到颈总动脉搏动处，将颈总动脉压向后方的颈椎横突上，可止住同侧头面部出血。但该处压迫止血的时间不宜过长，且只能压迫一侧，不能双侧同时压迫，以免引起脑部缺血。

2. 肩部出血指压止血法

在锁骨上窝向下向后触到锁骨下动脉搏动，将此动脉压在第1肋骨上，可止住同侧肩部和腋窝部出血。

3. 上肢出血指压止血法

手、前臂、上臂中下段的动脉出血，在上臂肱二头肌内侧可触到肱动脉搏动，用拇指或其他四指并拢将肱动脉压在肱骨上止血。

4.下肢出血指压止血法

足部、小腿和大腿动脉出血,在腹股沟中点偏下方可触到股动脉搏动。用双手拇指或拳将股动脉压在股骨上止血。

(三)加压包扎止血法

适用于全身各部位的静脉和大多数的动脉出血。

在一般止血的同时,可再用绷带(三角巾)加压包扎。注意检查包扎后肢体末端血液循环情况,若包扎过紧影响血液循环,则应重新包扎。

(四)填塞止血法

用无菌纱布1～2层贴于伤口,再向内填塞纱块或纱布,或直接用消毒急救包、棉垫填塞伤口,外用绷带或三角巾加压包扎,松紧以达到止血为度。待出血停止时,再更换填塞的纱块。

(五)止血带止血法

当四肢大血管出血用加压包扎法无效时采用。常用的止血带有橡胶管(条)与气压止血带两种,要严格掌握使用方法和注意事项。止血带缚上时间太长将导致肢体疼痛,甚至引起肢体缺血性坏死而致残,严重者可危及伤员生命。

(六)屈肢加垫止血法

在腋窝或肘窝、腹股沟和腘窝处加纱布垫或棉垫,上臂内收靠近胸壁或屈肘、屈髋和屈膝,用绷带或三角巾固定其于内收或屈曲位,即可止血。

三、包扎

(一)绷带包扎法

最普遍的一种伤口包扎法,其取材、携带和操作方便,方法容易掌握。

1.环形包扎法

环绕肢体数圈包扎,每圈需重叠,用于胸腹和四肢等处小伤口及固定敷料。

2.螺旋形包扎法

先环绕肢体三圈,固定始端,再斜向上环绕,后圈压住前圈的1/2～2/3。用于肢体周径变化不大的部位,如上臂和足部等。

3.螺旋反折包扎法

先环绕肢体数圈以固定始端。再斜旋向上环绕,每圈反折一次,压住前圈的1/2～2/3。此法用于肢体周径不等的部位,如小腿和前臂等。

4."8"字环形包扎法

先环绕肢体远端数圈以固定始端,再跨越关节一圈向上,一圈向下,每圈在中间和前圈交叉成"8"字形,此法用于关节部位。

(二)三角巾包扎法

此方法应用灵活,包扎面积大,效果好,操作快,适用于头面、胸、腹、四肢等全身各部位。使用时要求三角巾边要固定,角要拉紧,中心舒展,敷料贴体。

(三)多头带包扎法

此方法多用于头面部较小的创面和胸、腹部的包扎。操作时,先将多头带中心对准覆盖好敷料的伤口,然后将两边的各个头分别拉向对侧打结。

(四)急救包包扎法

此方法多用于头、胸部开放性损伤。使用时拆开急救包,将包中备有的无菌敷料和压垫对准伤口盖住,再按三角巾包扎法将带系好。

(五)其他包扎法

1.体腔脏器膨出包扎法

在急救现场若遇腹部开放性损伤,腹腔脏器膨出,不能将污染的脏器纳入腹腔内,要先用无菌纱布覆盖,再用碗或口盅扣在膨出的脏器之上,或用纱布、毛巾做成环状保护圈,再用三角巾或绷带包扎,避免继续脱出、干燥或受压等,同时避免运送途中因搬运伤员使伤口暴露增加感染或继发性损伤的机会。

2.其他

外露的骨折端等组织不应还纳,以免将污染物带入深层,应用消毒敷料或清洁布类进行严密的保护性包扎。在无包扎器材的急救现场,可就地取材,用衣服、帽子、毛巾和书包等物进行包扎。

四、固定

急救处理时,将骨折的肢体妥善地固定,目的是防止骨折断端活动而造成新的损伤,减轻疼痛,预防休克,这对骨折的治疗有重要作用。凡是可疑骨折,均应按骨折处理。不必脱去闭合性骨折患者的衣服、鞋袜等,以免过多搬动患者,增加疼痛,若患肢肿胀剧烈,可剪下衣袖或裤管。闭合性骨折有穿破皮肤、损伤血管和神经危险时,应尽量消除显著移位,然后用夹板固定。不可在现场试行复位,因为并不具备复位所需条件。固定材料可就地取材,如选用绷带、棉垫、木夹板和树枝等。固定时应防止皮肤受压损伤,四肢固定露出指、趾尖,便于观察血运。固定完成后,应密切注意肢端血运,出现血液循环不良时应及时处理。

五、搬运与转送

伤员经止血、包扎和固定等处理后,要将伤员尽快搬运和转送到救护站或医院进行治疗。其转送先后次序应是先转送危及生命者,然后转送开放性损伤和多发性骨折者,最后转送轻伤员。需要时应给予伤员镇痛药或抗感染药物,防止疼痛性休克和感染的发生,但颅脑损伤和未确诊的胸、腹部损伤者不宜使用镇痛药物。

（李　海）

第二节　周围血管损伤

一、损伤类型

（一）动脉受压

可因骨折断端移位压迫血管,使循环受阻;也可因深部组织出血,血肿压迫静脉,使回流受阻,进而影响动脉侧支循环,使神经和肌肉发生缺血坏死。

（二）动脉痉挛

因动脉周围组织损伤,或血管受牵拉、压迫而引起平滑肌持久收缩即动脉痉挛。痉挛的动脉管径缩小至原来的1/3以上,血流完全中断,动脉呈白色条索状,影响肢体的血液供应。

（三）动脉损伤

由于骨折等原因挫伤动脉壁,内膜层和肌层发生断裂而外膜完整,断裂的内膜和肌层卷缩,阻塞血管腔,或形成血栓,导致血液循环中断。创伤处动脉肉眼所见呈现肿胀,失去正常色泽,触之较硬,搏动极微弱或无搏动,由于血栓闭塞管腔,而造成远端肢体缺血甚至坏死,晚期还可形成动脉瘤。

（四）动脉断裂

动脉断裂可分为完全断裂和部分断裂。动脉完全断裂后,断端即刻发生痉挛和卷缩,同时伴有休克,血压下降,促使血栓形成而血管腔闭塞。动脉完全断裂的后果取决于肢体伤后的供血状态。动脉部分破裂是一种严重的创伤,由于血管壁的收缩使裂口更为扩大,造成大出血,导致严重的出血性休克或死亡。有的可因血压降低和周围组织肿胀或血肿压迫而暂停出血,但血压回升后,可再度出血。

二、诊断

（一）临床表现

1.有明显的外伤史

骨折、脱位、挫伤、火器伤或切割伤时,均应考虑是否合并血管损伤。

2.出血、血肿、低血压和休克

肢体主要血管断裂或破裂均有较大量出血。开放性动脉出血呈鲜红色,多为喷射性或搏动性出血;如位置深,可见大量鲜血涌出。闭合性动脉损伤,损伤部位肢体因内出血而显著肿胀,时间稍长者有广泛性皮下瘀血。

闭合性动脉伤或伤口小而深的开放性血管损伤,在伤口被血块或肿胀的软组织堵塞时,可因内出血而形成搏动性血肿。如受伤部位有交通性血肿,可在该处听到收缩期杂音和触到震颤。如有动静脉瘘,可听到血流来回的连续性杂音。出血较多者因血容量减少,可出现低血压和休克。约40%血管损伤的患者并发失血性休克。

3.肢体远端血供障碍

主要动脉损伤、栓塞或受压,肢体远端可出现血供障碍,应注意与健侧肢体对比。①患肢远端动脉搏动减弱或消失。②远端皮肤因缺血或血供不足表现为皮肤苍白,皮温下降。③毛细血管充盈时间延长。④远端肢体疼痛,疼痛是神经缺血的早期反应,一般在缺血30分钟后出现。⑤感觉障碍,随着缺血时间延长,肢体由疼痛转入感觉减退、麻木,最后感觉可完全丧失。感觉障碍多呈手套或袜套状,而与神经损伤所致感觉障碍和神经纤维分布相一致的情况不同,应注意鉴别。⑥运动障碍,肌肉对缺血很敏感,缺血时间稍长,肌力下降以至完全消失。⑦远端无活跃性充血,指(趾)尖用粗针刺一小创口,无出血或仅少量出血随即中止者,均为血供中断的表现。⑧搏动性血肿。闭合性动脉伤或伤口小而深的开放性血管伤,在伤口被血块或肿胀的软组织堵塞时,可因内出血而形成搏动性血肿,多见于股动脉、腘动脉、锁骨下动脉和腋动脉,后期可形成假性动脉瘤。

静脉回流障碍主要表现在12～24小时内出现肢体严重水肿,皮肤发绀和温度下降。

(二)检查

1.X线检查

了解有无导致血管损伤的骨折、脱位或异物等。

2.动脉造影术

血管损伤根据外伤史和细致检查,一般可明确损伤的部位和类型等。当诊断和定位困难时,可做动脉造影。动脉造影可显示动脉多处伤、晚期动脉伤、创伤性动脉瘤或静脉瘘等。但动脉造影可引起严重并发症,应谨慎进行。通过造影可了解血管有无断裂、狭窄、缺损或对比剂溢出等损伤的表现。

3.其他

多普勒血流检测仪、彩色多普勒血流图(CDFI)、双功能超声扫描和超声波血流探测器等方法,对血管损伤的诊断有一定帮助。

三、治疗

四肢血管损伤发生后的治疗：及时诊断与止血，抗休克，挽救患者生命；做好伤口的早期清创，正确修复损伤的血管，尽早恢复肢体血供，保全肢体，降低致残；认真处理好骨关节和神经等并发性损伤，密切观察和防治感染、继发性出血和血栓形成等并发症，最大限度地恢复肢体功能。血管损伤中动脉损伤是其主要矛盾，必须修复，大静脉要尽量修复。

（一）急救止血

1.常用止血法

四肢血管损伤大多可用加压包扎法止血，止血效果良好。紧急情况下，无消毒敷料和设备时，可用指压法。使用止血带止血要注意记录时间，防止并发症。

2.血管钳止血法和血管结扎法

在医院检查创伤时，如有明显的动脉出血，可用血管钳夹住出血的动脉，送手术室进一步处理，但要防止钳伤血管邻近的神经和正常血管。对无修复条件而需长途运送者，经初步清创后，结扎血管断端，疏松缝合皮肤，不用止血带，立即转运。

（二）休克和多发性损伤的处理

应遵循先整体后局部的原则，先止血，纠正休克和处理其他紧急情况，然后进行动脉伤的处理。临床上四肢血管损伤因严重出血常伴有低血压与休克而威胁伤员的生命，故应首先止血和输血输液，补充血容量与抗休克，纠正脱水和电解质紊乱，同时迅速处理危及生命的内脏伤和多发性损伤。

（三）血管痉挛的处理

预防为主，如用温热盐水湿纱布覆盖创面，减少创伤、寒冷、香烟、干燥和暴露的刺激，及时解除骨折断端与异物的压迫等。无伤口而疑有动脉痉挛者，可试用普鲁卡因阻滞交感神经，也可口服或肌内注射盐酸罂粟碱。经上述处理仍无效者，应及早探查动脉。

手术探查或开放性损伤血管已显露时，发现一段动脉或动脉吻合后痉挛，常用有效的方法是向痉挛段血管内注入等渗生理盐水扩张血管。如血管栓塞且有血管痉挛，需切除损伤段血管做端端吻合，如有缺损则行自体静脉移植修复。

（四）清创与探查术

损伤血管的清创是取得血管修复成功的重要环节。对于开放性血管损伤，创口清创后再进行损伤血管的清创、探查和修复。及时彻底的清创是防治感染与成功修复血管的基础及重要环节，应争取在 6 小时内完成清创。

探查术的指征：①肢体远端动脉搏动消失，皮温下降，皮肤苍白或发绀，感觉麻木，肌肉瘫痪、屈曲挛缩、伤口剧痛；②伤肢进行性肿胀，伴有血液循环障碍；③伤口反复出血,骨折已整复,但缺血症状仍未消除者。

(五)手术治疗

血管损伤一般都需要在 6 小时内手术治疗,否则易发生血栓蔓延、缺血区域扩大和远端肢体严重缺血或坏死。手术方法有血管结扎术、端端吻合术、端侧吻合术、侧面修补术和移植修补术等。

1.手术治疗原则

(1)血管损伤,如伤口曾有搏动性出血与血肿、内出血伴休克、交通性血肿和患肢远端有缺血性表现等诊断明确者应立即手术。不明确者可限时动态观察,必要时早期手术探查,以确定诊断和治疗方法。

(2)对于血肿或创伤性动脉瘤术前应钳夹血管远近断端,防止术中大出血。

(3)应修复所有大的或主要的血管,根据动脉的重要程度可分为三类。第 1 类动脉,结扎后必将引起严重并发症的血管,如主动脉、颈总动脉、肾动脉、髂总动脉、股动脉和腘动脉等,一定要修复。第 2 类动脉,结扎后可能产生严重后果的动脉,应力争修复而不能轻易结扎,如锁骨下动脉、腋动脉、肱动脉及大部分腹腔内的动脉等。第 3 类动脉,除上述以外的动脉,如单纯的尺或桡动脉、胫前或胫后动脉、腓动脉、颈外动脉和髂内动脉等,因条件所限可结扎。

(4)大静脉(如股静脉和腘静脉)损伤,宜修复;尤其有严重软组织损伤和浅静脉损伤者,应同时修复动、静脉,避免因血液回流不足,肢体肿胀,血肿形成,肌肉缺血而致肢体坏死。

(5)创伤性动脉瘤与动静脉瘘切除后,行血管移植修复。

(6)同时妥善处理血管周围的组织损伤,如骨折、肌腱和神经断裂等。

(7)防治伤肢筋膜间隔区综合征,根据需要可早期行筋膜间隔区切开减压。

2.血管结扎术的适应证和方法

(1)广泛而严重的肢体损伤,血管无法修复者,宜结扎血管后截肢。

(2)全身有多处重要脏器损伤,病情危重并无法承受血管修复术者宜结扎血管。

(3)无输血血源或血管修复条件者,迅速清创和结扎血管,转送到有条件的医院修复。

(4)尺、桡动脉或胫前胫后动脉等次要动脉之一断裂,另一支动脉完好并能代偿者,先试行钳夹损伤血管,如无远端血供障碍再行结扎术。

(5)结扎大动脉和较大动脉时要贯穿血管壁行双重结扎法,必要时缝合血管断端,伤口有感染者应在正常组织处另行切口结扎血管,防止滑脱引起大出血。

3.血管部分损伤修复术

适用于血管被锐器整齐切割不超过血管周径 1/2,无须清创者。不适用于火器伤与需要清创的锐器伤或挫伤。先用无创血管夹分别将受损血管两端夹住,再用肝素溶液(每100mL生理盐水加肝素10mg)冲洗血管腔,去除血凝块,切除少许不整齐边缘,根据管径大小选用3-0至7-0的聚丙烯单丝缝线和缝针做纵行或横行连续缝合,尽量不要缩小管径。

4.血管裂口修复术

适用于伤口比较整齐清洁的锐器伤。如裂口较小,可用5-0或7-0的聚丙烯单丝缝线和缝针,间断或连续缝合裂口,缝合口应与血管长轴垂直。如裂口较大,直接缝合将导致管腔狭窄者,可取伤口附近自体小静脉一段,纵向切开制成片状,缝补在裂口上。

5.血管端端吻合术

重要血管断裂,有条件的应尽量行端端吻合,要求吻合处无张力。如血管缺损2cm左右,游离血管上下各一段即可。如长度仍不足,可屈曲关节克服不足和消除张力。吻合方法是用无创动脉夹夹住血管两断端,切除血管两端多余的外膜,用肝素溶液冲洗断端血管腔去除血栓。为防止血栓形成,术中应不停冲洗血管腔,同时保持血管组织的湿润度。

6.血管移植术

如缺损过大不能端端吻合者或估计端端吻合时张力过大者,即用自身静脉或人造血管行移植术,取用静脉血管的长度应较缺损处长1cm,不能选用伤侧静脉,避免影响伤侧静脉回流。

(六)血管损伤的术后处理

术后最常发生的主要问题有血容量不足、急性肾衰竭、伤肢血液循环障碍、伤口感染和继发性出血等。

1.固定

用石膏托或管形石膏固定患肢关节于半屈曲位4～5周,务必使吻合处无张力。以后逐渐伸直关节,但不可操之过急,避免缝线裂开引起大出血或创伤性动脉瘤等。

2.密切观察患者全身情况

包括温度、呼吸、脉搏、血压、意识和血、尿常规检查,尤其有合并损伤者更应密切注意,发现异常情况,及时对症处理。积极防治急性肾衰竭,纠正水电解质紊乱,补充血容量。

3.体位

保持伤肢与心脏处于同一水平面,不可过高或过低。如静脉回流不畅,可稍抬高患肢。

4.密切注意伤肢血循环

术后 24 小时内密切观察患肢脉搏,皮肤温度、颜色、感觉、肌肉活动和毛细血管充盈时间等是否正常,每小时记录 1 次。如患肢远端皮肤苍白、皮温骤降、脉搏减弱或消失而肿胀不明显,多为动脉栓塞或局部血肿压迫,应立即行手术探查。如患肢肿胀与发绀明显,血液回流不良,抬高患肢而不能改善者,多为静脉栓塞,手术探查,处理同上。若患肢软组织广泛挫伤,静脉与淋巴回流受阻,患肢肿胀严重,应即行患肢两侧筋膜纵向切开减压术,改善患肢血供。若上述循环危象处理及时得当,血管修复术常获成功,若处理不及时得当,可致血管修复失败。

5.预防感染

使用抗菌药物,适当处理伤口,保持良好引流,密切观察感染,特别是气性坏疽发生的可能。血管损伤修复术后感染率一般为 5%。感染可引起血管栓塞导致血管修复失败,还可引起继发性大出血而危及伤者生命,故应积极防治。具体方法:正确使用抗菌药物,认真处理伤口,保持引流通畅。

6.继发性大出血

继发性大出血是一种严重并发症。出血原因可能是止血不良、感染、吻合处血管破裂、血管壁坏死、被修复血管裸露而受引流物压迫坏死、动脉损伤漏诊和使用抗凝药物不当等。出血时间多在术后 1~2 周,发生出血后应立即清除血肿,止血,次要动脉宜结扎,重要动脉应争取修复。伤口感染严重或肌肉广泛坏死者应截肢。因此,血管损伤术后患者床旁应常备止血器具和敷料等。

7.抗凝药物的使用

血管修复的成功主要依赖认真细致的操作和正确无误的处理。一般情况下,不宜使用全身抗凝剂,以免增加出血危险。术后每日静脉输入低分子右旋糖酐500mL,连续 3~5 日,降低血液黏稠度。5 日后,根据情况再酌情使用抗凝药。

8.中医疗法

根据临床表现进行处理。

(1)寒滞经脉:表现为四肢怕冷,发凉,疼痛,麻木,遇冷后症状加重,遇暖减轻。肤色苍白,舌淡紫,苔薄白,脉沉紧或涩。治宜温经散寒、化瘀通络,方用当归四逆场合桃红四物汤加减。

(2)瘀阻经脉:肢体肿胀刺痛,局部瘀血和压痛明显,舌质青紫,脉弦紧涩。治宜活血化瘀、通络止痛,方用桃红四物汤合圣愈汤加减。

(3)经脉瘀热:肢体灼热,疼痛,肤色紫红,舌紫暗,有瘀斑,舌尖或红,苔薄黄,脉弦紧或濡。治宜清热化瘀,方用四妙勇安汤合桃红四物汤加减。

(4)湿阳经脉:肢体水肿、胀痛,抬高肢体症状可以减轻,舌淡紫,舌体胖大,苔白腻或腻,脉沉紧或濡。治宜益气活血、利湿通络,方用济生肾气丸或五苓散加减。

(5)其他:伤口感染按痈和附骨疽分三期"消、托、补";继发性大出血须辨证施治,或益气止血,或清热化瘀止血等。

(李 海)

第三节 周围神经损伤

周围神经系统是 12 对脑神经和 31 对脊神经的总称,它们把全身各部分组织器官与中枢神经系统联系起来,保证各种生理活动的正常进行。造成周围神经损伤最主要的原因有四肢开发性损伤、骨折和暴力牵拉等。

周围神经支配肢体正常功能活动。若受伤周围神经不能恢复,可使四肢功能活动部分或完全丧失。

根据外伤史、症状、体征和检查等可判定神经损伤的性质与程度,进而提出最佳治疗方案,以争取最大限度地恢复神经、关节与肌肉的功能。

周围神经损伤较常见,好发于尺神经、正中神经、桡神经、坐骨神经和腓总神经等。上肢神经损伤多于下肢,占四肢神经损伤的 60%~70%,常合并骨、关节、血管和肌肉肌腱等损伤。周围神经损伤早期处理恰当,大多可获得较好效果,神经的晚期修复也能获得一定疗效。

周围神经损伤属中医"痿证"范畴,可归于"肉痿"类,又名"肢瘫",多因外伤引起。唐代蔺道人《仙授理伤续断秘方·乌丸子》载:"打扑伤损,骨碎筋断,瘀血不散……筋痿乏力,左瘫右痪,手足缓弱。"这指出了四肢瘫痪与损伤的关系。

周围神经纤维由神经元胞体发出。运动和感觉神经纤维均为有髓纤维,外有一层神经内膜。许多神经纤维组成一神经束,外有神经束膜。许多神经束集合成一支周围神经,外有神经外膜。自主神经的节后神经纤维随感觉支走行,故与感觉神经分布相同。

神经的血供较丰富,对缺血的耐受力比肌肉强。周围神经有两组互相吻合而功能上又相互独立的微血管系统,即内在与外在血管系统。因神经的血供经邻近组织通过神经系膜到神经,故广泛游离神经系膜时可致该神经缺血坏死,游离近端过多有可能发生神经缺血。神经缺血后,神经束间形成瘢痕,使神经发生功能障碍。手术时部分神经系膜受到破坏,该部分血供被阻断,但可通过侧支循环得到代偿。

一、病因病机

(一)周围神经损伤原因及分类

1.损伤原因

一般多见于开放性与闭合性损伤,战时多为火器伤。

（1）开放性损伤。

1）锐器伤：如玻璃与刀等利器切割伤，多见于手、腕或肘部等，损伤多为尺神经、正中神经和指神经等。

2）撕裂伤：由牵拉造成的局部神经边缘不整齐的断裂或一段神经的缺损。

3）火器伤：如子弹或弹片伤等，多合并开放性骨折、肌肉肌腱与血管损伤。

（2）闭合性损伤。

1）牵拉伤：如肩肘髋关节脱位与长骨骨折引起的神经被过度牵拉所致损伤。

2）神经挫伤：钝性暴力打击所致，但神经纤维及其鞘膜多较完整，可自行恢复。

3）挤压伤：多为外固定器械、骨折断端与脱位的关节头压迫神经所致，损伤多发生于正中神经、尺神经和腓总神经等。

4）神经断裂：多见于锐利的骨折断端切割造成的神经断裂，如肱骨中、下段骨折和肱骨髁上骨折造成的桡神经或正中神经损伤。

2.损伤分类

（1）神经断裂：多见于开放性损伤造成的完全性与不完全性断裂，前者表现为感觉与运动功能完全性丧失并发肌肉神经营养不良性改变，后者为不完全性丧失。

（2）轴索断裂：轴索断裂而鞘膜完好，但神经功能丧失，多见于挤压或牵拉损伤。当致伤因素解除后，受伤神经多在数月内完全恢复功能。

（3）神经失用症：神经轴索和鞘膜完整，但神经传导功能障碍，可持续几小时至几个月，多因神经受压或外伤引起，一般可自行恢复。

（二）周围神经损伤的病理过程

周围神经断裂后失去传导冲动的功能。如神经元细胞损伤坏死后不能再生，而神经纤维在一定条件下是可以再生的。

周围神经断裂后远端的神经轴索和髓鞘坏死碎裂，2～8周后被施万细胞消化及吞噬细胞吞噬而发生华勒退行性变，施万鞘随之空虚塌陷；近端神经轴索和髓鞘只有一小段发生退变。以后施万细胞增生复原。神经修复术后一段时间，近端神经轴索才开始以每日1～2mm的速度经施万管向远端长入，再生的神经纤维数由少到多，由细到粗，有髓鞘的再生髓鞘，无髓鞘的不再生髓鞘。神经如未修复，近端再生的神经纤维在断裂处与施万细胞及结缔组织形成假性神经瘤。

周围神经损伤后，所支配的肌肉瘫痪，肌细胞逐渐萎缩，细胞间纤维细胞增生，运动终板变形，最后消失；其感觉神经分布区的各种感觉丧失，肌肉可出现营养不良性退变。如能及时吻合断离的神经，效果较好，但一般不能完全恢复其功能。混合神经吻合效果较单纯运动或感觉神经为差。神经缺损可行移植术，但效果远不如吻合。

二、诊断

根据外伤史,结合不同神经损伤特有的症状、体征、解剖关系和神经检查,可判断有无神经损伤或损伤的部位、范围、性质和程度等,必要时可行电生理检查。

(一)外伤史

了解损伤的时间、原因和现场情况,判断损伤的性质等。

(二)局部检查

根据损伤类型、部位和伤口的位置,可判断某一支或某一组神经损伤。伤口已愈合的病例,注意检查瘢痕硬度及其下面组织粘连的情况;有骨折者根据骨痂情况,判断神经是否受压;触诊还可扪及神经瘤或已纤维化的神经。

(三)神经损伤的症状、体征

1.畸形

畸形是由神经损伤、肌肉瘫痪导致的,多发生在伤后数周或更长一段时间内。如桡神经损伤后出现的腕下垂,尺神经损伤后出现的爪形指,正中神经损伤后出现的"猿手"畸形,腓总神经损伤后出现的足下垂等。

2.感觉障碍

周围神经损伤后其所支配的皮肤区发生感觉障碍,检查感觉减退或消失的范围可判断是何神经损伤。临床上要注意检查痛觉、触觉、温觉和两点分辨能力的变化;另外,由于各感觉神经分布区的边界有互相重叠现象,因此,受伤后短时间内感觉障碍仅表现为感觉区域略缩小,这是附近神经的替代作用,而非损伤神经的再生现象。故要注意检查各部分神经自主支配区的感觉变化,以便为神经损伤定位。深感觉为肌肉和骨关节的感觉,可检查手指或足趾的位置觉和用音叉检查骨突出部的震颤感。感觉障碍可用6级法来判断其程度。

3.运动障碍

神经损伤后所支配的肌肉瘫痪,通过检查肌肉瘫痪的程度可判断神经损伤的程度。定期反复检查,可以了解神经再生、肢体功能恢复和预后情况等,进而调整治疗方案。用6级法来检查肌力,可了解运动障碍的程度。肌力检查要注意每块肌肉主动收缩的情况,还要注意区分是否为协同肌的代偿作用,故检查肌肉功能时不能单纯以关节活动为依据。例如,肱二头肌麻痹时,可用肱肌、肱桡肌、旋前圆肌和桡侧腕屈肌来屈肘;屈腕肌麻痹时,可用屈指肌和掌长肌来屈腕。

4.腱反射的变化

神经受伤后,有关肌腱的反射即消失。如坐骨神经损伤后跟腱反射消失,上臂肌皮神经受伤后,肱二头肌腱反射消失。

5.自主神经功能障碍

周围神经损伤后所支配的皮肤出现营养障碍,如无汗、干燥、灼热和发红等,晚期皮肤发凉,失去皱纹,变得平滑、少汗、干燥,毛发过多和指甲变形。

可做出汗试验以判断交感神经是否损伤。方法是在伤肢上先涂以 2‰碘溶液,干后涂抹一层淀粉,然后用电灯烤,同时嘱患者饮热开水并适当运动,以使患者出汗。出汗区表面转变为蓝色,无汗区表面不变色,结果表明无汗区有交感神经损伤。

6.神经本身的变化

沿神经纤维走行区触诊和叩诊可了解神经本身的变化。神经不全损伤时,触诊可引起神经全段疼痛。叩击损伤神经的远端,引起该神经支配区针刺样麻痛,则表明该神经开始再生(蒂内尔征),是神经轴索再生的证据。临床上常以此推测神经再生的情况,蒂内尔征若停滞不前,说明神经纤维生长受阻;若远端反应敏感且越来越明显,表示神经生长良好。

(四)电生理检查

1.肌电图检查

肌肉收缩可引起肌肉电位的改变。神经断裂后,主动收缩肌肉的动作电位消失,2周后出现去神经纤颤电位。神经再生后,去神经纤颤电位消失,表现为主动运动电位。

2.诱发电位检查

目前临床上常用的检查项目有感觉神经动作电位(SNAP)、肌肉动作电位(MAP)和体感诱发电位(SEP)等,其临床意义主要为神经损伤的诊断、评估神经再生和预后情况及指导神经损伤的治疗。

三、治疗

(一)闭合性神经损伤的处理

大多数为牵拉伤引起的神经传导功能障碍或轴索断裂。因此,一般不需要早期手术探查。观察神经功能有无恢复,以神经纤维的生长速度,平均每日 1~2mm 来计算。伤后的时间已超过神经损伤部位至其最近支配肌肉的距离所需要的时间,而该肌肉仍无神经功能恢复时,则应尽早进行神经探查术。观察期间,肢体应积极进行主动与被动关节功能锻炼。麻痹的肢体应用外固定或支架维持在功能位,以防发生关节畸形。

(二)开放性神经损伤的处理

(1)被神经锐器或锋利骨片所伤时,断端多较整齐,可行早期修复。

(2)神经撕裂时,如伤口污染不严重,清创彻底,骨折内固定后,可将神经一期修复。污染严重者,可行二期修复。

(3)火器伤所致骨折合并神经损伤时,不宜行早期神经手术。

(三)功能重建

对一些不能恢复的神经损伤,可在骨折愈合后行肌腱移位或关节手术来改进功能。如桡神经损伤时,可将旋前圆肌、桡侧腕屈肌或掌长肌及尺侧腕屈肌转移,以恢复伸腕、伸拇及伸指功能。

另外,神经损伤后还应积极给予神经营养类药治疗,以加速神经功能恢复。

(李 海)

第四节 创伤性休克

由于创伤严重,有效血液循环量锐减,心排血量急剧下降,不足以维持动脉系统对组织器官的良好灌注,因而导致全身缺氧和体内脏器损害,临床表现以微循环血流障碍为特征的急性循环功能不全的综合征,称为创伤性休克。

绝对或相对血容量减少是创伤性休克的重要原因。急性大量失血、失血浆和失液可造成血容量绝对减少,创伤、细菌毒素、射线伤及过敏反应等刺激可导致周围血管扩张造成相对血容量减少。因组织、器官缺氧而产生一系列的病理变化,如不及时处理,患者随时有生命危险。

一、病因病机

创伤性休克与大出血、体液渗出、剧烈疼痛、恐惧、组织坏死分解产物的吸收和创伤感染等一切导致机体神经、循环、内分泌等生理功能紊乱的因素有关。

(一)失血

创伤导致出血引起血流灌注不足。正常成人总血量为 4 500~5 000mL。引起休克的失血量因年龄、性别、健康状况和失血的速度而有所不同。一般来讲,一次突然失血量不超过总血量的 15%(约 750mL)时,机体通过神经体液调节,可代偿性地维持血压于正常范围,此时如能迅速有效地止血、输液或输血等,可防止休克的发生。如失血量达到总血量的 25%(约 1 250mL)时,由于大量失血,有效循环血量减少,微循环灌注不足,全身组织和器官的氧代谢障碍,可发生轻度休克;当失血量达到总血量的 35%(约 1 750mL)时,可发生中度休克;当失血量达到总血量的 45%(约 2 250mL)时,可发生重度休克。

(二)神经内分泌功能紊乱

严重创伤和伴随症状,如疼痛、恐惧、焦虑与寒冷等,都将对中枢神经产生不良刺激,当这些刺激强烈而持续时,可扩散到皮质下中枢而影响神经内分泌功能,导致反射性血管舒缩功能紊乱,末梢循环障碍而发生休克。末梢循环障碍还可致器官严重缺血缺氧,组织细胞变性坏死,引起器官功能不全,严重者可发生多器官衰竭,使休克加重。同时内分泌功能发生改变,使血糖升高等。

(三)组织破坏

严重的挤压伤可导致局部组织缺血和组织细胞坏死。压力解除后,由于局部毛细血管破裂和通透性增高,可导致大量出血、血浆渗出和组织水肿,有效循环血量下降,局部组织缺血;同时由于组织水肿,影响局部血液循环,使细胞氧代谢障碍加重,可加速组织细胞坏死的进程。组织细胞坏死后,释放大量的酸性代谢产物和钾、磷等物质,又可引起酸碱平衡失调和电解质紊乱。其中某些活性物质可破坏血管的通透性和舒缩功能,使血浆大量渗入组织间隙,造成有效循环血量进一步下降,导致休克的发生或加重休克的程度。

休克病理过程可分为休克代偿期、休克失代偿期(代偿衰竭期)和休克晚期(严重期)3个阶段。如休克不能及时纠正,常可产生弥散性血管内凝血(DIC),使微循环衰竭更加严重,预后很差。

二、诊断

(一)诊断要点

1.病史

创伤性休克都有明显和较严重的创伤史,如撞击、高处坠落、机器绞伤、重物打击、挤压和火器伤等。

2.症状、体征

休克的临床表现与其严重程度有关。

(1)意识与表情:轻度休克,患者表现为兴奋、烦躁、焦虑或激动,随着休克加重,患者表现由表情淡漠或意识模糊到意识不清与昏迷等。

(2)皮肤:苍白,斑状阴影,四肢湿冷,口唇发绀;随着休克加重,皮肤可呈瘀紫色,表浅静脉枯萎,毛细血管充盈时间延长。

(3)脉搏:脉率为100次/分以上,当出现心力衰竭时,脉搏又变缓慢且微细欲绝。

(4)血压:在休克代偿期,血压波动不大,随着休克加重,出现血压降低。血压开始降低时主要表现为收缩压降低,舒张压升高,脉压减小,脉搏增快。而血压的变化要参照患者的基础血压而定,当血压下降超过基础血压的30%,脉压低于30mmHg时,要考虑休克的发生。

(5)呼吸:休克患者常有呼吸困难和发绀。如出现代谢性酸中毒时,呼吸急促且深快;严重代谢性酸中毒时,呼吸深且慢;发生呼吸衰竭或心力衰竭时,出现严重呼吸困难。

(6)尿量:是内脏血液灌注量的一个重要标志,尿量减少是休克早期的征象。若尿量每小时少于 30mL,常提示肾脏血液灌注量不足,有休克存在。应留置导尿管,连续观测尿量、比重、酸碱度、电解质和蛋白等,预测休克的程度和发展。

(7)中心静脉压(CVP):正常值是 $6\sim12cmH_2O$。当出现休克与血容量不足时,中心静脉压可降低。若要正确判断血容量情况和休克的程度,应将血压、脉压、脉搏和每小时尿量测定等数据结合起来综合分析。

3.实验室检查

(1)血红蛋白及血细胞比容测定:两项指标升高,常提示血液浓缩,血容量不足。

(2)尿常规、比重和酸碱度测定:可反映肾功能情况,必要时可进一步行二氧化碳结合力及非蛋白氮测定。

(3)电解质测定:可发现钾、钠及其他电解质丢失情况,由于细胞损伤累及胞膜,可出现高钾低钠血症。

(4)血小板计数、凝血酶原时间和纤维蛋白原含量测定:如三项指标全部异常则说明休克可能已进入 DIC 阶段。

(5)血儿茶酚胺和乳酸浓度测定:休克时两者浓度均可升高,指标越高,预后越差。

(6)血气分析:动脉血氧分压降低至 30mmHg 时,组织进入无氧状态。另外,动脉血二氧化碳分压,静脉血气分析和 pH 值的测定,并与动脉血相对照,可表明组织对氧的利用情况。

4.心电图

休克时常因心肌缺氧而导致心律失常,严重缺氧时出现局灶性心肌梗死,常表现为 QRS 波异常、ST 段降低和 T 波倒置。

(二)辨证分型

创伤性休克归属于"脱证"范畴,临床上分为气脱、血脱、亡阴和亡阳 4 种类型。

1.气脱

创伤后突然神色频变,面色苍白,口唇发绀,汗出肢冷,胸闷气憋,呼吸微弱,舌质淡,脉虚细或结代无力。

2.血脱

头晕眼花,面色苍白,四肢厥冷,心悸,唇干,舌质淡白,脉细数无力或芤脉。

3.亡阴

烦躁,口渴唇燥,汗少而黏,呼吸气粗,舌质红干,脉虚细数无力。

4.亡阳

四肢厥冷,汗出如珠,呼吸微弱,舌质淡润,脉细欲绝。

三、治疗

创伤性休克的救治原则是积极抢救生命与消除不利因素的影响,补充血容量与调整机体生理功能,防治创伤及其并发症,纠正体液电解质和酸碱紊乱。采取中西医结合的综合措施,可提高救治的成功率。

(一)一般治疗

平卧位,头略放低;注意安静,保暖防暑;保持呼吸道通畅,清除呼吸道分泌物,适当给氧。

(二)控制出血

导致创伤性休克最主要的原因是活动性大出血,故首要任务是进行有效地止血。唐容川云:"平人被伤出血,既无偏阴偏阳之病,故一味止血为要,止得一分血,则保得一分命,其止血亦不分阴阳。"

(三)处理创伤

伴开放性创伤的患者,经抗休克治疗情况稳定后,应尽快进行手术清创缝合,消灭创口,防治感染,争取一期愈合。如开放性创伤不处理,休克难以纠正,则应在积极抗休克的同时,进行手术清创缝合。对于骨折与脱位等要进行复位和适当的内、外固定等,对危及生命的张力性或开放性气胸与连枷胸等应紧急处理。

(四)补充与恢复血容量

在止血的情况下补充与恢复血容量是治疗创伤性休克的根本措施。

1.全血或红细胞混悬液

对创伤失血严重者,可改善贫血和组织缺氧。

2.血浆

提高有效循环血量,维持胶体渗透压,如鲜血浆、干冻血浆和代血浆均可选用。

3.右旋糖酐

可提高血浆胶体渗透压。中分子右旋糖酐(平均分子量 70 000)输入后 12 小时体内尚存 40%,为较理想的血浆增量剂。低分子右旋糖酐(分子量 20 000～40 000)排泄较快,4～6 小时内就失去增量作用,它能降低血液黏稠度,减少血管内阻力而改善循环,还能吸附于红细胞和血小板表面,防止凝集。

4.葡萄糖和晶体液

葡萄糖能供给热量,但不能单独大量使用。在紧急情况下,可先用 50%葡萄糖注射液 60～100mL 静脉注射,以暂时增强心肌收缩力和提高血压。晶体溶液可供给电解质,生理盐水、复方氯化钠或乳酸钠均可选用。

（五）血管收缩剂与舒张剂的应用

为解除血管痉挛，改善组织灌注与缺氧状况，使休克好转，可在补足血容量情况下应用血管扩张剂，如异丙肾上腺素、多巴胺等。若血容量已补足，血管扩张剂已用过，血压仍低，或无大血管出血，为使重要器官的低血流量状态不要拖延过久，可暂时使用血管收缩剂升高血压，如去甲肾上腺素、甲氧明和间羟胺等。

（六）纠正电解质紊乱和酸碱平衡失调

休克引起组织缺氧，必然导致代谢性酸中毒，而酸中毒可加重休克和阻碍其他治疗，故纠正电解质紊乱和酸碱平衡失调是治疗休克的主要方法之一。纠正酸中毒及高钾血症应根据实验室检查结果，适量应用碱性缓冲液及保钠排钾药物（如碳酸氢钠等）。

（七）防治并发症

心、脑、肺及肾等器官功能衰竭和继发感染常常是休克的并发症，故在治疗创伤性休克时，应及早考虑到上述并发症的防治。

（八）中医疗法

1.中药辨证施治

气脱宜补气固脱，用独参汤；血脱宜补血益气固脱，用当归补血汤加减；亡阴宜益气养阴，用生脉饮加减；亡阳宜温阳固脱，用四逆汤和参附汤加减。

2.针灸

针灸可行气活血，通络止痛，回阳固脱，调整阴阳。常选用涌泉、足三里、血海及人中为主穴，内关、太冲及百会为配穴，昏迷加十宣穴，呼吸困难加素髎穴。

（李　海）

第五节　筋膜间隔区综合征

筋膜间隔区综合征又称骨筋膜室综合征、筋膜间室综合征等。各种原因造成筋膜间隔区内组织压升高致使血管受压，血液循环障碍，肌肉和神经组织血供不足，甚至缺血坏死，最后产生的一系列症状、体征，统称为筋膜间隔区综合征。《诸病源候论·金疮伤筋断骨候》载："夫金疮始伤之时，半伤其筋，荣卫不通，其疮虽愈合后，仍令痹不仁也。"这说明早在公元7世纪中医对此证的病机"荣卫不通"及临床表现"痹而不仁"已有所认识。

一、病因病机

筋膜间隔区是由肌间隔、筋膜隔、骨膜、深筋膜与骨等构成。上臂和大腿的筋膜较薄而富有弹性，且肌肉丰厚又为单骨，故上臂和大腿受压后不易发生筋膜间隔区综合征。前臂和小腿为双骨,筋膜厚韧而缺乏弹性,且有骨间膜,致使筋膜间隔区的容积不能向外扩张,因此,前臂和小腿受压后易发生筋膜间隔区综合征。间隔区内的组织主要是肌肉,血管、神经穿行其中。在正常情况下,筋膜间隔区内保持一定的压力,称为组织压或肌内压。当间隔区内的容积突然减少(外部受压)或内容物突然增大(组织肿胀或血肿),则组织压急剧上升,致使血管、肌肉和神经组织遭受挤压。其发生原因有以下几种。

(一)肢体外部受压

肢体骨折脱位后,石膏、夹板、胶布及绷带等固定包扎过紧过久;车祸,房屋或矿井倒塌,肢体被重物挤压;昏迷或麻醉时,肢体长时间受自身体重压迫等,均可使筋膜间隔区容积变小,引起局部组织缺血而发生筋膜间隔区综合征。

(二)肢体内部组织肿胀

闭合性骨折严重移位或形成巨大血肿,肢体挫伤,毒蛇或虫兽伤害,针刺或药物注射,剧烈体育运动或长途步行,均可使肢体内组织肿胀,导致筋膜间隔区内压力升高。

(三)血管受损

主干动脉损伤、痉挛、梗死和血栓形成等致远端筋膜间隔区内的组织缺血、渗出及水肿,间隔区内组织压升高而发生间隔区综合征。若主干动、静脉同时受伤,可诱发筋膜间隔区综合征。

由于筋膜间隔区内血液循环障碍,肌肉因缺血而产生类组胺物质,从而使毛细血管扩大,通透性增加,大量血浆和液体渗入组织间隙,形成水肿,使肌内压更为增高,形成缺血—水肿恶性循环,最后导致肌肉坏死,神经麻痹,即产生"痹而不仁"的症状。通常缺血30分钟,即发生神经功能异常;完全缺血4～12小时后,肢体发生永久性功能障碍,出现感觉异常、肌肉挛缩与运动丧失等表现。

筋膜间隔区综合征的病理变化若局限于肢体部分组织,经修复后遗留肌肉挛缩和神经功能障碍,则对全身影响不大。如病变发生于几个筋膜间隔区或肌肉丰富的区域,大量肌组织坏死,致肌红蛋白与钾、磷、镁离子及酸性代谢产物等有害物质大量释放,引起急性肾衰竭,全身不良反应严重,发展成挤压综合征。

二、诊断

(一)诊断要点

1.病史

伤者有肢体骨折、脱位或较严重的软组织损伤史等,伤后处理不当或延误治疗。

2.症状、体征

早期以局部症状为主,严重情况下才出现全身症状。

(1)局部症状:主要有疼痛、皮温升高、肿胀、感觉异常等。

1)疼痛:初期,以疼痛、麻木与异样感为主,疼痛为伤肢深部广泛而剧烈的进行性灼痛;晚期,因神经功能丧失,则无疼痛。一般患者很少诉说麻木和异样感,而剧痛可视为本病最早和唯一的主诉,应引起高度重视。

2)皮温升高:局部皮肤略红,皮温稍高。

3)肿胀:早期不显著,但局部压痛重,可感到局部组织张力增高。

4)感觉异常:受累区域出现感觉过敏或迟钝,晚期感觉丧失。其中两点分辨觉消失和轻触觉异常出现较早,较有诊断意义。

5)肌力变化:早期患肢肌力减弱,进而功能逐渐消失,被动屈伸患肢可引起受累肌肉剧痛。

6)患肢远端脉搏和毛细血管充盈时间:因动脉血压较高,故绝大多数伤员的患肢远端脉搏可扪及,毛细血管充盈时间仍属正常。但若任其发展,肌内压继续升高可致无脉。若属主干动静脉损伤引起的筋膜间隔区综合征,早期就不能扪及脉搏。

(2)全身症状:发热,口渴,心烦,尿黄,脉搏增快,血压下降等。

本病的症状、体征可归纳为"5P"征,即由疼痛转为无痛;苍白或发绀,大理石花纹等;感觉异常;肌肉瘫痪;无脉。

3.理学检查

正常前臂筋膜间隔区组织压为 9mmHg,小腿为 15mmHg。如组织压超过 20mmHg,即须严密观察其变化。当舒张压与组织压的压差为 10~20mmHg 时,必须紧急彻底切开深筋膜,以充分减压。

4.影像学检查

超声多普勒检查可明确血液循环是否受阻。

5.实验室检查

当筋膜间隔区内肌肉发生坏死时,白细胞总数和分类均升高,红细胞沉降率加快;严重时尿中有肌红蛋白,电解质紊乱,即出现高钾血症、低钠血症等。

6.各部筋膜间隔区综合征特征

(1)前臂间隔区综合征:特征如下。

1)背侧间隔区压力增高时,患部肿胀,组织紧张,有压痛,伸拇与伸指肌无力,被动屈曲 5 个手指时引起疼痛。

2)掌侧间隔区压力增高时,患部肿胀,组织紧张,有压痛,屈拇与屈指肌无力,被动伸 5 个手指均引起疼痛,尺神经与正中神经支配区的皮肤感觉麻木。

（2）小腿间隔区综合征：特征如下。

1）前侧间隔区压力增高时，小腿前侧肿胀，组织紧张，有压痛，有时皮肤发红，伸趾肌与胫前肌无力，被动屈踝与屈趾引起疼痛，腓深神经支配区的皮肤感觉麻木。

2）外侧间隔区压力增高时，小腿外侧肿胀，组织紧张，有压痛，腓骨长、短肌无力，内翻踝关节引起疼痛，腓深浅神经支配区的皮肤感觉麻木。

3）后侧浅部间隔区压力增高时，小腿后侧肿胀，有压痛，比目鱼肌及腓肠肌无力，背屈踝关节引起疼痛。

4）后侧深部间隔区压力增高时，小腿远端内侧、跟腱与胫骨之间组织紧张，有压痛，屈趾肌及胫后肌无力，伸趾时引起疼痛，胫后神经支配区的皮肤感觉丧失。

（二）辨证分型

1.瘀滞经络

损伤早期，血溢脉外，瘀积不散，阻滞经络，气血不能循行敷布，受累部位筋肉失养，故患肢肿胀灼痛，压痛明显，屈伸无力，皮肤麻木，舌质发绀，脉紧涩。

2.肝肾亏虚

损伤后期，久病耗气伤血，肝肾亏虚。肝主筋，肝不荣筋，筋肉拘挛萎缩；肾主骨，肾亏则骨髓失充，骨质疏松，关节僵硬，舌质淡，脉沉细。

三、治疗

筋膜间隔区综合征的治疗原则是早诊早治，减压彻底，减少伤残率，避免并发症。

（一）改善血液循环

解除所有外固定及其敷料；对疑有筋膜间隔区综合征的肢体，应将患肢放置水平位，不可将其抬高，避免因缺血加重而促使本病形成。

（二）切开减压

确诊后，最有效的方法是立即将所有的间隔区全长切开，解除间隔区内高压，打断缺血—水肿恶性循环链，促进静脉淋巴回流，加大动静脉的压差，恢复动脉的血运，让组织重新获得血供，消除缺血状态。在时间上，越早效果越好，越晚效果越差，如果肌肉完全坏死，肌挛缩将无法避免。彻底解压后，局部血液循环应迅速改善。若无改善，可能是间隔区外主干动静脉有损伤等，应扩大范围仔细检查，防止漏诊失治。

1.切开位置

通常沿肢体纵轴方向作切口，深部筋膜切口应与皮肤切口一致或略长，以便充分减压。上臂和前臂均在旁侧作切口，手部在背侧作切口，大腿应在外侧切开，小腿应在前外侧或后内侧切开。必要时,可在前臂掌背侧与小腿内外侧同时切开减压。

2.切口范围

应切开每一个受累的筋膜间隔区,否则达不到减压的目的。小腿切开减压时,可将腓骨上 2/3 切除,以便将小腿 4 个筋膜间隔区充分打开。

3.切开后的处理与注意事项

(1)尽量彻底清除坏死组织,消灭感染病灶。暂不缝合切口,以便更换敷料时密切观察组织的存活情况。如切口不大,可待其自行愈合或二期缝合;若创面较大,可植皮覆盖。

(2)切口不可加压包扎,避免再度阻断血液循环。

(3)切口创面可用凡士林纱布、生理盐水纱布或生肌橡皮膏加珍珠粉换药。

(4)严格无菌操作,预防破伤风与气性坏疽。

(5)注意观察伤口分泌物的颜色,必要时可将分泌物送细菌培养和药敏试验,以便选用适合的抗生素。

(三)防治感染及其他并发症

根据病情需要,选用适当的药物对症处理,防治其他并发症。

(四)中医治疗

1.中药治疗

《伤科补要·跌打损伤内治证》说:"虚人宜佐以四物汤。若瘀散,复元通气散调之或伤处青肿坚实,痛难转侧,脉涩而滞者,防其气瘀上冲,宜投参黄散通瘀,又宜复元活血汤或受伤日久才医者,败血坚凝,宜服紫金丹逐瘀,又袪伤散疏通为要,俟其色散淡、血和痛止为度。"根据《伤科补要》的辨证施治原则,筋膜间隔区综合征常用的方剂有四物汤、桃仁四物汤、复元通气散、参黄散、复元活血汤及正骨紫金丹等。经络受伤者,应袪瘀活络,通经散寒,可用袪伤散。

按照中医辨证分型,筋膜间隔区综合征可应用下列方药治疗。①瘀滞经络:治宜活血化瘀,疏经通络。方用圣愈汤加减,手足麻木者去白芍,加赤芍、三七、橘络及木通;肿胀明显者加紫荆皮、猪苓、泽兰;刺痛者加乳香、没药、元胡。②肝肾亏虚:治宜补肝益肾,滋阴清热。方用虎潜丸加减,阴虚者去干姜,加女贞子、菟丝子及鳖甲;阳虚者去知母、黄柏,酌加鹿角片、补骨脂、淫羊藿、巴戟天、附子及肉桂等。损伤后期,瘀阻经络,肢体麻木,筋肉拘挛萎缩,关节僵硬,应袪风除痹,舒筋活络,方用大活络丹、小活络丹等。风寒乘虚入络、关节僵硬痹痛者,治宜除风散寒、通利关节,方用蠲痹汤、宽筋散或独活寄生汤等。损伤后期,瘀阻经络,肢体麻木,筋肉拘挛萎缩,关节僵硬,应袪风除痹,舒筋活络,方用大活络丹、小活络丹等。

外治可选用八仙逍遥汤、舒筋活血洗方熏洗患肢或用活血散外敷患肢。

2.理筋手法

对恢复期的筋膜间隔区综合征用理筋手法治疗效果较好。其步骤是先对前臂或小腿屈肌群从远端向近端,用摩、揉与推等手法,由浅入深,反复施行5分钟。然后逐一揉捏每个手指或足趾,被动地牵拉伸指(趾),以患者略感疼痛为度,不可用暴力。继而推、摩、揉与屈伸腕或踝关节,幅度由小渐大,维持3分钟左右。在患部外循经点揉穴位,上肢可取曲池、少海、合谷、内关及外关等穴,下肢可取足三里、丰隆、委中、承山及血海等穴,最后以双手揉搓前臂或小腿,放松挛缩肌群。

3.功能锻炼

上肢用健肢协助患肢做屈伸腕指关节、握拳与前臂旋转动作,下肢练习屈伸踝趾关节与站立行走。

(李　海)

第六节　挤压综合征

挤压综合征是指四肢或躯干肌肉丰富的部位受外部重物长时间挤压作用(或长时间固定肢体被固定部位的自压)造成肌肉组织缺血性坏死和肌细胞破裂,并在挤压解除后出现以肢体肿胀、肌红蛋白尿、高钾血症及急性肾功能衰竭为特点的临床综合征。挤压综合征早期不易被认识,常延误诊断和治疗,病死率较高。

挤压综合征的主要病理变化围绕创伤后肌肉缺血性坏死和肾功能障碍两个中心环节展开。伤势足以使两个病理过程在一定程度上向前发展,最终导致急性肾衰竭。

一、病因病机

中医学认为,挤压伤可引起人体内部气血、经络及脏腑功能紊乱。隋·巢元方《诸病源候论·压迮坠堕内损候》指出:"此为人卒被重物压迮,或从高坠下,致吐下血,此伤五内故也。"清·胡廷光《伤科汇纂·压迮伤》载:"压迮伤,意外所致也或屋倒墙塌,或木断石落,压着手足,骨必折断,压迮身躯,人必昏迷。"

挤压综合征多发生于房屋倒塌、工程塌方及交通事故等意外伤害中,战时或发生强烈地震等严重自然灾难时可成批出现此类型患者。此外,偶见于昏迷与手术的患者,肢体长时间被自身体重压迫而致。

其病理变化归纳为以下两方面。

(一)肌肉缺血性坏死

挤压综合征的肌肉病理变化与筋膜间隔区综合征相似。患部肌肉组织遭受较长时间压迫,在解除外界压力后,局部可恢复血供。但由于肌肉受压缺血产生的类组胺物质可使毛细血管通透性增加,从而引起肌肉发生缺血性水肿,肌内压上升,肌肉血液循环发生障碍,形成缺血—水肿恶性循环,最后使肌肉神经发生缺血性坏死。

(二)肾功能障碍

由于肌肉缺血坏死,大量血浆渗出,造成低血容量性休克,肾血流量减少;休克和严重损伤诱发应激反应释放血管活性物质,使肾脏微血管发生强而持久的痉挛收缩,致肾小管缺血甚至坏死。肌肉坏死产生大量肌红蛋白、肌酸、肌酐和钾、磷、镁离子等代谢物质,同时肌肉缺血缺氧和酸中毒可使钾离子从细胞内大量逸出,导致血钾浓度迅速升高。外部压力解除后,肌肉坏死产生的大量代谢物质进入体内血液循环,又可加重创伤后机体的全身反应。在酸中毒和酸性尿状态下,大量代谢物质沉积于肾小管,加重对肾脏的损害,最终导致急性肾衰竭的发生。

二、诊断

(一)诊断要点

1.创伤史

详细了解受伤原因与方式、受压部位、范围与肿胀时间,伤后症状及诊治经过等。注意伤后有无"红棕色""深褐色"或"茶色"尿及尿量情况,若每日少于 400mL 为少尿,少于 100mL 为无尿。

2.症状、体征

(1)局部表现:由于皮肉受损,血溢脉外,瘀阻气滞,经络不通,故有伤处疼痛与肿胀,皮下瘀血,皮肤有压痕,皮肤张力增加,受压处及周围皮肤有水疱。伤肢远端血液循环障碍,部分患者动脉搏动可以不减弱,毛细血管充盈时间正常,但肌肉组织等仍有缺血坏死的危险。患肢肌肉与神经功能障碍,如主动与被动活动及牵拉时出现疼痛,应考虑为筋膜间隔区内肌群受累的表现;皮肤感觉异常。检查皮肤与黏膜有无破损、胸腹盆腔内器官有无损伤等并发症。

(2)全身表现:由于内伤气血、经络和脏腑,患者出现头目晕沉、食欲不振、面色无华、胸闷腹胀、大便秘结等。积瘀化热可出现发热、面赤、尿黄、舌红、舌边瘀紫、苔黄腻和脉弦紧数等。严重者心悸、气急,甚至发生面色苍白、四肢厥冷、汗出如油和脉芤等脱证(休克)。

挤压综合征的全身表现主要有以下 5 个方面。①休克:少数患者早期可能不出现休克,或者休克期短暂未被发现。大多数患者由于挤压伤剧痛的刺激,组织广泛破坏,血浆大量渗出,而迅速发生休克,且不断加重。②肌红蛋白血症与肌红蛋白尿:这是诊断挤压综合征的一个重要依据。患者伤肢压力解除后,24 小时内出现褐色尿或自述血尿,同时尿量减少,尿比重升高,应考虑是肌红蛋白尿。肌红蛋白在血与尿中的浓度,待伤肢减压后 3～12 小时达到高峰,以后逐渐下降,1～2 日后恢复正常。③高钾血症:肌肉坏死,细胞内的钾大量进入血液循环,加之肾衰竭排钾困难,在少尿期血钾可每日上升 2mmol/L,甚者 24 小时内升高至致命水平。高血钾同时伴高血磷、高血镁及低血钙,可以加重血钾对心肌的抑制和毒性作用,应连续监测。少尿期患者常死于高钾血症。④酸中毒及氮质血症:肌肉缺血坏死后,大量磷酸根、硫酸根等酸性物质释出,使体液 pH 降低,导致代谢性酸中毒。严重创伤后组织分解代谢旺盛,大量中间代谢产物集聚体内,非蛋白氮与尿素氮迅速升高,临床上可出现意识不清、呼吸深大、烦躁口渴、恶心等酸中毒与尿毒症等一系列表现。⑤缺血再灌流可引起心、肺、肝及脑等器官损伤,出现相应的功能障碍与症状。

3.实验室检查

(1)血、尿常规检查:提示有代谢性酸中毒、高钾血症、肌红蛋白血症、肌红蛋白尿与肾功能损害。休克纠正后首次排尿尿液呈褐色或棕红色,为酸性,尿量少,尿比重高,尿中含红细胞、血红蛋白、肌红蛋白、白蛋白、肌酸、肌酐和色素颗粒管型等。每日应记出入量,经常检测尿比重,尿比重低于 1.018 以下者,是诊断急性肾衰竭的主要指标之一。多尿期与恢复期尿比重仍低,尿常规可逐渐恢复正常。

(2)血红蛋白、红细胞计数与血细胞比容:估计失血、血浆成分丢失、贫血或少尿期水潴留的程度。

(3)血小板与出凝血时间:可提示机体出凝血、纤溶机制的异常。

(4)谷草转氨酶(GOT)、肌酸激酶(CK):测定肌肉缺血坏死所释放的酶,可了解肌肉坏死程度及其消长规律。CK$>1\times10^4$U/L,即有诊断价值。

(5)血钾、血镁、血肌红蛋白测定:了解病情的严重程度。

(二)辨证分型

1.瘀阻下焦

伤后血溢脉外,恶血内留,阻隔下焦,腹中满胀,尿少黄赤,大便不通,舌红有瘀斑,苔黄腻,脉弦紧数。此型多见于发病初期。

2.水湿潴留

伤后患处气滞血瘀,气不行则津液不能敷布而为水湿。水湿潴留则尿液不通,津不润肠则大便秘结,大小便不通则腹胀满,津不上承故口干渴;湿困脾胃,中焦运化失常则苔腻厚,脉弦数或滑数。此型多见于肾衰竭少尿期。

3.气阴两虚

患者长时间无尿或少尿,加之创伤、发热及纳差,致气阴两虚。肾气虚,固摄失司,故有尿多。尿多则进一步伤阴及气,而出现气短、乏力、盗汗、面色白、舌质红、无苔或少苔和脉虚细数等气阴两虚的一系列表现。此型多见于肾衰竭多尿期。

4.气血不足

患者饮食与大小便已基本正常,但肢体肌肉尚肿痛,面色苍白,全身乏力,舌质淡苔薄,脉细缓。此型多见于肾衰竭恢复期。

三、治疗

挤压综合征是骨伤科的危急重症,应做到早期诊断,积极救治,早期切开减压与防治肾衰竭;凡重压超过 1 小时者,均应按挤压综合征处理,密切注意其变化,积极防治并发症。

(一)现场急救处理

(1)医护人员迅速进入现场,尽早地解除重物对伤员的压迫,以避免或降低本病的发生率。

(2)伤肢制动,以减少坏死组织分解产物的吸收与减轻疼痛,强调活动的危险性。

(3)伤肢用凉水降温或裸露在凉爽的空气中。禁止按摩与热敷,以防止组织缺氧加重。

(4)不要抬高伤肢,以免降低其局部血压,影响血液循环。

(5)伤肢有开放性伤口和活动性出血者应止血包扎,但避免使用加压包扎法和止血带。

(6)凡受压伤员一律饮用碱性饮料(每 8～10g 碳酸氢钠溶于 1 000mL 水中,再加适量糖与食盐),碱化尿液,避免肌红蛋白与酸性尿液作用后在肾小管中沉积。如不能进食者,可用 5％碳酸氢钠 150mL 静脉滴注。

(二)伤肢处理

1.早期切开减压

其适应证为:①有明显挤压伤史;②伤肢明显肿胀,局部张力高,质硬,有运动和感觉障碍;③尿肌红蛋白试验阳性(包括无血尿时隐血阳性)或肉眼见有茶褐色尿。

切开可使筋膜间隔区内组织压下降,改善静脉回流,恢复动脉血供,防止或减轻挤压综合征的发生或加重。如肌肉已坏死,清除坏死组织,同时引流可防止坏死代谢产物进入血液,减轻中毒症状,减少感染的发生或减轻感染程度。切开后伤口用敷料包扎时,不能加压;如伤口渗液量多,应保证全身营养供给,防治低蛋白血症。

2.截肢

其适应证为:①患肢肌肉已坏死,并见尿肌红蛋白试验阳性或早期肾衰竭的迹象;②全身中毒症状严重,经切开减压等处理仍不见症状缓解,已危及患者生命;

③患肢并发特异性感染,如气性坏疽等。

（三）全身治疗

1.中医治疗

根据其辨证,予以中药治疗。

(1)瘀阻下焦:治宜化瘀通窍。方用桃仁四物汤合皂角通关散加琥珀20g。

(2)水湿潴留:治宜化瘀利水,益气生津。方用大黄白茅根汤合五苓散加减。

(3)气阴两虚:治宜益气养阴,补益肾精。方用六味地黄汤合补中益气汤加减。

(4)气血不足:治宜益气养血。方用八珍汤加鸡血藤30g、肉苁蓉30g、红花12g和木香10g。

2.急性肾衰竭的治疗

对挤压综合征患者,一旦有肾衰竭的证据,应及早进行透析疗法。本疗法可以明显降低急性肾衰竭所致高钾血症等造成的死亡。有条件的医院可以进行血液透析(即人工肾);腹膜透析操作简单,大多数患者能收到良好效果。

3.其他治疗

纠正电解质紊乱,随时监测血钾、钠、氯和钙浓度,严格控制使用含钾量高的药物和食物,不用长期库存血,发生酸中毒立即给予纠正;增进营养,给予高脂高糖低蛋白食物;正确应用抗菌药物防治感染等。

（李　　海）

第二章　骨折

第一节　上肢骨折

一、锁骨骨折

锁骨骨折是常见的上肢骨折之一，又称缺盆骨损伤、锁子骨伤、井栏骨折断等。《医宗金鉴·正骨心法要旨·锁子骨》说："锁子骨，经名拄骨。横卧于肩前缺盆之外，其两端外接肩解。"在解剖学上，锁骨为两个弯曲的长骨，位于胸部前上方，内侧端接胸骨柄，构成胸锁关节，外侧端连接肩峰，构成肩锁关节，它是肩胛带与躯干的唯一骨性联系，为肩部活动的重要组成部分。另外，锁骨还有保护其下由颈部至腋窝的大血管及神经束的作用。锁骨呈"S"形，内侧 2/3 凸向腹侧，且有胸锁乳突肌和胸大肌附着；外侧 1/3 凸向背侧，且有三角肌和斜方肌附着。锁骨由内向外逐渐变细，从横切面来看，内侧 1/3 呈三角形，中 1/3 与外 1/3 交接处则变为类椭圆形，而外 1/3 则又变为扁平状。由于其解剖上的弯曲形态，以及各部位横切面的不同形态，所以在中、外 1/3 交接处就形成应力上的弱点而容易发生骨折。如果锁骨骨折移位严重或整复手法不当，有可能造成其后下方的臂丛神经或锁骨下动、静脉损伤。锁骨骨折占全身骨折的 3.5%～5.1%，占肩部骨折的 5.1%，尤以儿童多见。

（一）病因病机

锁骨骨折多为间接暴力所致，直接暴力损伤较少见。《医宗金鉴·正骨心法要旨·锁子骨》说："击打损伤，或骑马乘车，因取物偏坠于地，断伤此骨。"患者跌倒时，手掌或肩外侧着地，向上传导的间接暴力经肩锁关节传至锁骨，并与身体向下的重力交会于锁骨的应力点，形成剪力而造成锁骨骨折，成人以斜形或横断骨折为多。骨折端除有重叠移位外，内侧端因胸锁乳突肌的牵拉向后上方移位，外侧段则由于上肢的重力和胸大肌、斜方肌、三角肌的牵拉而向前下方移位。幼儿骨质柔嫩而富有韧性，多发生青枝骨折，骨折后骨膜仍保持联系，在胸锁乳突肌的牵拉下，骨折端往往向上成角。直接暴力损伤（如棒打、枪伤）多发生于成人，呈横断骨折或粉碎性骨折，偶见开放性骨折。

根据受伤机制和骨折特点,可将锁骨骨折分为外 1/3 骨折、中外 1/3 骨折、内 1/3 骨折。

1.外 1/3 骨折

多由肩部着地或直接暴力损伤所致。常为斜形骨折、横断骨折,粉碎性骨折较少。若骨折发生于肩锁韧带和喙锁韧带之间,骨折外侧端受肩臂的重力作用,则与内侧端相对分离移位。若骨折发生在喙锁韧带的内侧,骨折内侧端由于胸锁乳突肌的牵拉,可向上移位,而外侧端受肩锁韧带和喙锁韧带的约束,则多无明显改变。若为粉碎性骨折,骨折的移位则无一定规律。

2.中外 1/3 骨折

为锁骨骨折中最多见的一种,多为间接暴力所致。常为横断骨折或小斜形骨折,老年人多为粉碎性骨折。骨折移位较大,内侧端向后上方移位,外侧端向前下方移位,并向内侧端重叠移位。儿童多为青枝骨折,向前上方成角。粉碎性骨折由于骨折端的相对移位,常使粉碎的骨折片旋转、倒立,桥架于两骨折端之间,复位不当,极易刺破胸膜、血管及神经,造成复合伤,给治疗带来极大困难。

3.内 1/3 骨折

临床很少见。其骨折移位多与中外 1/3 骨折相同,但外侧端由于受三角肌和胸大肌的影响,常有旋转发生。X 线正位片呈钩形弯曲,两断端不对应。

(二)诊断

因锁骨位于皮下,骨折后肿胀明显,锁骨上、下窝变浅或消失,甚至有皮下瘀斑,疼痛较明显,若有骨折移位时,断端部常有隆起。由于骨折重叠移位,患者肩部变窄,肩内收向下倾斜,肩功能明显丧失,为缓解疼痛,患者常以健手托起患侧肘部,颈部倾向患侧。

检查骨折处,压痛明显、局部肌肉痉挛,完全骨折者可摸到皮下移位的骨折端,有异常活动和骨擦感,患侧上肢外展和上举活动受限。骨折重叠移位者,从肩外侧至前正中线的距离两侧不等长,患侧较健侧可短 1～2cm。合并锁骨下血管损伤者,患肢血液循环障碍,桡动脉搏动减弱或消失;合并臂丛神经损伤者,患肢麻木,感觉及反射均减弱。

X 线正位片可以确定骨折的部位、类型和移位方向。但是,由于锁骨有前后位的生理弯曲,X 线正位片不易发现骨折前后重叠移位,所以必要时可拍锁骨切位片。如果发现骨折近端向前或远端有向下向内弯曲时,则提示骨折有旋转移位的可能,不要误诊为单纯的分离移位。不认识这一点,就难以达到满意的复位。

锁骨骨折一般不难诊断,但由于婴幼儿患者不能陈述外伤经过及疼痛部位,若锁骨皮下脂肪丰厚,局部观察很难发现有显著差异,有时又不易触摸,尤其是青枝骨折,临床表现不明显,故常易贻误诊治。所以,对于婴幼儿患者,应仔细观察患儿上肢的活动情况,若某一上肢不敢活动,或者被动活动某一上肢而引起患儿哭闹时,应考虑是否有锁骨骨折的可能,同时还应详细询问亲属,患儿是否有外伤史,除此之外,还需做搭肩试验有助诊断(从腋下托患儿双肩,患儿有疼痛哭闹为阳性)。

锁骨外 1/3 骨折常被局部挫伤的症状所掩盖,容易发生误诊。凡肩峰部受直接暴力撞击者,应仔细对比检查两侧肩部,了解锁骨有无畸形、压痛,并且可用一手固定肩部,拇指按于锁骨处,另一手托患侧肘部向上推送,了解有无异常活动,以免漏诊。另外,锁骨外 1/3 骨折还应与肩锁关节脱位相鉴别,两者均有肩外侧肿胀、疼痛,有关节活动受限。后者可用力将锁骨外端向下按之可复位,松手后又隆起,X 线正位片可见锁骨外端上移。肩锁关节间隙变宽。

(三)治疗

锁骨骨折绝大多数可用非手术方法治疗。婴幼儿无移位骨折或青枝骨折,均不需要手法整复,可给予适当固定以限制活动。对于儿童或成人骨折有重叠移位或成角畸形者,则应予手法整复及固定。又因骨折端轻度移位,日后对上肢功能妨碍不大,故又不必强求解剖复位。对于粉碎性骨折,若用力按压骨折片,不但难以将垂直的骨折碎片平伏,反而有可能造成锁骨下动、静脉或臂丛神经损伤,故忌用按压手法。垂直的骨碎片一般不会影响骨折愈合,在骨折愈合过程中,随着骨痂生长,这些骨碎片可逐渐被新生骨痂所包裹,愈合后骨折局部仅形成一隆起,一般不会引起骨折部位疼痛或不适,更不会影响肩部及上肢功能。但是,也有少数患者可因垂直骨碎片未能被骨痂包裹而形成骨刺,或骨折畸形愈合,骨端突出,这样可采用手术修正。

锁骨骨折的治疗方法较多,不同类型的骨折应根据具体情况采取不同的治疗方法。《医宗金鉴·正骨心法要旨·锁子骨》说:"断伤此骨,用手法先按胸骨,再将肩端向内合之,揉摩断骨令其复位。"由此看来,古代医家对锁骨骨折的治疗有较深认识,其中一些整复手法及固定方法沿用至今,如以骨折远端来对骨折近端的复位方法及腋垫固定等。目前在锁骨骨折的治疗上,多数学者主张手法整复,力争解决重叠移位,寻求可靠固定。对于手术切开复位内固定,虽然对位良好可靠,但常发生骨不愈合。近年来,有些学者采用锁骨外固定架治疗锁骨骨折,取得了一定的疗效。

1.整复方法

(1)膝顶复位法:患者坐凳上,挺胸抬头,双臂外展,双手叉腰。助手站于患者背后,一足踏在凳缘上,将膝部顶在患者背部两肩胛骨之间,双手握患者两肩外侧,向背后徐徐拔伸,使患者肩部后伸,以矫正骨折端重叠移位,并使骨折远端接对骨折近端。术者面对患者,以两手拇指、示指、中指分别捏住骨折近、远端,用捺正手法矫正侧方移位。

(2)外侧牵引复位法:患者坐凳上,一助手立于健侧,双手绕患侧腋下抱住其身。另一助手站于患侧,双手握住患肢前臂,向后上方徐徐牵引拔伸。术者面对患者,两手拇指、示指、中指分别捏住骨折近、远端,用捺正手法矫正侧方移位。

(3)仰卧复位法:适合于体质瘦弱,或为多发性骨折患者。患者仰卧位,在两肩胛之间(背部正中线),纵形垫一枕头。助手站于患者头侧,两手按压患者两肩部前方,使患者呈挺胸、耸肩状,以矫正重叠移位和成角。术者站在患侧,用两手拇指、示指、中指在骨折断端进行端提、捺正,使之复位。此法较安全稳妥,复位效果佳。

(4)穿腋复位法:患者坐凳上,术者站患者背后。以右侧为例,术者右手臂抱绕右患肢上臂,穿过其腋下,手掌抵住患侧肩胛骨,利用杠杆作用,使肩部后伸,从而将骨折远端向外侧拔伸,矫正骨折重叠移位。术者左手拇指、示指、中指捏住骨折近端,向前下捺正,接对骨折远端。

在整复过程中应注意:①切忌使用粗暴手法;②切忌反复手法推按,无须强调解剖对位;③对粉碎性骨折严禁反复手法;④整复中,注意观察患者情况,防止发生意外,尤其是老年体弱患者。

2.固定方法

(1)"8"字绷带固定法:患者坐位,两腋下各置棉垫,用绷带从患侧肩后经腋下,绕过肩前上方。横过背部,绕对侧腋下,经肩前上方,绕回背部至患侧腋下。包绕8～12层,包扎后,用三角巾悬吊患肢于胸前。

(2)双圈固定法:患者坐位,选择大小适当的纱布棉圈,分别套在患者的两肩上,胸前用布条平锁骨系于双圈上,然后在背后拉紧双圈,迫使两肩后伸,用布条分别在两圈的上下方系牢,最后在患侧腋窝部的圈外再加缠棉垫1～2个,加大肩外展,利用肩下垂之力,维持骨折对位。

(3)"T"形夹板固定法:用与双肩等宽的"T"形夹板,夹板前全部用棉花衬垫。在两肩胛之间置1厚棉垫,再放置"T"形夹板于背部,上方与两肩平齐,然后用绷带缠扎两肩胛及胸背,将夹板固定妥当。

固定后应注意:①观察有无血管、神经压迫症状,如出现桡动脉搏动减弱、手麻、疼痛加剧,均说明固定过紧,应适当放松至解除症状为止;②对有重叠移位的骨折,经整复固定4～6周,达到临床愈合后,方可解除固定。

3.药物治疗

一般按三期用药。早期宜活血祛瘀、消肿止痛,内服可选用活血止痛汤、肢伤一方加减。若有咳喘、胸痛、痰中带血,肺络损伤者,应加凉血止血、行气止咳药物,如仙鹤草、三七、枳壳、杏仁等;外敷双柏散或消肿止痛膏。中期宜接骨续断,内服可选用续骨活血汤、肢伤二方;外敷接骨膏。中年以上患者后期多气血虚弱,血不荣筋,肝肾亏损,且易并发肩关节周围炎,故宜养血补气、壮骨舒筋,内服可选用肢伤三方或六味地黄丸加减;外贴坚骨壮筋膏。对于婴幼儿骨折,因其骨折愈合迅速,一般不需服用药物。解除固定后可用骨科外洗一方、骨科外洗二方或海桐皮汤熏洗患肩,以舒筋活血、滑利关节。

4.功能锻炼

初期可做手指、腕、肘关节的屈伸活动和用力握拳活动,以促进气血运行,达到消肿止痛的目的。中期逐渐做肩部练功活动,如耸肩活动和肩部后伸的扩胸活动。后期拆除固定,可逐渐做肩关节的各方向活动,重点是肩外展和旋转活动,防止肩关节因固定时间过长而并发肩关节周围炎。

5.其他疗法

可选择手术治疗。只有极少数的病例,当尖锐的骨折碎片刺伤锁骨下动、静脉或臂丛神经,或有穿破皮肤的威胁时,可用髓内针固定术治疗。切开显露骨折断端后,向外侧端逆行打针,复位后,再由外侧向内侧顺行将针打入内侧端。在显露锁骨时,应尽量少剥离软组织,以保持血液供应。髓内针一般只能使用8～10周,然后拔除。时间过久针将松动,甚至可向肺内移动,所以遗留髓内针过久是错误的。为了有效防止髓内针移动,有的学者主张采用带螺纹的针。另外,不可依赖髓内针而废弃其他固定方法,还应使用三角巾悬吊,因手术须显露剥离软组织,必然延迟骨折愈合时间,所以固定的时间要比手法整复固定的时间长,一般不少于6周。

二、肱骨外科颈骨折

肱骨外科颈骨折是指发生于肱骨解剖颈下2～3cm处的骨折。多见于中老年患者,尤其有骨质疏松者,骨折发生率增高。

(一)病因病机

外科颈位于解剖颈下,为松质骨与皮质骨交界处,是应力上的薄弱点,易发生骨折。大、小结节间沟内有肱二头肌长头肌腱通过,骨折后若整复不良,可并发肱二头肌长头肌腱腱鞘炎。紧靠肱骨外科颈内侧有腋神经向后进入三角肌内,臂丛神经、腋动静脉通过腋窝,故骨折严重移位时可合并神经、血管损伤。

肱骨外科颈骨折多数为间接暴力所致。跌倒时手掌或肘部着地,传达暴力导致肱骨外科颈部发生骨折。患肢在受伤时所处的位置不同,可发生不同类型的骨折。临床分型常分为以下5种。

1.裂缝骨折

肩部外侧受到直接暴力打击,可造成肱骨大结节骨折合并肱骨外科颈裂缝骨折,系骨膜下无移位骨折。

2.嵌插骨折

受传达暴力所致的肱骨外科颈骨折,两断端互相嵌插。

3.外展型骨折

患者跌倒时,上肢处于外展位,导致骨折处两断端外侧嵌插,内侧分离,骨折端向前、内侧突起成角,此型骨折多见。若骨折远端向内侧移位明显,常伴有肱骨大结节撕脱骨折。

4.内收型骨折

患者跌倒时,上肢处于内收位或轻度外展位,导致骨折处两断端内侧嵌插,外侧分离,骨折端向外侧突起成角,此型骨折少见。

5.肱骨外科颈骨折合并肩关节脱位

当上肢处于外展外旋位时遭到较大暴力,可导致骨折及肱骨头向前下脱位。此类骨折脱位,整复困难,若处理不当易造成患肢严重功能障碍。

(二)诊断

有明显外伤史,伤后局部疼痛、肿胀明显,功能障碍。检查时在上臂内侧可见明显瘀斑,肱骨外科颈局部有环形压痛和纵轴叩击痛,除无移位骨折外,可有畸形、骨擦音和异常活动。合并肩关节脱位者,可出现"方肩"畸形,在腋下或喙突下可扪及肱骨头。X线检查可确定骨折类型及移位情况。

根据受伤史、临床表现和X线检查可作出诊断。

(三)治疗

无移位的裂缝骨折或嵌插骨折,仅用三角巾悬吊患肢3～4周即可。有移位骨折常闭合复位后固定治疗。

1.整复

患者取仰卧位,一助手在患侧肩外展45°、前屈30°,上臂中立位、屈肘90°位,沿肱骨纵轴向下牵引,另一助手用布带绕过患侧腋下并向上提牵,纠正短缩、成角移位,然后术者根据不同类型采取不同手法复位。

(1)外展型骨折:待骨折重叠错位被纠正后,术者双手握骨折部,双拇指按于骨折近端的外侧,余指抱骨折远端内侧向外捺正,助手同时在牵拉下徐徐内收上臂即可复位。

(2)内收型骨折:待骨折重叠错位被纠正后,术者双拇指压住骨折的外侧向内推,其余四指拉骨折远端向外,助手同时在牵拉下徐徐外展上臂即可复位。如骨折部向前成角畸形明显者,应改为两拇指推挤骨折远端,其余四指按住成角处,逐渐将上臂上举过头顶即可纠正。

(3)合并肩关节脱位:可先持续牵引,使盂肱关节间隙增大,手法纳入肱骨头,然后整复骨折。

2.固定

采用超肩关节夹板固定法。选用四块夹板,其中内侧夹板较其他三块稍短,且在该夹板的一端用棉花包裹呈蘑菇状大头垫,其余三块顶端穿孔系以布带,以便做超关节固定用。

外展型骨折固定时,大头垫应顶住腋窝部,并在骨折近端外侧放一平垫;内收型骨折则大头垫应放于肱骨内上髁的上部,并在外侧成角突起处放一平垫;其余三块夹板分别放在上臂的前、后、外侧,使夹板近端超肩关节,远端达肘部,用三条扎带将夹板捆紧;一短布带穿过三块超肩关节夹板顶端的布带做环状结扎,再用一长布带系于环内侧,并绕对侧腋下(用棉花垫好)打结。将患肢屈肘悬吊于胸前,固定4～6周。

外展型骨折应使肩关节保持在内收位,切不可做肩外展活动,尤其在固定早期更应注意这一点,以免骨折再移位。内收型骨折早期固定在外展位,勿使患肢做内收动作。对移位明显的内收型骨折,除夹板固定外,可配合皮肤牵引3周,肩关节置于外展前屈位,其角度视移位程度而定。

3.功能锻炼

固定早期可做握拳,屈伸肘、腕关节,舒缩上肢肌肉等活动。3周后练习肩关节各方向活动,活动范围循序渐进,每日练习十余次。解除夹板固定后,应配合中药熏洗,以促进肩关节功能恢复。功能锻炼对老年患者尤为重要。

4.药物治疗

按骨折治疗三期用药原则进行内外用药,解除固定后可用海桐皮汤等熏洗,以促进肩关节恢复功能。

三、肱骨干骨折

自肱骨外科颈以下1cm至肱骨内上髁上2cm间的长管状皮质骨(肱骨干)发生骨折,称为肱骨干骨折。该骨折在临床上较为常见,可发生于任何年龄,但多见于青壮年。骨折常好发于肱骨干中1/3和中下1/3交界处,下1/3次之,上1/3最少。

(一)病因病机

肱骨干是一上1/3粗,中1/3渐细,下1/3渐呈扁平状,稍向前倾的管状骨。其中、下1/3交界处的后侧有一桡神经沟,此处桡神经紧贴骨干通过,故肱骨干中、下1/3交界处骨折易损伤桡神经。肱骨干的滋养动脉从中1/3偏下内方的滋养孔进入骨内,向肘部下行。如骨折发生在其入口以下的平面上时,可伤及此动脉,影响骨折的愈合。

肱骨干中上部骨折常因直接暴力(如棍棒打击)所致,多为横断骨折或粉碎性骨折。上1/3骨折(三角肌止点以上)时,骨折近端因胸大肌、背阔肌和大圆肌的牵拉而向前、内移位;骨折远端因三角肌、喙肱肌、肱二头肌和肱三头肌的牵拉而向上、外移位。中 1/3 骨折(三角肌止点以下)时,骨折近端因三角肌牵拉而向外、前移位;骨折远端因肱二头肌和肱三头肌的牵拉而向上移位。肱骨干下 1/3 骨折多由间接暴力(如投弹、掰手、跌仆)所致,常呈斜形、螺旋形骨折,移位可因暴力方向、前臂和肘关节位置而异,多为成角、内旋移位。

肱骨干中、下 1/3 交界处骨折常合并桡神经损伤。

(二)诊断

伤后局部有明显疼痛、肿胀和功能障碍。绝大多数为有移位骨折,故上臂常有短缩、成角或旋转畸形,并有异常活动和骨擦音。如合并桡神经损伤者,可出现典型垂腕、伸拇及伸掌指关节功能丧失,以及手背桡侧皮肤大小不等的感觉麻木区。

X 线检查可确定骨折的部位、类型和移位情况。

根据受伤史、临床表现和 X 线检查可明确诊断。

(三)治疗

无移位肱骨干骨折用夹板固定 3～4 周;有移位肱骨干骨折应整复固定治疗。在肱骨干骨折固定中,常因过度牵引、多次整复或患者体质虚、肌力弱,以及上肢自身重力作用,导致骨折断端出现分离移位,骨折出现迟缓愈合,甚至不愈合。因此,在治疗中应注意防止分离移位的发生。

1.整复方法

患者坐位或平卧位,一助手用布带通过腋窝向上,另一助手握持前臂在中立位向下顺势对抗牵引,注意牵引力不宜过大,否则易导致断端出现分离。待重叠移位完全矫正后,根据骨折不同部位的移位情况进行整复。

(1)上 1/3 骨折:在维持牵引下,术者以两拇指抵住骨折远端外侧,其余四指环抱骨折近端内侧,向外托起,使断端微向外成角,继而拇指由外推远端向内,即可复位。

(2)中 1/3 骨折:在维持牵引下,术者以两拇指抵住骨折近端外侧推向内,其余四指环抱骨折远端内侧拉向外。纠正移位后,术者捏住骨折部,助手徐徐放松牵引,使断端互相接触,微微摇摆骨折远端使骨断端摩擦音逐渐减少,直到消失,骨折处平直,表示已基本复位。

(3)下 1/3 骨折:多为斜形或螺旋形骨折,仅需轻微力量牵引,矫正成角畸形,将两斜面挤紧捺正,即可复位。

2.固定方法

选用 4 块适当长度的夹板,置于骨折部位的前、后、内、外侧,进行扎缚固定。上 1/3 骨折做超肩关节固定,中 1/3 骨折则不超上、下关节固定,下 1/3 骨折应超肘关节固定。在固定中应注意前侧夹板置放时其远端不能压迫肘窝,同时应视骨折复位情况选用纸压垫 2～3 个,利用压垫两点加垫或三点加垫的方法,逐渐纠正骨折的轻度成角畸形。在桡神经沟部位不能放置固定垫,以防桡神经受压而麻痹。固定时间成人 6～8 周,儿童 4～6 周。中 1/3 骨折愈合较慢,固定时间可适当延长。经 X 线复查见有足够骨痂形成才能解除固定。固定后将患肢屈肘 90°,并用木托板将前臂置于中立位悬吊胸前。若发现断端分离,应加弹性绷带上下绕肩、肘部,使断端受到纵向挤压而逐渐纠正分离。

3.功能锻炼

固定后患肢即可做屈指、掌、腕关节和耸肩活动。中期除继续初期的功能锻炼外,应逐渐进行肩、肘关节活动。骨折愈合后,应加大肩、肘关节活动范围,如做肩关节外展、内收、抬举活动及肘关节屈伸活动等,并可配合药物熏洗、按摩,使肩、肘关节活动功能早日恢复。

4.药物治疗

骨折初期治宜活血祛瘀、消肿止痛,内服和营止痛汤,外敷选用双柏散或消瘀止痛膏等。中期治宜和营生新、接骨续损,内服可选用新伤续断汤,外敷接骨膏或接骨续筋膏。后期治宜补肝肾、养气血、壮筋骨,内服补血固骨方或健步强身丸(原名健步虎潜丸),外用海桐皮汤熏洗患肢。

骨折迟缓愈合者应重用接骨续筋药,如地鳖虫、自然铜、骨碎补。闭合性骨折合并桡神经损伤者,内服药还应加入行气活血、通经活络之品,如黄芪、地龙。

四、肱骨髁上骨折

肱骨下端较扁薄,髁上部处于松骨质和密骨质交界处,后有鹰嘴窝,前有冠状窝,两窝之间仅为一层极薄的骨片,两髁稍前屈,并与肱骨纵轴形成向前 30°～50° 的前倾角,髁上部是应力上的弱点,容易发生骨折。前臂完全旋后时,上臂与前臂纵轴呈 10°～15°外翻的携带角,骨折移位可使此角改变而呈肘内翻或肘外翻畸形。肱动脉和正中神经从肱二头肌腱膜下通过,桡神经通过肘窝前外方并分成深浅两支进入前臂,肱骨髁上骨折时,易被刺伤或受挤压而合并血管、神经损伤。肱骨髁上骨折多见于儿童。

(一)病因病机

肱骨髁上骨折多为间接暴力所致,如爬高墙、攀树跌下,嬉戏追逐跌倒,或不慎滑跌等。根据暴力和受伤机制不同,可将肱骨髁上骨折分为伸直型和屈曲型两种,其中伸直型最多见,占髁上骨折的 90% 以上。

1.伸直型骨折

肘关节伸直位或近于伸直位跌倒,手掌先着地,暴力经前臂传达至肱骨髁部将肱骨髁推向后上方,由上而下的身体重力将肱骨干推向前方,使肱骨髁上骨质薄弱处发生骨折。骨折线由前下斜向后上,骨折远端向后上方移位而骨折近端向前方移位,骨折严重移位时,向前移位的骨折近端常穿过肱前肌,甚至损伤正中神经和肱动脉。肱动脉损伤可引起筋膜间隙区综合征,若处理不当或处理不及时,则前臂屈肌群肌肉发生缺血坏死,继而纤维化形成缺血性肌挛缩。受伤时肱骨下端除遭受前后方暴力外,还同时伴有来自尺侧和桡侧的侧方暴力,造成骨折远端同时伴有侧方移位。根据骨折远端侧方移位的不同,又可分为尺偏型和桡偏型。尺偏型为骨折远端向尺侧移位,尺侧骨皮质可有小碎片或嵌压塌陷,尺侧骨膜多被剥离而桡侧骨膜多断裂,骨折整复后远端还容易向尺侧再移位,即使达到解剖对位,仍因尺侧骨皮质压挤缺损而向尺侧倾斜,故此型肘内翻畸形发生率较高。尺偏型临床占大多数。桡偏型为骨折远端向桡侧移位,桡侧骨皮质受挤压而塌陷,桡侧骨膜多被剥离,尺侧骨膜多断裂,骨折整复后若远端向桡侧倾斜较严重,则会遗留肘外翻畸形,但临床发生率较低。受伤时肱骨下端还可出现旋转暴力,造成骨折远端旋前或旋后移位。一般尺偏型远端多旋前移位,桡偏型多旋后移位。骨折远端侧方或旋转移位严重时,还可损伤桡神经和尺神经,但多为挫伤。

2.屈曲型骨折

肘关节在屈曲位跌倒,肘尖先着地,暴力经尺骨鹰嘴把肱骨髁由后下方推至前上方,而造成肱骨髁上屈曲型骨折。骨折线由后下方斜向前上方,骨折远端向前上方移位。此型很少发生血管、神经损伤,骨折远端也可因侧方暴力和旋转暴力造成侧方移位和旋转移位。根据骨折远端侧方移位的不同,也可分为尺偏型和桡偏型。

若以上暴力较小,可发生青枝骨折或裂缝骨折,或呈轻度伸直型和屈曲型骨折移位。若肱骨下端受到压缩性暴力,则发生粉碎性骨折,尺骨半月切迹向肱骨下端劈裂,而于髁上骨折同时伴有髁间骨折,内、外两髁分成两块骨片,故又称肱骨髁间骨折。若骨折严重移位,也可损伤肱动脉及桡神经、尺神经、正中神经。

一般来说,骨折类型与受伤姿势有关,但并非有必然的因果关系。

(二)诊断

无移位骨折肘部可有肿胀、疼痛,肱骨髁上处有压痛,功能障碍。骨折有移位者,肘部疼痛、肿胀较明显,甚至出现张力性水疱,有畸形、骨擦音和异常活动。伸直型肱骨髁上骨折肘部呈靴状畸形,但肘后肱骨内、外上髁和鹰嘴三点关系仍保持正常,这一点可与肘关节后脱位相鉴别。此外,还应注意桡动脉的搏动,腕和手指的感觉、活动、温度、颜色,以便确定是否合并神经或血管损伤。神经损伤表现为该神经支配范围的运动和感觉障碍。若肘部严重肿胀,桡动脉搏动消失,患肢剧痛,手部皮肤苍白、发凉、麻木,被动伸指有剧烈疼痛者,为肱动脉损伤或受压,处理不当则发展形成缺血性肌挛缩。骨折畸形愈合的后遗症以肘内翻为多见,肘外翻少见。粉碎性骨折多遗留肘关节不同程度的屈伸活动功能障碍。肘关节 X 线正、侧位片可显示骨折类型和移位方向。伸直型骨折远端向后上移位,骨折线多从前下方斜向后上方。屈曲型骨折远端向前上方移位。骨折线从后下方斜向前上方。尺偏型远端向尺侧移位,桡偏型远端向桡侧移位。粉碎性骨折两髁分离,骨折线呈"T"形或"Y"形。根据受伤史、临床表现和X线检查可作出诊断。

(三)治疗

无移位骨折可置患肢于屈肘90°位,用颈腕带悬吊2~3周,有移位骨折应整复固定治疗。粉碎性骨折或软组织肿胀严重,水疱较多而不能手法整复或整复后固定不稳定者,可在屈肘45~90°位置进行尺骨鹰嘴牵引或皮肤牵引,重量1~2kg,一般在3日后再进行复位。并发血液循环障碍者,必须紧急处理,首先应在麻醉下整复移位的骨折断端,并行尺骨鹰嘴牵引,以解除骨折端对血管的压迫,如冰冷的手指温度逐渐转暖,手指可主动伸直,则可继续观察。如经上述处理无效,就必须及时手术探查肱动脉损伤情况。合并神经损伤一般多为挫伤,在3个月左右多能自行恢复,除确诊为神经断裂者外,不须过早地进行手术探查。尺偏型骨折在治疗过程中应注意预防肘内翻畸形。

1.整复方法

肱骨髁上骨折整复手法较多,现将临床上常用的两种整复手法介绍如下。

(1)患者仰卧,两助手分别握住其上臂和前臂,做顺势拔伸牵引,矫正重叠移位。若远端旋前(或旋后)应首先矫正旋转移位,使前臂旋后(或旋前)。然后术者两手分别握住骨折远近端,自两侧相对挤压,矫正侧方移位。矫正上述移位后,若整复伸直型骨折,则以两拇指从肘后推远端向前,两手其余四指重叠环抱骨折近端向后拉,并令助手在牵引下徐徐屈曲肘关节,常可感到骨折复位时的骨擦感;整复屈曲型骨折时,手法与上相反,应在牵引后将远端向背侧压下,并徐徐伸直肘关节。

(2)患者仰卧,助手握患肢上臂,术者两手握腕部,先顺势拔伸,再在伸肘位充分牵引,以纠正重叠及旋转移位。整复伸直型尺偏型骨折时,术者以一手拇指按在内上髁处,把远端推向桡侧,其余四指将近端拉回尺侧,同时用手掌下压,另一手握患肢腕部,在持续牵引下徐徐屈肘。这样,尺偏和向后移位同时可以矫正。尺偏型骨折容易后遗肘内翻畸形,是由于整复不良或尺侧骨皮质遭受挤压,而产生塌陷嵌插所致。因此,在整复尺偏型肱骨髁上骨折时,应特别注意矫正尺偏畸形,必要时可矫枉过正,以防止发生肘内翻畸形。

2.固定方法

伸直型骨折复位后固定肘关节于屈曲90°~110°位置3周。夹板长度应上达三角肌中部水平,内外侧夹板下达(或超过)肘关节,前侧板下至肘横纹,后侧板远端呈向前弧形弯曲,并嵌有铝钉,使最下一条布带斜跨肘关节缚扎时不致滑脱;采用杉树皮夹板固定时,最下一条布带不能斜跨肘关节,而在肘下仅扎内外侧夹板。为防止骨折远端向后移位,可在鹰嘴后方加一梯形垫;为防止肘内翻,可在骨折近端外侧及远端内侧分别加塔形垫。夹缚后用颈腕带悬吊。屈曲型骨折应固定肘关节于屈曲 40°～60°位置 1～2 周，前后固定垫位置应与伸直型相反，余同伸直型固定，以后逐渐屈曲至 90°位置 1～2 周。如外固定后患肢出现血循环障碍，应立即松解全部外固定，置肘关节于屈曲 45°位置进行观察。

3.功能锻炼

骨折复位固定后，即可开始功能锻炼活动，应多做握拳、腕关节屈伸等活动。粉碎性骨折应于伤后 1 周在牵引固定下开始练习肘关节屈伸活动，其他类型骨折应在解除固定后，积极主动锻炼肘关节伸屈活动。严禁暴力被动活动，以免发生损伤性骨化，影响肘关节的活动功能。

4.药物治疗

肱骨髁上骨折的患者以儿童占大多数，且骨折局部血液供应良好，愈合迅速。内服药治则，早期重在活血祛瘀、消肿止痛。肿胀严重、血运障碍者加用三七、丹参，并重用祛瘀、利水、消肿药物，如茅根、木通。中、后期内服药可停用。成人骨折仍按三期辨证用药。合并神经损伤者，应加用行气活血、通经活络之品。早期局部水疱较大者，可用针头刺破，或将疱内液体抽吸，并用酒精棉球挤压干净，外涂龙胆紫。解除夹板固定后，可用中药熏洗，以舒筋活络、通利关节，预防关节强直。

五、肱骨外髁骨折

儿童肘关节有 6 个骨骺，即 4 个肱骨下端骨骺、1 个桡骨头骨骺和 1 个鹰嘴骨骺。肘部各骨骺的出现和闭合都有一定年龄。肱骨外髁包含非关节面（包括外上髁）和关节面两部分。前臂伸肌群附着于肱骨外髁。肱骨外髁骨折是儿童常见的一种肘关节损伤。

（一）病因病机

本病多由间接暴力所致，跌倒时手部先着地，肘关节处于外展位或内收位均可引起肱骨外髁骨折。绝大多数发生在 5～10 岁的儿童。一般多由外力从手部传达至桡骨头撞及肱骨外髁而引起，或因附着肱骨外髁的前臂伸肌群强烈收缩而将肱骨外髁拉脱。分离的骨折块包括整个肱骨外髁、肱骨小头骨骺、邻近的肱骨滑车一部分和属于肱骨小头之上的一部分干骺端。外髁骨折后，由于前臂伸肌群的牵拉，骨折块可发生翻转移位，有的甚至可达 180°。根据骨折块的移位情况，可分为无移位骨折、轻度移位骨折和翻转移位骨折 3 种，翻转移位骨折又可分为前移翻转型和后移翻转型两种。若旋转发生于两个轴上，表明骨折块上的筋膜完全被撕裂，由于前臂伸肌群的牵拉，致关节面指向内侧，而骨折面指向外侧。在纵轴上旋转，还可致骨折块的内侧部分转向外侧，而外侧部分转向内侧。

(二)诊断

伤后肘关节呈半屈伸位,活动功能严重障碍,以肘外侧为中心明显肿胀、疼痛,相当于肱骨外髁部压痛明显。分离移位时,在肘外侧可摸到活动的骨折块或骨擦感,但早期可因明显肿胀而掩盖畸形,及至消肿以后,在肘外侧才发现骨突隆起,肘关节活动障碍。晚期可出现骨不连接、进行性肘外翻和牵拉性尺神经麻痹。

肘关节 X 线正、侧位片可明确骨折类型和移位方向。在年幼患者,大部分骨折块属于软骨性,仅骨化中心才在 X 线片上显影,以致常被误认为仅是一块小骨片的轻微骨折,甚至被漏诊。事实上,骨折块是相当大的一块,几乎等于肱骨下端的一半,属关节内骨折,若处理不恰当,往往会引起肢体严重的畸形和功能障碍。故在处理时,应当充分评估这一点,不能完全以 X 线片上所显示的形态来衡量骨折的严重程度。根据受伤史、临床表现和 X 线检查可作出诊断。

(三)治疗

无明显移位肱骨外髁骨折仅屈肘 90°、前臂悬吊胸前即可。有移位的骨折要解剖复位,最好争取在软组织肿胀之前,在适当的麻醉下,予以手法整复。若伤后时间超过 1 周或闭合复位不满意,应切开复位。晚期未复位者应视肘关节的外形和功能考虑是否进行手术。如晚期因肘外翻引起牵拉性尺神经麻痹,可施行尺神经前置术。

1.整复手法

如单纯向外移位者,屈肘、前臂旋后,将骨折块向内推挤,使骨折块进入关节腔而复位。有翻转移位者,凡属前移翻转型者,先将骨折块向后推按,使之变为后移翻转型,然后用以下方法整复(以右肱骨外髁翻转骨折为例)。

复位时,可先用拇指指腹轻柔按摩骨折部,仔细摸认骨折块的滑车端和骨折面,辨清移位的方向及翻转、旋转程度。然后术者左手握患者腕部,置肘关节于屈曲 45°前臂旋后位,加大肘内翻,使关节腔外侧间隙增宽,腕背伸以使伸肌群松弛,并以右示指或中指扣住骨折块的滑车端,拇指扣住肱骨外上髁端,先将骨折块稍平行向后方推移,再将滑车端推向后内下方,把肱骨外上髁端推向外上方以矫正旋转移位,然后用右拇指将骨折块向内挤压,并将肘关节伸屈、内收、外展以矫正残余移位。若复位确已成功,则可触及肱骨外髁骨嵴平整,压住骨折块进行肘关节伸屈活动良好,且无响声。也可用钢针插入顶拨翻转移位的外髁骨折块的上缘,使之复位。

2.固定方法

有移位骨折闭合整复后,肘伸直,前臂旋后位,外髁处放固定垫,尺侧肘关节上、下各放一固定垫,四块夹板从上臂中上段到前臂中下段,四条布带缚扎,使肘关节伸直而稍外翻位固定 2 周,以后改屈肘 90°位固定 1 周。也可用四块夹板固定肘关节屈曲 60°位 3 周,骨折临床愈合后解除固定。

3.功能锻炼

有移位骨折在复位 1 周内,可做手指轻微活动,不宜做强力前臂旋转、握拳、腕关节屈伸活动。1 周后,逐渐加大指、掌、腕关节的活动范围。解除固定之后,开始进行肘关节屈伸,前臂旋转和腕、手的功能活动。

(四)预防和调护

固定期间应注意观察患肢血液循环,经常调整夹板松紧度。若肱骨外髁处有疼痛时,应拆开夹板检查有无压疮;若皮肤呈局限性红暗,应放松夹板或稍移动位置。

六、肱骨内上髁骨折

肱骨内上髁为前臂屈肌群和旋前圆肌的附着处,其后方有尺神经紧贴尺神经沟通过。

(一)病因病机

肱骨内上髁骨折多由间接暴力所致。常见于儿童跌倒时手掌着地,或青少年的举重、投掷等运动损伤。受伤时,肘关节处于伸直、过度外展位,使肘部内侧受到外翻应力,同时前臂屈肌群急骤收缩,而将其附着的内上髁撕脱,骨折块被拉向前下方,甚至产生旋转。根据骨折块移位的程度一般可分为 4 度。

Ⅰ度:裂缝骨折或仅有轻度移位,因其部分骨膜尚未完全断离。

Ⅱ度:骨折块有分离和旋转移位,但骨折块仍位于肘关节间隙的水平面以上。

Ⅲ度:由于肘关节遭受强大的外翻暴力,使肘关节的内侧关节囊等软组织广泛撕裂,肘关节腔内侧间隙张开,致使撕脱的内上髁被带进其内,并有旋转移位,且被肱骨滑车和尺骨半月切迹关节面紧紧夹住。

Ⅳ度:骨折块有旋转移位并伴有肘关节向桡侧脱位,骨折块的骨折面朝向滑车,并嵌入尺骨鹰嘴和肱骨滑车之间。此类骨折常易被忽略,而被误认为单纯肘关节脱位,仅采用一般肘关节脱位复位手法,致使骨折块嵌入尺骨鹰嘴和肱骨滑车之间,转成Ⅲ度骨折。

(二)诊断

伤后肘关节呈半屈伸位,肘关节功能障碍,肘内侧肿胀、疼痛、压痛明显,有皮下瘀斑。分离移位时在肘内侧可触及活动的骨折块,Ⅰ、Ⅱ度骨折时仅有肘内侧牵拉性疼痛,关节活动轻度障碍。Ⅲ度骨折时肘关节屈伸明显障碍,Ⅳ度骨折时肘关节明显畸形,肿胀较严重,肘后三点关系不正常,有弹性固定。Ⅲ度和Ⅳ度骨折可合并尺神经损伤,晚期因骨痂压迫或尺神经沟粗糙,也有可能损伤尺神经,应注意检查。肘关节 X 线正、侧位片可明确骨折类型和移位方向。但 6 岁以下儿童该骨髁尚未出现,只要临床检查符合即可诊断,不必完全依赖 X 线检查。

(三)治疗

1.整复手法

Ⅰ度骨折者用夹板固定于屈肘 90°位约 2 周即可。Ⅱ度骨折手法整复时,在屈肘 45°前臂中立位,术者以拇指、示指固定骨折块,拇指自下方向上方推挤,使其复位。Ⅲ度骨折手法复位时,在拔伸牵引下,伸直肘关节,前臂旋后、外展,造成肘外翻,使肘关节的内侧间隙增宽。术者拇指在肘关节内侧触到骨折块边缘时,助手即尽量背伸患肢手指及腕关节,使前臂屈肌群紧张,将关节内的骨折块拉出,必要时术者还可用拇指和示指抓住尺侧屈肌肌腹的近侧部向外牵拉,以辅助将骨折块拉出关节间隙,以后再按Ⅱ度骨折进行手法整复。Ⅳ度骨折应先将脱位的肘关节整复,助手两人分别握住患肢远、近端,尽量内收前臂,使肘内侧间隙变窄,防止骨折块进入关节腔内,术者用推挤手法整复肘关节侧方脱位,使其转化为Ⅰ度或Ⅱ度骨折,再按上法处理。整复时应注意勿使转变为Ⅲ度骨折,整复后应及时进行 X 线复查。整复后,应常规检查尺神经有无损伤。

2.固定方法

对位满意后,在骨折块的前内下方放一固定垫,再用夹板超肘关节固定于屈肘 90°位 2～3 周。

3.手术治疗的适应证

手法复位失败,则行切开复位,内固定,并行尺神经前置术。

4.功能锻炼

1 周内只做手指轻微屈伸活动;1 周后可逐渐加大手指屈伸活动幅度,禁忌做握拳及前臂旋转活动;2 周后可开始做肘关节屈伸活动;解除固定后可配合中药熏洗,并加强肘关节屈伸活动。

(四)预防和调护

固定期间应注意观察患肢血液循环,经常调整夹板松紧度。若肱骨外髁处有疼痛时,应拆开夹板检查有无压疮;若皮肤呈局限性红暗时,应放松夹板或稍移动位置。

七、尺骨鹰嘴骨折

尺骨鹰嘴为肱三头肌的附着处,尺骨半月切迹关节面与肱骨滑车关节面构成肱尺关节,是肘关节屈伸的枢纽。

(一)病因病机

尺骨鹰嘴骨折多数由间接暴力造成。跌倒时,肘关节突然屈曲,同时肱三头肌强烈收缩,则发生尺骨鹰嘴撕脱骨折,近端被肱三头肌牵拉而向上移位。直接暴力也可造成尺骨鹰嘴骨折,如肘后部受直接打击,或跌倒时肘后着地而使鹰嘴受直接撞击,常发生粉碎性骨折,但多数无明显移位。鹰嘴骨折线多数侵入半月切迹,为关节内骨折;少数撕脱的骨折片较小,骨折线可不侵入关节。成人多见,儿童也可发生。

(二)诊断

伤后尺骨鹰嘴部疼痛,压痛明显,局限性肿胀,肘关节屈曲活动障碍。分离移位时,在局部可扪及鹰嘴骨片向上移和明显的骨折间隙或骨擦感,主动伸肘功能丧失。关节内积血时,鹰嘴两侧凹陷处隆起。肘关节 X 线侧位片可明确骨折类型和移位程度。根据受伤史、临床表现和 X 线检查,可作出诊断。

(三)治疗

无移位骨折或老年人粉碎性骨折移位不显著者,不必手法整复。有分离移位者,则必须整复。

1.整复方法

先把血肿抽吸干净,术者站在患肢近端外侧,两手环握患肢,以两拇指推迫其近端向远端靠拢,两示指与两中指使肘关节徐徐伸直,即可复位。

2.固定方法

无移位骨折、已施行内固定者或肱三头肌成形术者,可固定肘关节于屈曲20°～60°位 3 周;有移位骨折手法整复后,在尺骨鹰嘴上端用抱骨垫固定,并用前、后侧超肘夹板固定肘关节于屈曲 0°～20°位 3 周,以后再逐渐固定在 90°位 1～2 周。

3.手术治疗的适应证

手法整复不满意,可切开复位;移位明显的粉碎性骨折,应将骨碎片切除,行肱三头肌成形术。

4.药物治疗

按骨折三期辨证用药,解除固定后加强中药熏洗。

5.功能锻炼

3 周以内只做手指、腕关节屈伸活动,禁止肘关节屈伸活动,第 4 周以后才逐步做肘关节主动屈伸锻炼,严禁暴力被动屈肘。此外,可配合进行肩关节功能锻炼。

(四)预防和调护

保持肘关节处于伸直位固定,逐渐屈曲肘关节。捆扎带缚绑既不能过紧,也不宜过松,过紧易阻碍远端血运,过松则达不到固定作用。

八、桡骨头骨折

桡骨近端包括桡骨头、颈和结节。桡骨头关节面呈浅凹形,与肱骨小头构成肱桡关节。桡骨头尺侧边缘与尺骨的桡切迹相接触,构成桡尺近侧关节。桡骨头和颈的一部分位于关节囊内,环状韧带围绕桡骨头。桡骨头骨折临床上易被忽略,若未能及时治疗,将造成前臂旋转功能障碍或引起创伤性关节炎。

(一)病因病机

桡骨头骨折多由间接暴力造成。跌倒时手掌先着地,肘关节处于伸直和前臂旋前位,暴力沿前臂桡侧向上传达,引起肘部过度外翻,使桡骨头撞击肱骨小头,产生反作用力,使桡骨头受挤压而发生骨折。儿童多见,青壮年也可发生。在儿童则发生桡骨头骨骺分离。桡骨头骨折可分为幼年青枝骨折,无移位或轻度移位骨折,有移位的嵌插、粉碎和劈裂骨折等。

(二)诊断

伤后肘部疼痛,肘外侧明显肿胀(若血肿被关节囊包裹,可无明显肿胀),桡骨头局部压痛,肘关节屈伸旋转活动受限制,尤以旋转前臂时,桡骨头处疼痛加重。肘关节 X 线正、侧位片可明确骨折类型和移位程度。但 5 岁以下儿童,该骨骺尚未出现,只要临床表现符合,即可诊断,不必完全依赖 X 线检查。

(三)治疗

对无移位或轻度移位的嵌插骨折而关节面倾斜度在 30°以下者,估计日后影响肘关节功能不大,则不必强求解剖复位。对明显移位骨折则应施行整复。

1.整复方法

整复前先用手指在桡骨头外侧进行触摸,准确地摸出移位的桡骨头。复位时一助手固定上臂,术者一手牵引前臂在肘关节伸直内收位来回旋转,另一手拇指把桡骨头向上、向内侧按挤,使其复位。

若手法整复不成功,可使用钢针拨正法:局部皮肤消毒,铺巾,在 X 线透视下,术者用不锈钢针自骨骺的外后方刺入,针尖顶住骨骺,向内、上方拨正。应注意避开桡神经,并采用无菌操作。

移位严重,经上述方法仍不能整复者,应切开复位,如成人的粉碎、塌陷、嵌插骨折,关节面倾斜度在 30°以上者,可行桡骨头切除术,但 14 岁以下的儿童不宜行桡骨头切除术。

2.固定方法

各类型骨折复位后均应固定肘关节于屈曲 90°位置 2～3 周。

3.药物治疗

早期治则是活血祛瘀、消肿止痛,儿童骨折愈合较快,在中、后期主要采用中药熏洗,可不用内服药物。

4.功能锻炼

整复后即可做手指、腕关节屈伸活动,2～3周后做肘关节屈伸活动。桡骨头切除术后,肘关节的功能锻炼应更提早一些。

(四)预防和调护

复位固定后,要注意患肢血运情况,定期检查石膏、夹板固定情况及松紧度,术后要注意检查腕部和手指的感觉及运动情况,以了解是否损伤桡神经深支。

九、桡、尺骨干双骨折

前臂由桡、尺骨构成,其功能为旋转,尺骨是前臂的轴心,通过桡尺近侧、远侧关节及骨间膜与桡骨相连。桡骨围绕尺骨旋转,自旋后位至旋前位,回旋幅度可达150°。前臂肌肉较多,有屈肌群、伸肌群、旋前肌和旋后肌等。骨折后可出现重叠、成角、旋转及侧方移位,故整复较难。前臂骨间膜是致密的纤维膜,几乎连接桡、尺骨的全长,其松紧度随着前臂的旋转而发生改变。前臂中立位时,两骨干接近平行,骨干间隙最大,骨干中部距离最宽,骨间膜上下松紧一致,对桡、尺骨起稳定作用;当旋前或旋后位时,骨干间隙缩小,骨间膜上下松紧不一致,而两骨间的稳定性消失。因此,在处理桡、尺骨干双骨折时,为了保持前臂的旋转功能,应使骨间膜上下松紧一致,并预防骨间膜挛缩,故尽可能在骨折复位后将前臂固定在中立位。在治疗双骨折中要注意克服骨干的成角、交叉愈合趋势,以及上或下尺桡关节脱位,才能够保证前臂的良好功能。

(一)病因病机

桡、尺骨干双骨折可由直接暴力、传达暴力或扭转暴力所造成。有时导致骨折的暴力因素复杂,难以分析其确切的暴力因素,且前臂桡、尺骨干双骨折易发生开放。其发生率仅次于胫、腓骨干骨折。

1.直接暴力

多由重物打击、机器或车轮的直接压轧,或刀砍伤,导致同一平面的横断骨折或粉碎性骨折。由于暴力的直接作用,多伴有不同程度的软组织损伤,包括肌肉、肌腱断裂、神经、血管损伤等。

2.间接暴力

跌倒时手掌着地,暴力通过腕关节向上传导,由于桡骨负重多于尺骨,暴力作用首先使桡骨骨折,若残余暴力比较强大,则通过骨间膜向内下方传导,引起低位尺骨斜形骨折。

3.扭转暴力

跌倒时手掌着地,同时前臂发生旋转,导致不同平面的桡、尺骨螺旋骨折或斜形骨折。多为高位尺骨骨折和低位桡骨骨折。

(二)诊断

伤后局部肿胀、疼痛、压痛明显,前臂功能丧失。完全骨折时多有成角畸形、骨擦音和异常活动,但儿童青枝骨折仅有成角畸形。X线摄片应包括肘关节和腕关节,除确定骨折类型和移位方向外,还可确定有无桡尺近侧、远侧关节脱位。

(三)治疗

桡、尺骨干双骨折可发生多种移位,如重叠、成角、旋转及侧方移位等。若治疗不当可发生尺、桡骨交叉愈合,影响旋转功能。因此,治疗的目标除良好的对位、对线外,特别应注意防止畸形和旋转。

1.整复方法

患者平卧,肩外展90°,肘屈曲90°,中、下1/3骨折取前臂中立位,上1/3骨折取前臂旋后位,由两助手作拔伸牵引,矫正重叠、旋转及成角畸形。桡、尺骨干双骨折均为不稳定时,如骨折在上1/3,则先整复尺骨;如骨折在下1/3,则先整复桡骨;骨折在中段时,应根据两骨干骨折的相对稳定性来决定。若前臂肌肉比较发达,加之骨折后出血肿胀,虽经牵引后重叠未完全纠正者,可用折顶手法加以复位。若斜形骨折或锯齿骨折有背向侧方移位者,应用回旋手法进行复位。若桡、尺骨骨折断端互相靠拢,可用挤捏分骨手法,术者用两手拇指和示指、中指、无名指分置骨折部的掌、背侧,用力将尺、桡骨间隙分到最大限度,使骨间膜恢复其紧张度,向中间靠拢的桡、尺骨断端向桡、尺侧各自分离。

2.固定方法

(1)夹板固定:若复位前桡、尺骨相互靠拢者,可采用分骨垫放置在两骨之间;若骨折原有成角畸形,则采用三点加压法。各垫放置妥当后,依次放掌、背、桡、尺侧夹板;掌侧板由肘横纹至腕横纹,背侧板由鹰嘴至腕关节或掌指关节,桡侧板由桡骨小头至桡骨茎突,尺侧板自肱骨内上髁下达第5掌骨基底部,掌、背两侧夹板要比桡、尺两侧夹板宽,夹板间距离约1cm。缚扎后,再用铁丝托或有柄托板固定,屈肘90°,三角巾悬吊,前臂原则上放置在中立位,固定至临床愈合,成人6~8周,儿童3~4周。

(2)石膏固定:手法复位成功后,也可用上肢前、后石膏夹板固定,待肿胀消退后改为石膏管型固定,一般8~12周可达到骨性愈合。

3.手术治疗

对于开放性骨折,多发性骨折,不稳定骨折,同一肢体多发骨折或同一骨干多段骨折,手法整复不满意或外固定无法维持骨折端对位者,神经、血管或肌腱损伤者,以及畸形愈合前臂功能受限者,可切开复位以钢板或髓内针内固定。

4.药物治疗

按骨折三期辨证用药,若尺骨下 1/3 骨折愈合迟缓,要着重补肝肾、壮筋骨以促进其愈合。若后期前臂旋转活动仍有阻碍者,应加强中药熏洗。

5.功能锻炼

初期鼓励患者做手指、腕关节屈伸活动及上肢肌肉舒缩活动;中期开始做肩、肘关节活动,如弓步云手,活动范围逐渐增大,但不宜做前臂旋转活动。解除固定后做前臂旋转活动。

十、尺骨上 1/3 骨折合并桡骨小头脱位

尺骨上 1/3 骨折合并桡骨小头脱位又称孟氏骨折。多发生于青壮年及儿童,临床上又有儿童型、成人型、幼儿型的分类。另外,也有将桡、尺骨上段双骨折合并桡骨小头脱位者称为孟氏骨折Ⅳ型。在治疗中除强调骨折复位,更要注意桡骨小头复位后的稳定性,才能保证前臂的旋转功能。

(一)病因病机

直接暴力和间接暴力均能引起尺骨上 1/3 骨折合并桡骨小头脱位,而以间接暴力所致者为多。根据暴力方向及骨折移位情况,临床上可分为伸直型、屈曲型、内收型 3 种。

1.伸直型骨折

比较常见,多见于儿童,又称儿童型。跌倒时,前臂旋后,手掌先着地,肘关节处于伸直位或过伸位,可造成伸直型骨折。传达暴力由掌心通过尺、桡骨传向上前方,先造成尺骨斜形骨折,继而迫使桡骨小头冲破或滑出环状韧带,向前外方脱出,骨折断端随之突向掌侧及桡侧成角。在成人,外力直接打击背侧,也可造成伸直型骨折,为横断骨折或粉碎性骨折。

2.屈曲型骨折

多见于成人,又称成人型。跌倒时,前臂旋前,手掌着地,肘关节处于屈曲位,可造成屈曲型骨折。传达暴力由掌心传向上后方,先造成尺骨横断或短斜形骨折,并突向背侧、桡侧成角,桡骨小头向后外方滑脱。

3.内收型骨折

多见于幼儿,又称幼儿型。跌倒时,手掌着地,肘关节处于内收位,可造成内收型骨折。传达暴力由掌心传向上外方,造成尺骨冠状突下方骨折并突向桡侧成角,桡骨小头向外侧脱出。

(二)诊断

伤在后肘部及前臂肿胀、移位明显者,可见尺骨成角畸形,在肘关节前、外或后方可摸到脱出的桡骨小头,骨折和脱位处压痛明显。检查时应注意腕和手指感觉

和运动功能,以便确定是否因桡骨小头向外脱位而合并桡神经挫伤。对儿童的尺骨上 1/3 骨折,必须仔细检查桡骨小头是否同时脱位。凡有移位的桡、尺骨干单骨折的 X 线片须包括肘、腕关节,以免遗漏上下桡尺关节脱位的诊断。正常桡骨小头与肱骨小头相对,桡骨干纵轴线向上延长,一定通过肱骨小头的中心。肱骨小头骨骺一般在 1~2 岁时出现,因此,对 1 岁以内的患儿,最好同时摄健侧 X 线片以便对照。桡骨小头脱位后可能自动还纳,X 线片仅见骨折而无脱位,若此时忽略对桡骨小头的固定,可能发生再脱位。

(三)治疗

新鲜的尺骨上 1/3 骨折合并桡骨小头脱位绝大多数均可采用手法复位、小夹板外固定治疗。合并桡神经损伤者,也可手法复位。桡骨小头脱位整复后,桡神经损伤多可逐渐自行恢复。手法复位失败或陈旧性骨折,可考虑切开复位钢板内固定。对于环状韧带损伤造成桡骨小头不稳定者,可考虑环状韧带修补或重建术。特殊型孟氏骨折虽复位容易,但难以维持其对位。因此,手法复位弊多利少,一般均主张采用切开复位内固定。

1.整复方法

原则上先整复桡骨小头脱位,后整复尺骨骨折。患者平卧,前臂置中立位,两助手顺势拔伸,矫正重叠移位。对于伸直型骨折,术者两拇指放在桡骨小头外侧和前侧,向尺侧、背侧按挤,同时肘关节徐徐屈曲 90°,使桡骨小头复位,然后术者捏住骨折断端进行分骨,在骨折处向掌侧加大成角,再逐渐向背侧按压,使尺骨复位;对于屈曲型骨折,两拇指放在桡骨小头的外侧、背侧,向内侧、掌侧挤按,同时肘关节徐徐伸直至 0°位,使桡骨小头复位,有时还可听到或感觉到桡骨小头复位的滑动声,然后先向背侧加大成角,再逐渐向掌侧挤按,使尺骨复位;对于内收型骨折,助手在拔伸牵引的同时,外展患侧的肘关节,术者拇指放在桡骨小头外侧,向内侧推按桡骨小头,使之还纳,尺骨向桡侧成角也随之矫正。

2.固定方法

(1)夹板固定:先以尺骨骨折平面为中心,在前臂的掌侧与背侧各置一分骨垫,在骨折的掌侧(伸直型)或背侧(屈曲型)置一平垫;在桡骨小头的前外侧(伸直型)或后外侧(屈曲型)或外侧(内收型)放置葫芦垫;在尺骨内侧的上下端分别放一平垫,用胶布固定。然后在前臂掌、背侧与桡、尺侧分别放上长度适宜的夹板,用四道布带捆绑。伸直型骨折应固定于屈肘位 4~5 周;屈曲型或内收型宜固定于伸肘位 2~3 周后,改屈肘位固定 2 周。

(2)石膏固定:手法复位成功后在屈肘 90°位长臂石膏固定,儿童固定 4~6 周,成人固定 6~8 周,X 线检查证实骨愈合后,即可行功能锻炼。

3.手术治疗

手法复位失败者、特殊型骨折应切开复位,应用钢板或髓内针固定尺骨并同期修复环状韧带。术后用长臂石膏固定肘关节于功能位。对于陈旧性骨折,尺骨畸形严重,肘关节功能严重受限者,应行尺骨畸形矫正、桡骨小头复位及环状韧带重建术。

4.药物治疗

初期宜活血祛瘀、消肿止痛,内服和营止痛汤或肢伤一方,瘀肿较甚者加三七或云南白药,外敷跌打万花油或消肿止痛膏。中期宜和营生新、接骨续损,内服续骨活血汤或肢伤二方,外敷驳骨散或接骨膏。后期宜补肝肾、壮筋骨、养气血,内服六味地黄汤、肢伤三方或健步虎潜丸;解除夹板后,外用散瘀和伤汤或骨科外洗一方、骨科外洗二方熏洗患肢。

5.功能锻炼

复位固定后,应做指、掌关节屈伸,握拳活动和肩关节活动。肘关节不要过早活动,禁止做前臂旋转活动。3周内伸直型和特殊型骨折禁止做伸肘活动,屈曲型骨折禁止做屈肘活动,以免因肱二头肌牵拉引起桡骨小头再脱位、环状韧带再损伤,以及骨折部位向掌侧或背侧成角移位。3周后骨折初步稳定,可逐步做肘关节伸屈活动,如小云手,但前臂应始终保持中立位,严防尺骨骨折处发生旋转活动,否则可造成骨折迟缓愈合或不愈合。骨折临床愈合,拆除夹板固定后,可加强肘关节伸屈活动,并开始进行前臂旋转活动的功能锻炼。

十一、桡骨下1/3骨折合并桡尺远侧关节脱位

桡骨下1/3骨折合并桡尺远侧关节脱位又称盖氏骨折。多见于成人,儿童较少见。桡骨下1/3骨折极不稳定,整复固定较难,桡尺远侧关节脱位容易漏诊,造成不良后果,故对这种损伤应予足够重视。

(一)病因病机

间接和直接暴力均可引起此类骨折。多因跌倒时手掌着地,传达暴力向上传至桡骨下1/3处而发生骨折。由于骨折端短缩移位,同时引起三角纤维软骨破裂与下桡尺关节脱位,有时可合并尺骨茎突骨折。跌倒时,如前臂旋前,则桡骨远侧端可向背侧移位;如前臂旋后,则桡骨远侧端可向掌侧和尺侧移位。直接暴力引起者较少见,可因前臂桡骨背侧遭受暴力打击所致。常见桡骨远侧端向尺侧移位,主要因围绕桡骨远侧段的拇长展肌、拇短伸肌在前臂旋前时,可将其压向前臂的掌侧和尺侧,以及旋前方肌牵拉所造成。

桡骨骨折合并桡尺远侧关节脱位的病理变化比较复杂,临床可分为3型。

第一型:桡骨干下1/3骨折(一般为青枝骨折),合并尺骨下端骨骺分离。皆见

于儿童。

第二型:桡骨干下 1/3 横断、螺旋或斜形骨折,骨折移位较多,桡尺远侧关节明显脱位,多属传达暴力造成。此型最常见。

第三型:桡骨干下 1/3 骨折,桡尺远侧关节脱位合并尺骨干骨折或弯曲畸形。多为机器绞伤。

(二)诊断

伤后前臂肿胀、疼痛,桡骨下 1/3 部向掌侧或背侧成角畸形。腕部也有肿胀、压痛,下桡尺关节松弛并有挤压痛。当检查桡骨有明显假关节活动而尺骨尚完整时,即应想到本病。拍摄 X 线片时,必须包括腕关节,以观察下桡尺关节的分离程度,是否伴有尺骨茎突骨折。

(三)治疗

第一型骨折按桡骨下端骨折处理。第二型骨折先整复桡尺远侧关节,然后整复骨折,按前臂骨折处理。第三型骨折对尺骨仅有弯曲无骨折者,须先将尺骨的弯曲畸形矫正,桡骨骨折及桡尺远侧关节脱位才能一起复位;尺骨弯曲畸形不能矫正,或整复固定失败者,则切开整复内固定。现将第二型骨折的整复固定方法分述如下。

1.整复方法

患者平卧,肩外展,肘屈曲,前臂中立位。两助手行拔伸牵引 3~5 分钟,将重叠移位拉开。然后术者用左手拇指及示指、中指挤平掌侧移位,再用两拇指由桡尺侧向中心扣紧桡尺远侧关节。关节脱位整复后,将备妥的合骨垫置于腕部背侧,由桡骨茎突掌侧 1cm 处绕过背侧到尺骨茎突掌侧 1cm,进行半环状包扎,再用 4cm 宽绷带缠绕 4~5 圈固定。然后嘱牵引远段的助手,用两手环抱腕部维持固定,持续牵引。桡骨远折段向尺侧掌侧移位时,一手做分骨,另一手拇指接近折段向掌侧,示指、中指、无名指提远折端向背侧,使之复位;桡骨远折段向尺侧背侧移位时,一手做分骨,另一手拇指按远折端向掌侧,示指、中指、无名指提近折段向背侧,使之复位。

骨折整复后,再次扣挤下桡尺关节。如合骨垫松脱,则重新固定。用分骨垫、夹板固定后,经 X 线检查,位置满意,再正式包扎固定。

2.固定方法

(1)夹板固定:在维持牵引和分骨下,捏住骨折部,掌、背侧各放一个分骨垫。分骨垫在骨折线远侧占 2/3,近侧占 1/3。用手捏住掌、背侧分骨垫,各用 2 条粘膏固定。根据骨折远段移位方向,再加用小平垫。然后放置掌、背侧夹板,用手捏住,再放桡、尺侧板。桡侧板下端稍超过腕关节,以限制手的桡偏;尺侧板下端不超过腕关节,以利于手的尺偏。

（2）石膏固定：手法复位后，在屈肘 90°、前臂中立位超过腕关节的长臂进行石膏固定，前期的几周应定期摄 X 线片复查，直到骨折愈合后才能去除石膏，进行功能锻炼。

3.手术治疗

特殊型盖氏骨折或骨折端有软组织嵌入者，如闭合整复失败，采用切开复位钢板内固定。陈旧性骨折畸形愈合影响前臂旋转功能者，可做桡骨切开矫正畸形，钢板内固定术。同时视具体情况决定是否同期切除尺骨小头。

4.功能锻炼与药物治疗

与桡、尺骨干双骨折大致相同。

十二、桡骨下端骨折

桡骨下端（包括桡骨远侧端 3cm 以内）骨折，在临床上比较常见。桡骨远端与腕骨（舟状骨与月骨）形成关节面，其背侧边缘长于掌侧，故关节面向掌侧倾斜 10°～15°。桡骨下端内侧缘切迹与尺骨头形成下尺桡关节，切迹的下缘为三角纤维软骨的基底部所附着，三角软骨的尖端起于尺骨茎突基底部。前臂旋转时桡骨沿尺骨头回旋，而以尺骨头为中心。桡骨下端外侧的茎突，较其内侧长 1～1.5cm，故其关节面还向尺侧倾斜 20°～25°。这些关系在骨折时常被破坏，在整复时应尽可能恢复正常解剖。

（一）病因病机

多为间接暴力所致。跌倒时，躯干向下的重力与地面向上的反作用力交集于桡骨下端而发生骨折。骨折是否有移位与暴力的大小有关。根据受伤姿势和骨折移位的不同，可分为伸直型和屈曲型两种。跌倒时，腕关节呈背伸位，手掌先着地，可造成伸直型骨折。伸直型骨折远段向背侧和桡侧移位，桡骨远段关节面改向背侧倾斜，向尺侧倾斜减少或完全消失，甚至形成相反的倾斜。如合并尺骨茎突骨折，下桡尺关节的三角纤维软骨盘随骨折片移向桡侧和背侧；如尺骨茎突完整，骨折远端移位明显时，三角纤维软骨盘附着点必然破裂，掌侧屈肌腱及背侧伸肌腱也发生相应的扭转和移位。跌倒时，腕关节呈掌屈位，手背先着地，可造成屈曲型骨折，屈曲型骨折远端向桡侧和掌侧移位，此类骨折较少见。直接暴力造成的骨折为粉碎性骨折。老年人、青壮年、儿童均可发生。在 20 岁以前，桡骨下端骨骺尚未融合，可发生骨骺分离。

（二）诊断

伤后局部肿胀、疼痛，手腕功能部分或完全丧失。骨折远端向背侧移位时，可见"餐叉样"畸形；向桡侧移位时，呈"枪上刺刀状"畸形；缩短移位时，可触及上移的桡骨茎突；无移位或不完全骨折时，肿胀多不明显，仅觉局部疼痛和压痛，可有环状压痛和纵轴压痛,腕和指运动不便,握力减弱,须注意与腕部软组织扭伤鉴别。腕关节 X 线正、侧位片可明确骨折类型和移位方向。

(三)治疗

无移位的骨折不需要整复,仅用掌、背两侧夹板固定 2～3 周即可;有移位的骨折则必须整复。

1.整复方法

患者坐位,老年人平卧为佳,肘部屈曲 90°,前臂中立位。术者双手拔伸牵引,一手置于患腕尺侧上方,另一手置于患腕桡侧下方,错对挤压,使腕关节尺偏,纠正远端向桡侧移位,然后在牵引下折顶后远端旋前,纠正远端向背侧移位及旋后移位,保持腕关节掌屈尺偏位。

整复骨折线未进入关节、骨折段完整的伸直型骨折时,一助手把持上臂,术者两拇指并列置于远端背侧,其他四指置于其腕部,扣紧大小鱼际肌,先顺势拔伸 2～3 分钟,待重叠移位完全纠正后,将远端旋前,并利用牵引力,骤然猛抖,同时迅速尺偏掌屈,使之复位;若仍未完全复位,则由两助手维持牵引,术者用两拇指迫使骨折远端尺偏掌屈,即可达到解剖对位。整复骨折线进入关节或骨折块粉碎的伸直型骨折时,则在助手和术者拔伸牵引纠正重叠移位后,术者双手拇指在背侧按压骨折远端,双手余指置于近端的掌侧端提近端向背侧,以矫正掌背侧移位,同时使腕掌屈、尺偏,以纠正侧方移位。整复屈曲型骨折时,由两助手拔伸牵引,术者可用两手拇指由掌侧将远端骨折片向背侧推挤,同时用示指、中指、环指将近段由背侧向掌侧挤压,然后术者捏住骨折部,牵引手指的助手徐徐将腕关节背伸,使屈肌腱紧张,防止复位的骨折片移位。

2.固定方法

伸直型骨折先在骨折远端背侧和近端掌侧分别放置一平垫,然后放上夹板,夹板上端达前臂中、上 1/3,桡、背侧夹板下端应超过腕关节,限制手腕的桡偏和背伸活动;屈曲型骨折则在远端的掌侧和近端的背侧各放一平垫,桡、掌侧夹板下端应超过腕关节,限制桡偏和掌屈活动。扎上 3 条布带,最后将前臂悬挂胸前,保持固定 4～5 周。

3.药物治疗

儿童骨折早期治则是活血祛瘀、消肿止痛,中后期可不用内服药物。中年人骨折按三期辨证用药。老年人骨折中后期着重养气血、壮筋骨、补肝肾。解除固定后,均应用中药熏洗以舒筋活络、通利关节。

4.功能锻炼

固定期间积极做指间关节、指掌关节屈伸锻炼及肩肘部活动。解除固定后,做腕关节屈伸和前臂旋转锻炼。

（四）预防和调护

复位固定后应观察手部血液循环,随时调整夹板松紧度;注意将患肢保持在旋后 15°或中立位,纠正骨折再移位倾向;伸直型骨折固定期间应避免腕关节桡偏与背伸活动。

十三、腕舟骨骨折

舟骨是最大的一块腕骨,略弯曲,呈舟状。中段较细者为腰,骨折多发生于此处。

（一）病因病机

多为间接暴力所致,跌倒时,手掌先着地,腕关节强度桡偏背伸,暴力向上传达,舟骨被锐利的桡骨关节面的背侧缘或茎突缘切断。骨折可发生于腰部、近端或结节部,其中以腰部多见。由于掌侧腕横韧带附着在舟骨结节部,而舟骨其余表面多为关节软骨所覆盖,血液供应较差,故除结节部骨折愈合较佳外,其余部位骨折容易发生迟缓愈合、不愈合或缺血性坏死。多见于成人。

（二）诊断

伤后局部轻度疼痛,腕关节活动功能障碍,鼻烟窝部位肿胀、压痛明显,将腕关节桡倾、屈曲拇指和示指而叩击其掌指关节时亦可引起疼痛。腕部 X 线正位、侧位和尺偏斜位片可协助诊断。但第一次拍摄 X 线片未发现骨折而临床表现仍有可疑时,可于 2～3 周以后重复进行 X 线检查,因为此时骨折端的骨质被吸收,骨折较易显露。

（三）治疗

舟骨骨折很少移位,一般不需整复。若有移位,可在用手牵引下使患腕尺偏,以拇指向内按压骨块,即可复位。鼻烟窝部位处放棉花球作固定垫,然后用塑形夹板或纸壳夹板固定腕关节伸直而略向尺侧偏、拇指于对掌位,固定范围包括前臂下 1/3、腕、拇掌及拇指指间关节,新鲜骨折及陈旧性骨折均可采用。亦可用短臂石膏管形固定腕关节于背伸 25°～30°、尺偏 10°、拇指对掌和前臂中立位。结节部骨折一般 6 周可愈合,其余部位骨折愈合时间可为 3～6 个月,甚至更长时间,故应定期做 X 线检查。如骨折仍未愈合则须继续固定,加强功能锻炼,直至 X 线正、斜位片证实骨折线消失、骨折已临床愈合,才能解除外固定。对于迟缓愈合的腕舟骨骨折,中、后期应加强接骨续筋、益肝补肾中药内服和熏洗。

十四、掌骨骨折

（一）病因病机

掌骨骨折是常见的手部骨折。第 1 掌骨短而粗,活动度较大,骨折多发生在基底部。第 2、第 3 掌骨细长,且较突出,握拳击物时,暴力常落在第 2、第 3 掌骨上,故易骨折。第 4、第 5 掌骨短细,其中以第 5 掌骨易受直接暴力而骨折,而当其受间接暴力时可致掌骨颈骨折。掌骨骨折多见于成人,男多于女。

(二)诊断

掌骨全长均可在皮下摸到,骨折时局部肿痛,功能障碍,有明显压痛,纵压或叩击掌骨头则疼痛加剧,如有重叠移位,则该掌骨短缩,可见掌骨头凹陷。宜摄手掌 X 线正位与斜位片,因侧位片第 2~4 掌骨互相重叠,容易漏诊。掌骨骨折可分下列几种。

1.第 1 掌骨基底部骨折

多由间接暴力引起。骨折远端受拇长屈肌、拇短屈肌与拇指内收肌的牵拉,近端受拇长展肌的牵拉,骨折总是向桡背侧突起成角。

2.第 1 掌骨基底部骨折脱位

多由间接暴力引起。骨折线呈斜形经过第 1 掌腕关节面,第 1 掌骨基底部内侧的三角形骨块,因有掌侧韧带相连,仍留在原位,而骨折远端从大多角骨关节面上脱位至背侧及桡侧。

3.掌骨颈骨折

由间接暴力或直接暴力所致,但以握拳时掌骨头受到冲击的传达暴力所致者为多见。第 5 掌骨因其易暴露和受打击,故最多见,第 2、第 3 掌骨次之。骨折后断端受骨间肌与蚓状肌的牵拉,而向背侧突起成角,掌骨头向掌侧屈转;又因手背伸肌腱牵拉,以致近节指骨向背侧脱位,掌指关节过伸,手指越伸直,畸形越明显。

4.掌骨干骨折

可为单根骨折或多根骨折。由直接暴力所致者,多为横断骨折或粉碎性骨折。扭转及传达暴力引起者,多为斜形或螺旋形骨折。骨折后因骨间肌及屈指肌的牵拉,使骨折向背侧成角及侧方移位,单根的掌骨骨折移位较轻,而多根骨折则移位较明显,且对骨间肌的损伤也比较严重。

(三)治疗

1.第 1 掌骨基底部骨折

在常规麻醉下,先将拇指向远侧与桡侧牵引,以后将第 1 掌骨头向桡侧与背侧推扳,同时以拇指用力向掌侧与尺侧按顶骨折处以矫正向桡侧与背侧突起成角。手法整复后应用外展夹板固定,4 周后解除外固定,进行功能锻炼。

2.第 1 掌骨基底部骨折脱位

整复手法和固定方法同"第 1 掌骨基底部骨折"。但因这种骨折脱位很不稳定,容易引起短缩与移位。若复位后不能稳定,可采用细钢针经皮肤行闭合穿针内固定。也可在采用局部加压短臂石膏管形外固定的同时加用拇指牵引,在石膏上包一粗铁丝,于拇指的两侧粘一条 2cm×10cm 胶布做皮肤牵引,或做拇指末节指骨骨牵引 3～4 周。陈旧性骨折脱位宜行切开复位内固定,固定拇指于握拳位。

3.掌骨颈骨折

由于骨折端向背侧成角,常有错误地将掌指关节固定于过伸位者。因在过伸位时,侧副韧带松弛,掌骨头仍向掌侧屈转不能整复。只有在屈曲 90°位时,侧副韧带紧张,用示指压顶近节指骨头,使指骨基底部位于掌骨头的掌侧,将骨断片向背侧顶,同时用拇指将掌骨干向掌侧压才能准确整复。

4.掌骨干骨折

横断骨折、短斜骨折整复后比较稳定者,宜采用手法整复、夹板固定。在牵引下先矫正向背侧突起成角,以后用示指与拇指在骨折的两旁自掌侧与背侧行分骨挤压,并放置两个分骨垫以胶布固定。如骨折片向掌侧成角,则在掌侧放一小毡垫以胶布固定。最后在掌侧与背侧各放一块夹板,厚 2～3mm,以胶布固定,外加绷带包扎。斜形、粉碎、短缩较多的不稳定骨折,宜加用指骨末节骨牵引。

十五、指骨骨折

指骨骨折为手部最常见的骨折,骨折段受附着肌腱牵拉而造成较为典型的畸形。治疗时不可轻视,处理不当可发生畸形愈合,还可因关节囊挛缩,骨折端与邻近肌腱相粘连而导致关节功能障碍,对手的功能产生不良影响。

(一)病因病机

指骨骨折多由直接暴力所致,易引起开放性骨折。有横断、斜形、螺旋形、粉碎或波及关节的骨折。骨折可发生于近节、中节或末节,而以近节骨干骨折后多见。

(二)诊断

指骨均在皮下,只要注意检查,不易漏诊。骨折时有明显肿胀、疼痛和骨擦音。

1.近节指骨骨折

骨折断端因骨间肌与蚓状肌牵拉而向掌侧突起成角。

2.指骨颈骨折

骨折向掌侧突起成角,由于伸肌腱中央部的牵拉,远端可向背侧旋转达 90°,使远端的背侧与近端的断面相对而阻止骨片的整复。

3.末节指骨基底背侧骨折

末节指骨基底背侧为指伸肌腱扩张的止点,多由于手指伸直时,指端受暴力弯曲引起撕脱性骨折。如在接球时,指端被球撞击所致。骨折后末节手指屈曲呈典型的锤状畸形,不能主动伸直,又称锤状指。

(三)治疗

1.指骨干骨折

在神经阻滞麻醉下拔伸牵引,用拇指与示指自尺桡侧挤压矫正侧方移位,然后将远端逐渐掌屈,同时以另一手拇指将近端自掌侧向背侧顶住以矫正向掌侧突起成角。复位后根据成角情况放置小固定垫,用夹板局部固定患指,再令患指握一裹有 3～4 层纱布的小圆柱状固定物(小木棒或玻璃瓶),使手指屈向舟状骨结节,以胶布固定,外加绷带包扎。3 周后去除固定,用舒筋活血药熏洗,进行功能锻炼。

2.指骨颈骨折

整复时应加大畸形,用反折手法:将骨折远端呈 90°向背侧牵引,然后迅速屈曲手指,屈曲时应将近端的掌侧屈向背侧。固定方法与指骨干骨折相同。

3.末节指骨基底背侧撕脱骨折

整复和固定较容易,只要将近侧指间关节屈曲、远侧指间关节过伸,便可使指骨基底向被撕脱的骨片靠近,然后用塑料夹板或石膏固定。如为末节指骨粉碎性骨折或指端骨折,其折块较小;如合并开放性骨折,在清创缝合时,应将碎片切除,以免将来指端引起疼痛。

(李　海)

第二节　下肢骨折

一、股骨颈骨折

股骨颈骨折是指股骨头下至股骨颈基底部之间的骨折,为临床常见骨折,老年人较多,尤以老年女性更多。近年因交通伤等的增加,青壮年股骨颈骨折有逐年增加的趋势,儿童股骨颈骨折较少。骨折后出现股骨头无菌性坏死、骨折不愈合两个并发症。老年人跌伤后易致本病,而青壮年股骨颈骨折多为严重损伤所致,预后常较老年骨折差。股骨颈位于股骨头与转子间线之间。股骨颈和股骨干之间所形成的角度称内倾角,又称颈干角,正常值为 110°～140°。颈干角随年龄增长而减小,儿童平均为 151°,而成年男性为 132°,成年女性为 127°。颈干角大于正常值为髋外翻,小于正常值为髋内翻。股骨颈的中轴线与股骨两髁中点间的连线所形成的角度,称前倾角或扭转角,正常值为 12°～15°。在治疗股骨颈骨折时,必须注意保持正常的颈干角和前倾角,特别是前倾角,否则会遗留髋关节畸形,影响髋关节的功能。

与其他骨折相比,股骨颈骨折具有以下特点。

(1)患者平均年龄较高,伤前常患有心、肝、肾等疾病,伤后卧床,易发生肺炎、压疮和静脉炎等合并症。因此,病死率较一般骨折高。

(2)由于功能解剖上的特点,骨折部位承受较大的剪应力,影响骨折复位后的稳定性,骨折不愈合率为 10%～20%。

（3）骨折后,股骨头的血液供应受损,不但影响骨折愈合,而且股骨头坏死率为20%～40%。

股骨头、颈的血运主要来自3个途径:①关节囊的小动脉来源于旋股内侧动脉、旋股外侧动脉、臀下动脉和闭孔动脉的吻合部到关节囊附着部,分为骺外动脉、上干骺端动脉和下干骺端动脉,进入股骨颈,供应股骨颈和大部分股骨头的血运;②股骨干滋养动脉仅达股骨颈基底部,小部分与关节囊的小动脉有吻合支;③圆韧带的小动脉较细,仅供应股骨头内下部分的血运,与关节囊小动脉之间有吻合支。此3处血管均比较细小,且股骨头的血液供应主要依靠关节囊和圆韧带的血管。由于股骨头、颈的血运较差,因此,在临床治疗中存在骨折不愈合和股骨头缺血性坏死常可发生。

（一）病因病机

近年来,对股骨颈骨折有学者提出与骨质疏松、神经肌肉功能减退和肌力减弱有关。本症常发生于老年人,女略多于男,随着年龄的增长,其发病率日渐增高。由于股骨颈部细小,处于疏松骨质和致密骨质交界处,负重量大,老年人肝肾不足,筋骨衰弱,骨质疏松,即使受轻微的直接外力或间接外力,如平地滑到,髋关节旋转内收,臀部着地,便可引起骨折。青壮年、儿童发生股骨颈骨折较少见,若发生本骨折,必因遭受强人暴力所致,如车祸、高处跌下等。此种股骨颈骨折患者,常合并其他骨折,甚至内脏损伤。股骨颈骨折若按其部位不同,可分为头下部骨折、颈中部骨折和基底部骨折3种。

头下部和颈中部骨折的骨折线在关节囊内,故称囊内骨折;基底部骨折因骨折线的后部在关节囊外,故称囊外骨折。移位多的囊内骨折,股骨头断绝了来自关节囊及股骨干的血液供应,以至骨折近端缺血,不但骨折难以愈合,而且容易发生股骨头缺血性坏死。股骨颈的骨折线越高,越易破坏颈部的血液供应,因而骨折不愈合、股骨头缺血性坏死的发生率就越高。基底部骨折因骨折线部分在关节囊外,且一般移位不多,除由股骨干髓腔来的滋养血管的血供断绝外,由关节囊来的血运大多完整无损,骨折近端血液供应良好。因此,骨折不愈合和股骨头缺血性坏死的发生率较低。

骨折根据X线检查的表现可分为外展型和内收型两种。外展型骨折常在髋关节外展时发生,多为头下骨折,骨折端常互相嵌插,骨折线与股骨干纵轴的垂直线（水平线）所形成的倾斜角（林顿角）,往往小于30°,骨折局部剪力小,较稳定,血运破坏较少,故愈合率高。内收型骨折常在髋关节内收时发生,多为颈中部骨折,也可发生在头下部或基底部,骨折线与股骨干纵轴的垂直线,如角度大于70°时,两骨折端往往接触很少,且有移位现象,骨折处剪力大,极不稳定,血运破坏较大,骨折愈合率低,股骨头缺血坏死率高。临床上内收型骨折较多见,外展型骨折比较少见。

(二)临床分类

1.按骨折发生的时间分类

(1)新鲜骨折:受伤后 3 周以内的骨折。

(2)陈旧性骨折:受伤超过 3 周的骨折。

2.按骨折的部位分类

(1)头下型。

(2)头颈型。

(3)经颈型。

(4)基底型。

3.按骨折线走行分类

根据 Linton 股骨干纵轴的垂线与骨折线的交角(Linton 角)的大小,将股骨颈骨折分为 3 型。

Ⅰ型:Linton 角<30°,此型最稳定。

Ⅱ型:Linton 角 30°~50°,此型稳性较差。

Ⅲ型:Linton 角>50°,此型最不稳定。

(三)诊断

(1)有外伤史。

(2)患者受伤后诉髋部疼痛,活动受限,不敢站立和行走,应首先考虑到有股骨颈骨折的可能。有移位的骨折,伤肢外旋、缩短、髋、膝关节轻度屈曲。囊内骨折足外旋 45°~60°,囊外骨折则外旋角度较大,常达 90°,并可扪及大转子上移。伤后髋部除有疼痛外,腹股沟附近有压痛,在患肢足跟部或大转子部有叩击痛。局部可有轻度肿胀,但囊内骨折由于有关节囊包裹,局部血液供应较差,其外为厚层肌肉,故肿胀瘀斑常不明显,患髋功能障碍,不能站立行走,但有部分嵌入骨折仍可短时站立或跛行。要特别注意这些患者,不要因遗漏诊断而使无移位的稳定骨折变为有移位的不稳定骨折。

(3)X 线表现:髋关节 X 线正、侧位片可明确骨折部位、类型和移位情况,对决定治疗及判断预后均有帮助。

(4)按骨折移位的程度分型(Gaden 分型):Garden 于 1961 年提出此分型。

Ⅰ型:为不完全骨折,即外展型或嵌插型骨折。

Ⅱ型:完全骨折无移位或有轻度移位。

Ⅲ型:完全骨折有部分移位。

Ⅳ型:完全骨折有完全移位。

(四)治疗

对于 Garden Ⅰ、Ⅱ型骨折,传统的方法是闭合治疗,包括卧床休息、穿"丁"字鞋及患肢牵引等。近年在临床上遇到 Garden Ⅰ、Ⅱ型骨折转变成有移位的不稳定骨折,多主张早期内固定。

Garden Ⅲ、Ⅳ型骨折,复位和内固定的方法很多,须遵循以下原则:①入院后即行牵引复位;②术前牵引复位和术中复位应避免过度复位,防止进一步损伤股骨头的血运;③术中争取解剖复位;④内固定有效可靠;⑤能闭合复位就不要切开复位,因切开复位将不可避免影响股骨头血运。

应按照骨折的时间、类型和患者的全身情况等决定治疗方案。新鲜无移位骨折或嵌插骨折不需复位,但患肢应制动;有移位骨折应尽早给予复位和固定;陈旧性股骨颈骨折,可采用髋关节重建术或改变下肢负重力线的截骨术,以促进骨折愈合或改善功能。

1.非手术治疗

(1)整复方法:屈髋屈膝法。患者仰卧,助手固定骨盆,术者握其腘窝,并使膝、髋均屈曲 90°,向上牵引,纠正缩短畸形。然后伸髋、内旋、外展以纠正成角畸形,并使折面紧密接触。复位后可做手掌试验,如患肢外旋畸形消失,表示已复位。

(2)牵引疗法:具体如下。①骨牵引逐渐复位法。适应于有移位的不稳定骨折。用胫骨结节或股骨髁上骨牵引,牵引重量 4~5kg,3~4 日行床边 X 线检查,若仍有远端向前移位或断端向前成角,可配合轻柔手法复位。6~8 周后去牵引扶双拐不负重下床活动,一般 10 个月后去拐行走。②皮牵引或"丁"字鞋治疗。适用于不完全骨折及患者年龄偏高,有严重内脏疾病而不能耐受其他方法治疗者。治疗过程中须置患肢于外展中立位,6~8 周后可扶双拐不负重下床活动,一般 6 个月后视骨折愈合情况可弃拐负重行走。

(3)固定方法:无移位或嵌插型骨折,可让患者卧床休息,将患肢置于外展、膝关节轻度屈曲、足中立位。为防止患肢外旋,可在患足穿一带有横木板的"丁"字鞋。亦可用轻重量的皮肤牵引固定 6~8 周。在固定期间应嘱咐患者做到"三不":不盘腿,不侧卧,不下地负重。有移位的新鲜股骨颈骨折,可采用股骨髁上骨牵引,如无特殊禁忌证,可用多根钢针或空心螺纹钉内固定治疗,这样能早期离床活动,从而减少因卧床而发生的合并症。

2.手术治疗的适应证

股骨颈骨折不愈合或发生股骨头缺血性坏死者,根据患者年龄、健康情况,结合局部的不同病理变化,选用转子间移位截骨术、转子下外展截骨术、股骨头切除与转子下外展截骨术或人工股骨头置换、人工股骨头全髋置换等手术。

3.药物治疗

早期宜活血化瘀、消肿止痛,方用桃红四物汤加田三七等。若有大便秘结、脘腹胀满等症,可酌加枳实、大黄等通腑泻热。中期宜舒筋活络、补养气血,方用舒筋活血汤。后期宜补益肝肾、强壮筋骨,方用壮筋养血汤。

4.功能锻炼

应积极进行患肢股四头肌舒缩活动,踝关节和足趾关节的屈伸功能锻炼,以防止肌肉萎缩、关节僵硬及骨质脱钙现象。解除固定和牵引后,逐渐加强患肢髋、膝关节的屈伸活动,并可扶双拐不负重下床活动。以后每12个月摄X线片复查1次,至骨折坚固愈合、股骨头无缺血性坏死现象时,方可弃拐逐渐负重行走,一般约需半年。

二、股骨干骨折

股骨干骨折是指股骨小转子下2～5cm至股骨髁上2～4cm的股骨骨折。股骨是人体中最长的管状骨,股骨干由厚而坚固的圆柱形皮质骨构成,表面光滑,后方有一粗线,为肌肉附着处。骨干有轻度向前突出的弧度,有利于股四头肌发挥其伸膝作用。骨髓腔呈圆形,上、中1/3的内径大体均匀一致,下1/3的内径较膨大。股骨干骨折多见于儿童及青壮年,男多于女。

(一)病因病机

股骨干骨折多由从高处坠下、车祸或受重物打击、挤压等强大暴力而引起。直接暴力引起者多为横断或粉碎性骨折,间接暴力引起者多为斜形或螺旋形骨折,均属不稳定骨折。骨折断端若移位明显,软组织损伤也比较严重,尤其是直接暴力打击、绞伤或挤压伤所致者更甚。儿童则可能为不完全骨折或青枝骨折,均类属稳定性骨折。成人一侧股骨干骨折后,即使是闭合性损伤,内出血亦可多达500～1 500mL,加之疼痛剧烈,早期可能出现休克,若同时有多处骨折者更应注意。大腿挤压伤又可引起挤压综合征。

骨折断端因受肌群收缩及下肢本身重力等影响,往往呈现典型的移位。

(1)股骨干上1/3骨折时,骨折近段因受髂腰肌、臀中肌、臀小肌及其他外旋肌的牵拉而产生屈曲、外展、外旋移位,骨折远段由于内收肌群作用则向后、向上、向内移位。

(2)股骨干中1/3骨折时,两骨折端除有重叠外,移位无一定规律,多数骨折近端呈外展屈曲倾向,远端因内收肌的作用向内上方移位,故骨折断端多向前外突起成角。

(3)股骨干下1/3骨折时,因膝后方关节囊及腓肠肌的牵拉,骨折远端往往向后移位,严重者骨折端有损伤腘动、静脉及坐骨神经的危险。

(二)诊断

伤后局部肿胀、疼痛、压痛、功能丧失,出现缩短、成角和旋转畸形,可扪及骨擦音、异常活动。由于剧痛和出血,早期可合并创伤性休克。严重挤压伤、粉碎性骨折或多发骨折,还可并发脂肪栓塞。严重移位的股骨下 1/3 骨折,在腘窝部有巨大血肿,小腿感觉和运动障碍,足背、胫后动脉搏动减弱或消失,末梢血液循环障碍,应考虑为血管、神经受压损伤。X 线正、侧位片可以显示骨折类型及移位方向。根据受伤史、临床表现和 X 线检查可作出诊断。

(三)治疗

因下肢重而长,杠杆作用大,如果不适当的搬运和扭动可引起极其严重的血管、神经或其他软组织损伤。因此,股骨干骨折的急救处理很重要,现场严禁脱鞋、脱裤或做不必要的检查,应用最简单而有效的方法固定,急速送往医院。

目前常用的方法包括手法复位、夹板固定配合持续牵引,持续牵引复位加夹板固定,切开复位和内固定。

1.整复方法

患者取仰卧位,一助手固定骨盆,另一助手用双手握小腿上段,顺势拔伸,并徐徐将患肢屈髋 90°、屈膝 90°,沿股骨纵轴方向用力牵引,矫正重叠移位后,再按骨折不同部位分别采用下列手法。

(1)上 1/3 骨折:将患肢外展,并略加外旋,然后由助手握近端向后挤按,术者握住远端由后向前端提。

(2)中 1/3 骨折:将患肢外展,同时以双手自断端的外侧向内挤压,然后以双手在断端前后、内外夹挤。

(3)下 1/3 骨折:在维持牵引下,使膝关节徐徐屈曲,并以紧挤在腘窝内的两手作支点将骨折远端向近端推迫。

若股骨干骨折重叠移位较多,手法牵引未能完全矫正,可用反折手法矫正。若斜形、螺旋形骨折背向移位,可用回旋手法矫正,往往断端间的软组织嵌顿也随之解脱。若有侧方移位,可用两手掌指合抱或两前臂相对挤压,施行端提捺正手法。

2.固定方法

儿童稳定骨折用夹板固定 3 周即可,对不稳定骨折需夹板固定配合持续牵引。

(1)夹板固定:复位后根据上、中、下 1/3 骨折不同部位放置压垫,上 1/3 骨折放在近端的前方和外侧,中 1/3 骨折放在断端的外侧和前方,下 1/3 骨折放在近端的前方,再放置夹板,内侧板由腹股沟至股骨内髁,外侧板由股骨大转子至股骨外髁,前侧板由腹股沟至髌骨上缘,后侧板由臀横纹至腘窝上缘,然后用布带捆扎。

(2)持续牵引:夹板固定后,还应按不同年龄采用不同的牵引方式。皮肤牵引适用于儿童和年老体弱者,骨骼牵引适用于下肢肌肉比较发达的青壮年或年龄较大的儿童。儿童牵引重量约 1/6 体重,时间约 3 周,成人牵引重量约 1/7 体重,时间 8~10 周。牵引 1 周后进行床边 X 线检查,复查骨折对位良好,即可将牵引重量逐渐减轻至维持重量(一般成人用 5kg,儿童用 3kg)。若复位不良,应调整牵引的重量和方向,检查牵引装置,保持牵引效能,但要防止过度牵引。①垂直悬吊皮肤牵引:适用于3岁以下的幼儿。此法是把患肢和健肢同时垂直向上悬吊,可避免幼儿不合作引起的断端旋转,治疗和护理都比较方便,患儿很快能适应,牵引期间臀部要离床,并要注意双下肢血液循环情况。②水平位持续牵引:适用于年龄较大的儿童和成年患者。患者在牵引时肢体的位置和牵引部位,可根据骨折部位和类型而定。股骨髁上牵引适用于中1/3骨折及远端向后移位的下1/3骨折;股骨髁间牵引适用于骨折位置很低且远端向后移位的下1/3骨折;胫骨结节牵引适用于上1/3骨折及远端向前移位的下1/3骨折。上1/3骨折患肢应置于屈髋外展位,中1/3骨折应置于外展中立位,下1/3骨折远端向后移位应置于屈髋屈膝中立位。

3.功能锻炼

年龄较大的儿童、成人患者应从复位后第2日开始练习股四头肌舒缩及踝关节、跖趾关节屈伸活动。如小腿及足部出现肿胀可适当配合按摩。从第3周开始,直坐床上,用健足蹬床,以两手扶床练习抬臀使身体离开床面,以达到使髋、膝关节开始活动的目的。从第5周开始,两手拉吊杆,健足踩在床上支撑,收腹、抬臀,臀部完全离开床面,使身体、大腿与小腿成一水平线,以加大髋、膝关节活动范围。经X线摄片或透视,骨折端无移位,可从第7周开始扶床架练习站立活动。解除牵引后,上1/3骨折加用外展夹板,以防止内收成角,在床上活动1周即可扶双拐下地进行患肢不负重的步行锻炼。当骨折端有连续性骨痂时,患肢可循序渐进地增加负重。经观察证实骨折端稳定,可改用单拐。1~2周后可弃拐行走,这时再摄X线片,若显示骨折端无变化,且愈合较好,方可解除夹板固定。

4.药物治疗

初期可服肢伤一方或新伤续断汤,中期可服肢伤二方或接骨丹,后期可服肢伤三方或健步虎潜丸。

股骨干骨折出现畸形愈合,成角大于10°,旋转大于30°,重叠在2cm以上者,若骨折在3个月以内,愈合未坚固,患者体质较好,可以在充分麻醉下,重新手法折骨复位后给予外固定;若骨折已超过3个月,愈合坚强,手法折骨困难者,可切开复位及内固定;对迟缓愈合者,应加强外固定,延长固定时间,可在骨折局部按摩、卡挤和纵向压力刺激,同时内服中药,应加强补肝肾、壮筋骨以促进骨折愈合;骨折不愈合者应施行手术内固定和植骨术。

三、股骨髁间骨折

股骨髁间骨折是指股骨远端内外髁之间的骨折。临床上多见于交通事故、车祸,多发生于青壮年男性。

股骨下端形成两个均匀后方突出的骨膨大,分别称为内髁和外髁,两髁之间构成髁间窝。两髁前后、下面均为关节面。前面的关节面相连成髌面,与股骨构成髌股关节。后下面与胫骨平台构成关节。两髁的侧面上各有一突起,分别称为内上髁和外上髁,后面的粗糙部为胫、腓侧副韧带附着处。在内上髁的顶部有一小隆突称为收肌结节,为大收肌腱止点,后上面的三角形小面为腓肠肌内侧头附着部。外上髁较小,下有一深沟,称为腘肌沟,腘肌腱由此经过。有三个组织构起于股骨外上髁,腓肠肌外侧头位于后上,腘肌腱位于前下,腓侧副韧带位于其间,同时越过腘肌腱。

在股骨两髁之间有一深凹,为髁间窝,作为腘窝之底,此处的骨皮质厚而粗糙,有两个压迹,膝交叉韧带附着其上,前交叉韧带附于外髁内面的最后部,而后交叉韧带则附着于股骨内髁外面的前部。髁间窝与腘平面之间有一条髁间线,有腘斜韧带及关节囊附着。

由股骨两髁关节面画一线,另沿股骨干中线画一线,在内侧相交所成之角称为股内角,约 100°,正常时股骨机械轴线应落于膝关节中心,与股骨解剖轴所呈角度约为 6°,如有膝外翻或膝内翻,股骨机械轴线落于膝关节后外侧或内侧。

股骨下端血液供应有很多滋养孔,有 3 组,每组形成血管筛区。髁上孔在干骺部,前群在髌面以上,一般有 10～15 个大孔及许多小孔;后群位于腘平面,大小孔与前群相等。髁孔在股前髁部,有 3～5 个孔,平均分布于内外侧髁表面,髁间孔在髁间窝部,有 15～25 个孔,有几个大的孔。其大小至少与股骨干的滋养孔相等。

(一)病因病机

多因间接暴力或直接暴力引起。股骨髁近侧为松质骨与坚质骨交界处,当从高处跌下或碰撞,先发生股骨髁上骨折,如暴力继续传达,骨皮质坚硬的骨折近端嵌插于股骨两髁之间。根据骨折部位,分为单髁骨折和双髁骨折,暴力将股骨髁劈为内、外两块,称为"Y""T"形骨折。

两髁分别向内、外侧分离移位。髁间骨折为关节内骨折,关节腔常有大量积血,形成膝关节的巨大血肿,严重损伤者可伴膝关节脱位或侧副韧带及交叉韧带损伤。

(二)诊断

有明显外伤史,伤后膝部疼痛剧烈、高度肿胀,关节腔内有大量积血,并出现瘀血、瘀斑、畸形,沿股骨下端两侧自上而下,仔细触摸,常触及向内外分离移位骨折块,以手轻轻按两髁时,很容易有骨擦感。膝关节 X 线正、侧位片可以确诊,观察骨折线的形状和骨折移位程度,并注意是否有碎骨片进入关节腔。应注意检查足背动脉和胫后动脉的搏动情况,因血肿过大压迫或骨折端移位,可能伤及腘动、静脉。如侧推试验阳性,可考虑为内外侧副韧带损伤;抽屉试验阳性,考虑为交叉韧带损伤。

（三）治疗

股骨髁间骨折的治疗应达到良好的对位,关节面光滑完整,才能有效地恢复关节功能和防止发生创伤性关节炎。

1.整复方法

有移位的骨折应行手法整复,整复前先在严格无菌操作下抽吸关节内积血,抽尽后注入1%普鲁卡因5～10mL,起到局部麻醉作用。整复时,患者仰卧,一助手握住大腿上段,另一助手握足及小腿下段,做持续拔伸牵引。术者立于患侧,两手掌根部抱于两髁,相对扣挤,并纠正因腓肠肌的牵拉而产生两骨块的轻度后旋。在施行扣挤法时,助手在用力牵引下,将膝关节于伸直的基础上做几次轻度屈曲动作,有利于骨折块准确对位。

2.固定方法

(1)无明显移位的裂缝骨折,无须整复,外敷伤科药膏,外以夹板扎缚固定,将患肢略抬高,腘部垫以软枕以使膝关节保持在微屈位。

(2)有移位的骨折,经手法整复后,在维持拔伸牵引下,外敷伤科药膏裹以纱布,用4块小夹板固定,内外侧夹板下端屈成弧形,使之与内外髁之膨隆形成相符,外以扎带扎缚,并在小腿贴胶布作皮肤牵引,使患肢伸直位,腘窝部垫以药棉垫,牵引重量3～4kg。若肌肉较发达,皮肤牵引力不足时,可用胫骨结节骨牵引,牵引时间4～5周。

经上法复位骨折块仍有移位,可用闭合插钢针法内固定。骨折固定后,助手按压移位髁部,术者在无菌操作下,分别由股骨内髁的内下缘和股骨外髁的外下缘,向上呈40°角各插入一直径为2mm的骨圆针,将移位的骨块固定于骨折近端。如髁间有分离,可再由外髁向内侧横插入骨圆针,将两髁贯穿固定。针尖要穿过对侧骨皮质0.3cm,将针尾剪断,弯曲埋于皮下。如为单纯股骨内髁或外髁骨折,可插一骨圆针固定,方法同前。无菌敷料包扎,超膝关节夹板或石膏托固定8～12周,临床愈合后拔针。

3.药物治疗

一般按骨折三期辨证论治原则处理。若局部血肿较大,应加大活血化瘀消肿药。有瘀血发热者,可服清心药加减,亦可外敷消肿止痛接骨药膏。解除固定后,用中草药熏洗。

4.功能锻炼

早期做股四头肌主动舒缩活动及踝关节、跖趾关节背伸跖屈活动,通过肌肉及关节活动,以改善血液循环,加速肿胀消退,并防止肌肉萎缩。10日之后,骨折端基本稳定时,可轻微屈伸膝关节,牵引患肢可由他人用手托起腘窝,做托起放下动作,每日活动数次,以使膝关节产生轻度屈伸运动,可以防止关节粘连,并对关节面有"自身模造"的作用。骨折基本连接后,即可主动进行膝屈伸锻炼,并下地站立,扶拐行走。

5.其他疗法

采用手术切开复位内固定术。

(1)适应证:股骨髁间骨折骨块移位大,经闭合手法整复而对位不良,或固定不稳定易再移位者;开放性骨折;内外侧副韧带及交叉韧带断裂。

(2)手术步骤与方法:在硬膜外麻醉下,患者仰卧位,取膝前髌骨内侧纵切口,长约14cm,切开皮肤与皮下组织,注意勿伤及切口内侧的隐神经髌下支。纵行切开深筋膜及股直肌与股内侧肌的腱联合部,于髌骨内侧切开髌支持带与关节囊,向外推开髌骨即显露两骨折块,清除关节内积血,略牵引小腿并微屈膝,用骨撬起动骨块并以手按挤,使之正确对位,用骨钻钻孔,选用合适的弯形四孔钢板和适当长度的螺丝钉进行内固定。冲洗切口关节腔,彻底止血,仔细缝合关节囊,然后逐层缝合切口。若侧副韧带及交叉韧带断裂,做修补缝合。长腿石膏托固定屈膝20~30°,2~4周。骨折较稳定并复位固定良好者,2周可除去石膏;粉碎性骨折不稳定者,4周除去石膏,骨折完全愈合前,不须负重。

(四)预后

股骨髁间骨折因髁部血运丰富,双髁骨折一般4~6周达到临床愈合。预后的好坏决定于骨折复位的程度,对位越好,疗效越佳。骨折块复位不良,骨折线不通过负重的关节面,由于两髁负重关节失去正常协调关系或两髁向前方髌股关节面不光滑,晚期可继发创伤性关节炎。骨折块移位较大、错位连接者,可造成膝关节畸形(内翻或外翻)。

四、髌骨骨折

髌骨骨折又称膝盖骨骨折。髌骨又称连骸骨。髌骨骨折多见于30~50岁的成人,儿童极少见。

髌骨是人体最大的籽骨,呈三角形,底边在上面,尖端在下后面。髌骨本身没有骨膜,前面粗糙,完全为股四头肌腱膜包围。股四头肌腱连接髌骨上部,并跨过前面移行于髌下韧带,止于胫骨结节。髌骨血的供应来自膝关节血管网。髌骨的后面完全为软肩所覆盖,与股骨构成髌股关节,其中部有一嵴将它分为两个小面,外侧小面较内侧小面宽而深,正好与股骨两髁的关节面相适应。髌骨在出生时完全为透明软骨构成,2~5岁时始出现骨化中心,17~18岁骨化完成。

(一)病因病机

髌骨骨折可由间接暴力或直接暴力造成。间接暴力引起者为多数,如跳跃、踢球、膝屈曲跌倒等情况,膝关节处于半屈位,髌骨受股四头肌张力收缩,髌骨与股骨滑车顶点密切接触成为支点,髌骨受到强力牵拉而骨折。这类骨折多呈横形,骨折线可在髌骨中部或在髌骨下端,骨片移位分离。直接暴力,如打击、脚踢、跪倒等,也可引起骨折。这类骨折多为粉碎性或星形,骨折块移位较少。髌骨两侧的股四头肌筋膜及关节囊一般完整,对伸膝功能影响较小,骨折线经过上 1/3 部或横过髌骨中央者比较少见,骨折线经过下 1/3 者最多见,骨折块上段大、下段小,下段多是粉碎性。

临床上分为无移位的髌骨骨折(占 20%)和有移位的髌骨骨折(占 80%)两种,后者又分为 5 种:①髌骨横形骨折;②髌骨粉碎性骨折;③髌骨下粉碎性骨折;④髌骨上极粉碎性骨折;⑤髌骨纵形及边缘骨折。

(二)诊断

有明显外伤史,伤后即觉膝部疼痛,乏力,不能伸直膝关节或不能站立。髌骨骨折是一种通过关节内的骨折,故膝关节内有大量积血,肿胀严重,血肿迅速渗于皮下疏松结缔组织中,形成局部瘀血瘀斑。由于髌骨位置表浅,可触及骨折端。移位明显时,其上下骨折间可触到一凹沟,有时有骨擦感。X 线检查可显示骨折的类型和移位情况,如为纵裂或边缘骨折,须自髌骨的纵轴方向投照才能查出,边缘骨折须与副髌骨相鉴别,副髌骨多在髌骨的外上角,整齐圆滑与髌骨的界限清楚,且多为两侧性。

(三)治疗

髌骨骨折的治疗是要求恢复伸膝装置功能,并保持关节面的完整光滑,防止创伤性关节炎的发生和膝关节粘连强直。中医学对髌骨骨折的治疗有很好的认识和治疗方法,如《医宗金鉴·正骨心法要旨》说:"如有跌打损伤,膝盖上移者,其筋即肿大,株连于腘内之筋……""宜详视其骨如何斜错,按法推拿,以复其位,内服补筋丸";《伤科汇纂》曰:"用抱膝以固之,庶免复离原位……,将抱膝器足插于膝盖两傍,以竹圈辖住膝盖,令其稳妥,不得移动,再用白布宽带紧紧缚之。"这种治疗方法目前临床上仍运用,但现在髌骨骨折的治疗有所改进和发展。

1.整复方法

无移位的髌骨骨折,后侧关节面完整者,无须手法整复。有移位的骨折,骨折块分离不甚大者(间隙分离 1cm 之内)可用手法复位。复位时先将膝关节内积血抽吸干净,注入 1% 普鲁卡因 5～10mL,起局部麻醉作用。伤肢置于伸直位,医者站在患肢侧旁,一手虎口固定于膝上缘,另一手拇指、示指将髌骨下缘向上推挤,使骨折块靠拢,然后医者用一手拇指围住髌骨,另一手沿髌骨边缘触摸,检查是否平整。

2.固定方法

(1)抱膝圈固定法:量好髌骨轮廓大小,用胶皮电线做圈,外层缠绷带棉花,另加布带 4 条,各长 10cm,后侧板长度由大腿中部到小腿中部,宽 13cm,厚 1cm,板中部两侧加固定螺丝钉。复位满意后,立即用抱膝圈固定,膝伸直位于后侧板上,膝关节后侧及髌骨周围衬好棉垫,将抱膝圈固定于髌骨周围,固定带分别捆扎在后托板上。注意松紧度,以不妨碍血液循环为准,然后将后托板两端用绷带固定,固定后抬高患肢,仍须注意有无腓总神经受压情况。最初 1 周内应行 X 线检查 2～3 次,如有移位应及时矫正。要求每日检查固定带松紧度及固定圈有无移动,若肿胀消退,则根据髌骨大小缩小抱膝圈。

(2)布兜多头弹性带固定法:术者以两手拇指、示指、中指将上下骨折端相对挤按,再将活动夹板置于膝关节后面,活动轴正对膝关节活动,然后将半月形抱骨垫分别卡在髌骨上下缘,正好是两手指推挤的位置,用 2 条粘胶固定,再用半月状多头弹性带先固定在远端的抱骨垫上,此带稍向膝下方偏斜,将 5 根弹性带分别置于活动木板的螺丝鼻上,然后利用另一个多头弹性带固定在近端的抱骨垫上,此带又稍向膝下方偏斜,将 5 根弹性带分别系于活动板的螺丝鼻上,上、下 2～3 条弹性带在膝侧交叉,松紧度要一致,而后再放前弹性带,松紧度适宜,上下左右压力均匀。注意事项与抱膝圈固定法相同。

(3)闭合穿针加压固定法:适用于横形骨折。其方法为皮肤常规消毒,局麻,在无菌操作下,用骨钻在两骨块上分别钻入 2 根克氏针,钢针须穿于骨块中央,进针方向须与髌骨面平行,2 根针应平行而在同一平面,穿针后整复,骨块对正后,将 2 根针的两端紧拢扎紧,使两骨块紧密接触而稳定,然后穿入两木块固定,消毒纱布保护针眼孔,以防感染,再用夹板固定膝伸直位。

(4)抓髌器固定法:适用于有分离移位的新鲜闭合性髌骨骨折。操作方法是按照无菌操作技术,麻醉后,抽净膝内积血,遂将间距宽的双钩抓在髌骨上极前缘上,将间距窄的双钩抓在髌骨下极前缘,拧紧加压螺丝,骨折即可自行复位,保持固定。抓髌器是应用机械加压力与金属弹性应变力而使骨折闭合复位,加压固定,加速愈合。术后 2 日可不扶拐行走,3 周屈膝活动,6 周左右可达骨折愈合。

3.药物治疗

髌骨骨折后关节内积血肿胀严重,故初期宜服大剂量活血化瘀、消肿止痛药,如活血化瘀汤加薏苡仁、茯苓、防己、车前子、茅根、通草等药物,以后按三期辨证用药,后期服补肝肾强筋壮骨的虎潜丸、补筋丸、六味地黄丸等,去除固定后,用海桐皮汤或下肢洗方熏洗。

4.功能锻炼

骨折初期固定期间,可将患肢稍抬高,进行跖趾关节及踝关节跖屈背伸活动,限制股四头肌收缩活动。经 1～2 周肿胀消退以后,可保持伸膝位下地扶拐行走。解除外固定后,逐步锻炼股四头肌舒缩活动及膝关节屈伸活动。在骨折未牢固愈合前,不能用力做屈膝动作,注意避免滑跌,以免再发生骨折。

5.其他疗法

采用手术切开内固定术。

(1)适应证:适用于横形移位1cm以上骨折、经手法复位不成功者,骨折端有软组织嵌插,以及大多数粉碎性骨折。

(2)手术方法:患者在硬膜外麻醉下,仰卧位。常规消毒,取髌骨横弧形切口,凸面向下,切开皮肤、皮下,向上翻开皮瓣,露出骨折线,清除关节腔内、骨折面上血块,将翻入的骨膜及髌前组织复回髌骨表面,直视下骨折端对位。内固定方法有多种,可分为两类:一类行内固定后仍需一定时间外固定,如环形丝线或环形钢丝内固定;另一类内固定比较坚强,不需外固定,如国际内固定研究学会(AO)张力带钢丝和改良张力带钢丝内固定。改良张力带钢丝内固定方法是在屈膝10°位下,对横形骨折,自远端骨折面,逆行穿出2根克氏针,正位上两针各在中1/3与侧1/3交界处,在侧位、针穿过髌骨前后经中点,针自髌腱两侧穿出,至针尾与骨折面相平时,将髌骨骨折复位,用2把特制的大中钳(或中钳)在髌骨两侧上、下夹持,暂时固定。术者手指伸入关节腔内,能摸关节面是否平稳,把克氏针穿入近折端,自股四头肌穿出剪断针尾,使针在髌骨上下各露出0.5cm于上极将针端折弯成90°,然后将弯自骨向后转180°,靠近髌骨上极骨皮质,以防针向下滑出。用18号钢丝自克氏针一端后面,绕过髌骨前面,再给同一针的另一端后面绕至髌前拉紧,在髌下极扭紧打结,另一针用同样方法固定。缝合髌骨组织及扩张部,缝合切口包扎,在手术台上屈膝90°,检查固定效果。

(3)术后处理:不用外固定,术后第2日练习股四头肌收缩,术后2周能屈膝并下地行走。

严重粉碎性骨折移位很大、难以复位的,可行髌骨部分切除术和髌骨全切除术,但对全切除术应慎重。

(四)预后

髌骨骨折一般4～6周即可愈合。对位良好者,预后佳,功能恢复好。如对位不良,尤其是前后错位,关节软骨面不光滑,可能日后并发创伤性关节炎。

五、胫骨髁骨折

胫骨上端的扩大部分为内侧髁和外侧髁,其平坦的关节面称为胫骨平台,故胫骨髁骨折又称胫骨平台骨折。本病多发生于青壮年。

(一)病因病机

多由高处跌下,足底触地产生传达暴力所致。若两髁受力不相等,则受力较大的一髁发生骨折;若内外两侧髁所受压力相等,则两侧髁同时发生骨折;膝关节过度外翻或内翻,也可造成胫骨内侧髁或外侧髁骨折,骨折后多有不同程度的关节面破坏。

(二)诊断

膝部明显瘀肿、疼痛、功能障碍,可有膝外、内翻畸形。若侧副韧带撕裂,则膝关节侧向试验阳性。X线检查可确诊。

(三)治疗

尢移位骨折,可固定膝关节于伸直位置4～5周;有移位骨折应施行手法整复、撬拨复位、持续牵引治疗,力求恢复胫骨关节面的平整和下肢正常的生理轴线,以防止创伤性关节炎的发生。

1.整复方法

患者仰卧位,一助手握住患肢大腿,另一助手握住患肢足踝部向下用力牵引。若外髁骨折,则令另一助手在维持牵引下将患肢内收,术者两手四指环抱膝关节内侧,两手拇指推按骨折片向上、向内复位。若内髁骨折,用相反方向的手法整复。双髁骨折者,两助手在中立位强力相对拔伸牵引,继而术者以两手掌根部分置于胫骨上端内、外髁处,相向扣挤复位。

若关节面塌陷者,可在X线透视下,严密消毒,局麻下将钢针刺入塌陷关节面下进行撬拨,使之复位,撬针时应避免伤及腓总神经。

2.固定方法

(1)骨折复位后取夹板5块,分别置于膝内、外、后侧及前内外侧处,夹板长度据患肢情况而定,加压垫包扎,另用一长夹板加于后托上包扎固定,腘窝垫一小枕,置膝关节于微屈位。

(2)牵引治疗,适用于严重粉碎性骨折,手法、手术难以复位者。可采用胫骨下端或跟骨牵引,以便于膝关节屈伸练习。牵引后早期开始膝关节活动,利用股骨髁的挤压,使胫骨关节面复位。牵引持续6周,3个月后开始练习活动。

3.手术治疗

若移位严重,且关节面有塌陷,手法无法复位者,应考虑切开整复和内固定。合并韧带断裂者,早期行韧带修补术或晚期行重建术。

4.药物治疗

按骨折三期辨证施治,后期可用中草药熏洗配合膝关节功能锻炼,以利关节功能恢复。

5.功能锻炼

早期应进行股四头肌功能锻炼及关节屈伸锻炼。解除固定后,在床上练习膝屈伸活动或扶拐不负重步行锻炼,5周后经检查骨折牢固愈合,方可下地练习负重,应注意负重过早可造成胫骨平台重新塌陷。

(四)预防和调护

胫骨髁骨折属关节内骨折,既不易整复,又难以固定。因此,应指导患者早期进行功能锻炼,晚期负重,以免发生膝关节僵硬及晚期退行性病变。

六、胫、腓骨干骨折

胫、腓骨干骨折很常见,各种年龄均可发病,尤以 10 岁以下儿童或青壮年为多,儿童多为青枝骨折或无移位骨折。其中又以胫骨干骨折为多,胫、腓骨干双骨折次之,腓骨干骨折少见。胫骨干中上段横截面呈三棱形,有前、内、外三棱将胫骨干分成内、外、后三面,胫骨嵴前突并向外弯曲,形成胫骨的生理弧度,其上端为胫骨结节。胫骨干下 1/3 处,横断面变成四方形。该骨中下 1/3 交界处比较细弱,为骨折的好发部位。

(一)病因病机

1.直接暴力

由重物打击或挤压造成,暴力多来自外侧或前外侧,多为横断骨折、短斜形骨折,也可造成粉碎性骨折。胫、腓骨两骨折线都在同一水平,软组织损伤较严重。

2.间接暴力

由高处坠下时的传达暴力或扭伤时的扭转暴力所致,多为斜形或螺旋形骨折。双骨折时,腓骨的骨折线较胫骨高,软组织损伤较轻。

影响骨折移位的因素主要是暴力的方向、肌肉的收缩、小腿和足部的重力,可以出现重叠、成角或旋转畸形。股四头肌和腘绳肌分别附着在胫骨上端的前侧和内侧,此二肌能使骨折近段向前、向内移位。小腿的肌肉主要在胫骨的后面和外面,由于肢体内动力不平衡,故肿胀消退后,易引起断端移位。正常人的踝关节与膝关节是在两个相互平行的轴上运动,若发生成角和旋转移位,必然破坏二轴心的平行关系,既影响步行和负重功能,又可导致创伤性关节炎的发生。胫骨的前缘与前内侧面表浅,仅有皮肤遮盖,骨折时容易刺破皮肤形成开放性骨折。腘动脉在进入比目鱼肌的腱弓后,分为胫前、后动脉,此二动脉都贴近胫骨下行,胫骨上端骨折移位时,有可能损伤血管。此外,胫骨骨折可造成小腿筋膜间隔区内肿胀,压迫血管,而引起缺血性挛缩。胫骨的营养血管由胫骨干上 1/3 的后方进入,在致密骨内下行一段距离,然后进入髓腔,而胫骨下 1/3 又缺乏肌肉附着,故胫骨干中、下段发生骨折后,往往因局部血液供应不良,而发生迟缓愈合或不愈合。

(二)诊断

有明显的外伤史,患肢肿胀、疼痛和功能丧失,可有骨擦音及异常活动。严重者可有肢体短缩、成角及足外旋畸形。胫骨上 1/3 骨折者,检查时应注意腘动脉的损伤。腓骨上端骨折时要注意腓总神经的损伤。

小儿青枝骨折或裂纹骨折,临床症状可能很轻,但患者拒绝站立和行走,局部有轻微肿胀及压痛。X线检查可以明确骨折类型、部位及移位方向。因胫、腓骨干可不在同一平面骨折,故X线检查应包括胫、腓骨全长。

(三)治疗

胫、腓骨干骨折的治疗原则主要是恢复小腿的长度和负重功能。因此,应重点处理胫骨骨折。对骨折端的成角和旋转移位,应予以完全纠正。无移位骨折只需用夹板固定,直至骨折愈合;有移位的稳定性骨折(如横断骨折)可用手法整复,夹板固定;不稳定骨折(如粉碎性骨折、斜形骨折)可用手法整复,夹板固定,配合跟骨牵引。开放性骨折应彻底清创,尽快闭合伤口,将开放性骨折变为闭合性骨折。

1.整复方法

患者平卧,膝关节屈曲呈150°～160°,一助手用肘关节套住患者腘窝部,另一助手握住足部,沿胫骨长轴进行对抗牵引3～5分钟,矫正重叠及成角畸形。若近端向前内移位,则术者两手环抱小腿远端并向前端提,一助手将近端向后按压,使之对位。如仍有左右侧移位,可同时推挤近端向外、端拉远端向内,一般即可复位。螺旋形、斜形骨折时,远端易向外移位,术者可用拇指置于胫、腓骨间隙,将远端向内侧推挤,其余四指置于近端的内侧,向外用力提拉,并嘱助手将远端稍稍内旋,可使完全对位。然后,在维持牵引下,术者两手握住骨折处,嘱助手徐徐摇摆骨折远段,使骨折端紧密相插。最后以拇指和示指沿胫骨前嵴及内侧面来回触摸骨折部,检查对位对线情况。

2.固定方法

(1)夹板固定:根据骨折断端复位前移位的方向及其倾向性,放置适当的压力垫。上1/3部骨折时,膝关节置于屈曲40°～80°位,夹板下达内、外踝上4cm,内、外侧板上端超过膝关节10cm,胫骨前嵴两侧放置两块前侧板,外前侧板正压在分骨垫上;两块前侧板上端平胫骨内、外两侧髁,后侧板的上端超过腘窝部,在股骨下端作超膝关节固定。中1/3部骨折时,外侧板下平外踝,上达胫骨外侧髁上缘;内侧板下平内踝,上达胫骨内侧髁上缘;后侧板下端抵于跟骨结节上缘,上达腘窝下2cm,以不妨碍膝关节屈曲90°为宜;两前侧板下达踝上,上平胫骨结节。下1/3部骨折时,内、外侧板上达胫骨内、外侧髁平面,下平齐足底,后侧板上达腘窝下2cm,下抵跟骨结节上缘,两前侧板与中1/3部骨折相同。将夹板按部位放好后,用布带先捆中间两道,后捆两端。下1/3部骨折的内、外侧板在足跟下方进行超踝关节捆扎固定;上1/3部骨折,内、外侧板在股骨下端进行超膝关节捆扎固定,腓骨小头处应以棉垫保护,避免夹板压迫腓总神经而引起损伤。需配合跟骨牵引者,穿钢针时,跟骨外侧要比内侧高1cm(相当于15°斜角),牵引时足跟则轻度内翻,可恢复小腿的生理弧度,骨折对位更稳定。牵引重量一般3～5kg,牵引后48小时内进行X

线检查骨折对位情况。如果患肢严重肿胀或有大量水疱,则不宜采用夹板固定,以免造成压疮、感染,暂时单用跟骨牵引,待消肿后再上夹板固定。运用夹板固定时,要注意抬高患肢,下肢在中立位置,膝关节屈曲呈 20°~30°,每日注意调整布带的松紧度,检查夹板、纸垫有无移位,若骨折对位良好,则 4~6 周后进行 X 线复查,如有骨痂生长,则可解除牵引,单用夹板固定,直至骨折愈合。

(2)外固定支架固定:外固定器固定治疗胫、腓骨骨折,有很好的治疗效果,其原理是在骨折的远、近端部位穿入钢针,根据骨折移位方向的不同,通过固定在骨上钢针的调节使移位的折端复位,然后将万向关节及延长调节装置的锁钮旋紧,使已复位的骨折端稳定,患者可早期下地行走。

(3)小腿钳夹固定器固定:特别适用于不稳定的胫骨斜形、螺旋形骨折的治疗。首先进行 X 线透视,以一手的拇指、示指对捏骨折线中部两侧,以确定钳夹位置、钳夹力的方向。然后局部消毒麻醉后,将钳尖直接刺入皮肤,直达骨质,钳夹力的方向应尽量做到与骨折线垂直。一定使固定钳尖端稍进入骨皮质内,做加压固定,以防滑脱。经 X 线检查,若骨折对位良好,用无菌敷料包扎两个钳夹人口,再以小腿夹板做辅助固定患肢。1 周后扶拐下地锻炼,6~8 周后拆除钳夹,小腿夹板可继续固定 1~2 周。

3.药物治疗

按骨折三期辨证施治。胫骨中、下 1/3 骨折后期内治法应着重补气血、益肝肾、壮筋骨。陈旧性骨折实行手法折骨或切开复位、植骨术后,应及早使用补法。

4.功能锻炼

整复固定后,即作踝、足部关节屈伸活动及股四头肌锻炼。跟骨牵引者,还可用健腿和两手支持体重抬起臀部。稳定骨折从第 2 周开始进行抬腿及屈膝关节活动,在第 4 周开始扶双拐进行不负重步行锻炼。不稳定骨折,则解除牵引后仍需在床上继续功能锻炼 5~7 日,才可扶双拐进行不负重步行锻炼。此时患肢虽不负重,但足底要放平,不要用足尖着地,以免致远折段受力引起骨折旋转或成角移位。锻炼后骨折部仍无疼痛,自觉有力,即可改用单拐逐渐负重锻炼,在 3~5 周内为了维持小腿的生理弧度和避免骨折段的向前成角,在床上休息时,可用两枕法。若解除跟骨牵引后,胫骨有轻度向内成角者,可令患者屈膝 90°、髋屈曲外旋,将患足放于健肢的小腿上,呈盘腿姿势,利用肢体本身的重力来恢复胫骨的生理弧度。8~10 周后根据 X 线及临床检查,达到临床愈合标准即可去除外固定。

(四)预防和调护

采用夹板固定时,要注意松紧度适当,既要防止消肿后外固定松动而致骨折重新移位,也要防止夹缚过紧而妨碍患肢血运或造成压疮。

七、踝部骨折

踝关节由胫、腓骨下端和距骨组成。胫骨下端内侧向下的骨突称为内踝,其后缘向下突出者称为后踝,腓骨下端骨突构成外踝。外踝比较窄而长,位于内踝后约1cm、下约0.5cm,内踝的三角韧带也较外踝的腓距、腓跟韧带坚强,故阻止外翻的力量大,阻止内翻的力量小。内、外、后三踝构成踝穴,而距骨居于其中,呈屈戌关节。胫、腓骨下端之间被坚强而有弹性的下胫腓韧带连接在一起。距骨分体、颈、头三部,其体前宽后窄,其上面为鞍状关节面,当做背伸运动时,距骨体的宽部进入踝穴,腓骨外踝稍向外后侧分开,而踝穴较跖屈时能增宽 1.5～2mm,以容纳距骨体。当下胫腓韧带紧张时,关节面之间紧贴,关节稳定,不易扭伤,但暴力太大仍可造成骨折。而踝关节处于跖屈位(如下楼梯或下坡)时,下胫腓韧带松弛,关节不稳定,容易发生扭伤。

(一)病因病机

踝部损伤原因复杂,类型很多。韧带损伤、骨折和脱位可单独或同时发生。根据受伤姿势,可分为内翻、外翻、外旋、纵向挤压、侧方挤压、跖屈和背伸等。其中以内翻损伤最多见,外翻损伤次之。

1.内翻损伤

从高处跌下,足底外缘着地;或步行在平路上,足底内侧踏在凸处,使足突然内翻。骨折时,内踝多为斜形骨折,外踝多为横形骨折;严重时可合并后踝骨折、距骨脱位。

2.外翻损伤

从高处跌下,足底内缘着地;或外踝受暴力打击,可引起踝关节强度外翻。骨折时,外踝多为斜形骨折,内踝多为横形骨折;严重时可合并后踝骨折、距骨脱位。

根据骨折脱位的程度,损伤又可分为 3 度:单踝骨折为一度;双踝骨折、距骨轻度脱位为二度;三踝骨折、距骨脱位为三度。

(二)诊断

局部瘀肿、疼痛和压痛,功能障碍,可闻及骨擦音。外翻骨折多呈外翻畸形,内翻骨折多呈内翻畸形,距骨脱位时,则畸形更加明显。X 线检查可显示骨折脱位程度和损伤类型。

(三)治疗

无移位骨折仅将踝关节固定在 90°中立位 3～4 周即可,有移位的骨折脱位应予以整复。

1.整复方法

患者平卧屈膝,助手抱住其大腿,术者握其足跟和足背做顺势拔伸,外翻损伤使踝部内翻,内翻损伤使踝部外翻。如有胫腓联合分离,可在内、外踝加以挤压;如后踝骨折合并距骨后脱位,可用一手握胫骨下段向后推,另一手握前足向前提,并徐徐将踝关节背伸。利用紧张的关节囊将后踝拉下,或利用长袜套套住整个下肢,下端超过足尖 20cm,用绳结扎,做悬吊滑动牵引,使后踝逐渐复位。总之,要根据受伤机制和损伤类型并分析 X 线片,以酌定其整复手法。

2.固定方法

先在内、外踝的上方各放一塔形垫,下方各放一梯形垫,用 5 块夹板进行固定。其中内、外、后板上自小腿上 1/3,下平足跟,前内侧及前外侧夹板较窄,其长度上起胫骨结节,下至踝关节上。夹板必须塑形,使内翻骨折固定在外翻位,外翻骨折固定在内翻位。最后可加用踝关节活动夹板(铝制或木制),将踝关节固定于 90°位置 4～6 周。

3.手术治疗

若手法整复失败或系开放性骨折脱位,可考虑切开复位内固定;陈旧性骨折脱位则考虑切开复位植骨术或关节融合术。

4.药物治疗

按骨折三期辨证用药,一般中期以后应注意舒筋活络、通利关节;后期局部肿胀难消,应行气活血、健脾利湿;关节融合术后则需补肾壮骨,促进愈合。

5.功能锻炼

整复固定后,鼓励患者活动足趾和做踝部背伸活动。双踝骨折从第 2 周起,可在保持夹板固定的情况下加大踝关节的主动活动范围,并辅以被动活动。被动活动时,术者一手握紧内、外侧夹板,另一手握前足,只作背伸和跖屈,不做旋转或翻转活动。3 周后可将外固定打开,对踝关节周围的软组织(尤其是肌腱经过处)进行按摩,理顺经络,点按商丘、解溪、丘墟、昆仑、太溪等穴,并配合中药熏洗。在袜套悬吊牵引期间亦应多做踝关节的伸屈活动。

(四)预防和调护

骨折手法整复固定后,早期应卧床休息并抬高患肢,以促进患踝血液回流,减轻瘀肿,同时常规检查外固定松紧度,如患踝出现进行性加重的疼痛、肿胀,局部麻木,趾端皮肤苍白,常提示局部压迫过紧,应及时予以松解。踝部肿胀一般于固定 4～6 日后逐渐消退,此时应及时缩紧固定,以免扎带松脱,使骨折移位。

八、距骨骨折

足骨由 28 块小骨组成,其中包括跗骨 7 块、跖骨 5 块、趾骨 14 块、固定的籽骨 2 块,由韧带与肌肉相连,构成 3 个主要足弓,即内侧纵弓、外侧纵弓与跖骨间的横弓。足弓有负重、推进行走与吸收人体震荡的功能。距骨是足弓的顶,上与胫骨下端向连接,下连跟骨与舟状骨。

(一)病因病机

多因踝背伸外翻暴力所致,如机动车驾驶员足踩刹车时撞车,足踝强烈背伸,胫骨下端的前缘像凿子一样插入距骨颈体之间,将距骨劈成前后两段。如暴力继续作用,则合并跟距关节脱位,跟骨、距骨头连同足向前上方移位。待暴力消失时,因跟腱与周围肌腱的弹性,足向后回缩,跟骨的载距突常钩住距骨体下面之内侧结节,而使整个骨折的距骨体随之向后移位,脱位于胫腓踝穴后方,距骨体向外旋转,骨折面朝向外上方,甚至还合并内踝骨折。踝跖屈内翻暴力可引起距骨前脱位,单纯跖屈暴力可因胫骨后踝与距骨体后唇猛烈顶压而引起距骨后唇骨折,临床较少见。

距骨表面 3/5 为软骨面,故发生骨折时,骨折线多经过关节面,发生创伤性关节炎的机会较多。距骨的主要血液供应自距骨颈部进入,距骨颈骨折时,常损伤来自足背的血液供应,所以距骨体很容易发生缺血性坏死。

(二)诊断

伤后局部肿胀、疼痛,不能站立行走。明显移位时则出现畸形。踝部与跗骨 X 线正、侧位片可以明确骨折的移位程度、类型及有无合并脱位。

(三)治疗

治疗距骨骨折时,要求恢复踝关节的活动功能,并保持关节面完整光滑,防止创伤性关节炎的发生。无移位的骨折可采用夹板或石膏固定;有移位的骨折需手法整复固定;整复困难的应手术治疗。

1.整复方法

单纯距骨颈骨折时,患肢膝关节屈曲至 90°,术者一手握住前足,轻度外翻后,向下向后推压,另一手握住胫骨下端后侧向前端提,使距骨头与距骨体两骨折块对合;合并距骨体后脱位时,应先增加畸形,即将踝关节极度背伸、稍向外翻,以解除载距突与距骨体的绞锁,并将距骨体向前上方推压,使其复入踝穴,然后用拇指向前顶住距骨体,踝关节稍跖屈,使两骨折块对合;距骨后唇骨折伴有距骨前脱位时,先将踝关节极度跖屈内翻,用拇指压住距骨体的外上方,用力向内后方将其推入踝穴。距骨脱位复位后,往往其后唇骨折片也随之复位。

2.固定方法

距骨颈骨折整复后,应将踝关节固定在跖屈稍外翻 8 周;距骨后唇骨折伴有距骨前脱位者,应固定在功能位 4～6 周;切开整复内固定或关节融合术者,应用石膏管型固定踝关节在功能位 3 个月。

3.手术治疗

新鲜骨折手法整复失败,可切开整复。距骨体缺血性坏死,距骨粉碎性骨折、距骨体陈旧性脱位或并发踝关节严重创伤性关节炎,应行胫距、距跟关节融合术。

4.药物治疗

距骨骨折容易引起骨的缺血性坏死,故中、后期应重用补气血、益肝肾、壮筋骨的药物,以促进骨折愈合。

5.功能锻炼

固定期间应做足趾、膝关节屈伸锻炼。解除固定后,应开始扶拐逐渐负重步行锻炼;并实施局部按摩,配合中药熏洗,并进行踝关节屈伸、内翻、外翻活动锻炼。施行关节融合术者,则扶拐锻炼时间要长些。

九、跟骨骨折

跟骨骨折在跗骨骨折中最为常见,约占60%。跟骨呈不规则长方形,共有6个表面和4个关节面。上表面的3个关节面与距骨形成距跟关节,为重要的负重关节;前表面的1个关节与骰骨形成跟骰关节。跟骨结节上缘与跟距关节面形成30°~40°的角,称为跟骨结节角(Bohler角),是跟距关系的一个重要标志。跟骨骨折常波及跟距关节,易继发创伤性关节炎。

(一)病因病机

多由传达暴力导致,从高处跌下时足跟着地,体重经过距骨传达至跟骨,在地面的反作用力下导致跟骨骨折。少数也因跟腱的牵拉导致撕脱骨折,或者扭伤引起载距突撕脱性骨折。

跟骨骨折主要分为两类。

1.不波及跟距关节的跟骨骨折

包括跟骨结节纵行骨折、跟骨结节水平(鸟嘴形)骨折、跟骨载距突骨折、跟骨前端骨折、接近跟距关节的骨折等。此类骨折预后良好。

2.波及跟距关节的跟骨骨折

包括外侧跟距关节塌陷骨折、全部跟距关节塌陷骨折等。此类骨折治疗难度较大,预后不良,容易继发创伤性关节炎而影响功能,是跟骨骨折治疗的难点之一。

(二)诊断

有明显的外伤史,多有高处跌落,或者足部扭伤史。跟部疼痛、压痛、肿胀,皮下瘀斑,足跟不能着地,可伴有足、踝部关节活动受限,足跟横径增宽,足弓塌陷,或足部内外翻畸形。应注意检查是否有足筋膜间隔综合征,同时可能因暴力向上传达而导致同侧下肢其他部位、骨盆及脊柱和颅脑损伤,应注意检查,以免漏诊。足侧位和跟骨轴位X线检查一般可以判断骨折及其类型,X线轴位片可显示跟距关节及载距突的骨折,如累及关节可进一步进行CT检查。

（三）治疗

治疗思路是恢复跟骨与距骨的对位关系及关节面平整,还原结节关节角,尽量恢复足弓及纠正跟骨体增宽,避免日后可能出现创伤性关节炎、足跟痛、足弓塌陷而影响负重和行走。对无移位的骨折,外敷活血止痛的中药,局部制动,扶拐不负重行走3周后可逐渐负重练习。有移位的骨折需要用手法复位或手术治疗,尤其是累及关节面的骨折原则上应解剖复位。

1.整复方法

（1）不波及跟距关节面骨折:跟骨结节纵行骨折,挤按手法一般皆可复位。跟骨结节水平(鸟嘴形)骨折,主要由跟腱的撕脱导致,整复时应尽量保持跟腱松弛。患者仰卧,屈膝跖屈,术前轻轻按揉小腿三头肌,使其放松,助手固定小腿,术者用拇指及示指顺着跟腱两侧向下,用力推挤移位的骨块,使其复位。载距突骨折有移位时,仅用拇指将其推归原位即可。接近跟距关节的骨折的整复方法同波及跟距关节的骨折。

（2）波及跟距关节的骨折:患者平卧,屈膝90°,一助手握住小腿,另一助手握前足,牵引至极度跖屈位,术者双手合拢,用大鱼际叩挤跟骨内外两侧,纠正跟骨体增宽,同时尽量向下牵拉以恢复正常结节关节角,叩挤并摇摆,直至骨擦感逐渐消失。

2.固定方法

无移位骨折一般不做固定。载距突骨折、跟骨前端骨折,仅用石膏托固定患足于中立位4～6周。对于波及跟距关节的骨折,手法复位成功后可用夹板固定,跟骨两侧各置一棒形纸垫,用四块夹板,维持患足于跖屈位,进行超踝关节固定。夹板固定的优点在于其可调性和有限范围内可进行早期功能锻炼,一般固定6～8周。

3.手术治疗

对于手法复位不满意或者关节面塌陷严重,应采用针拨复位固定术或者切开复位内固定术治疗。选择手术治疗应严格考虑年龄、全身情况、局部条件、骨折类型及手术时机等综合因素,尽量降低感染等手术并发症的发生。

4.药物治疗

按骨折三期用药,解除外固定后加强熏洗,同时注意保暖,避免风寒湿侵袭。

5.功能锻炼

复位后即作膝及足趾屈伸活动。一般骨折固定1周后,扶双拐不负重行走,锻炼足部活动。波及关节面骨折而关节面塌陷粉碎明显者,2周后不负重下地活动,利用夹板固定期间的足部活动,通过关节的自行模造作用而恢复部分关节功能;6～8周后逐渐下地负重行走。

十、跖骨骨折

跖骨骨折在足部骨折中最常见,由并列的 5 根长管状跖骨形成足部横弓,第 1、第 5 趾骨头成为足内外侧纵弓前端的支重点,与跟骨共同成为足底主要的 3 个负重点。第 1 跖骨相对短粗,骨折发生概率小;第 5 跖骨基底部可在足底外缘明显触及到,有腓骨短肌和第 3 腓骨肌肌腱附着。

(一)病因病机

直接暴力、肌肉牵拉、累积应力等可导致不同部位、不同类型的骨折。

1.直接暴力

车轮碾伤、重物砸伤等作用于足背导致跖骨骨折,一般第 2～4 跖骨骨折多见,并且多为多根、粉碎性骨折。造成开放性骨折后,感染率较高。有时因骨折端移位,压迫足背动脉弓可能造成前足缺血,甚至坏死。

2.肌肉牵拉

足内翻扭伤时,因骨短肌、第 3 腓骨肌肌腱的强烈牵拉,会导致第 5 跖骨基底部撕脱骨折,一般移位不大。

3.累积应力

长途行军、长跑等原因,对第 2、第 3 跖骨颈部形成持续反复的应力刺激,累积应力会逐渐导致此处疲劳骨折,又称行军骨折。因骨折不完全,骨折线不明显,同时有骨膜增生或者骨痂,容易误诊或者漏诊。

(二)诊断

(1)有足部碾压或者砸伤、扭伤或者超负荷运动的病史。

(2)局部疼痛、压痛、肿胀、功能障碍,可有骨擦感及畸形。疲劳骨折可有纵向叩击痛,同时疼痛有渐进性加重的过程。第 5 跖骨基底部骨折有足底外缘体表处压痛明显、足部内翻时疼痛加重的特点。

(3)常规行足部 X 线正、斜位片检查,直接暴力导致的骨折应注意观察骨折部位、移位程度及方向。第 5 跖骨基底部撕脱骨折应与骨骺及籽骨相鉴别,应结合临床症状,必要时与健侧对比。疲劳骨折早期 X 线表现可能为阴性,应结合职业、病史及症状、体征来确诊,2 周后重新检查可见球形骨痂形成。

(三)治疗

治疗思路是恢复足部横弓及纵弓,还应重视足底触地负重的特点,避免因移位遗留导致足底疼痛。早期开放性骨折应彻底清创抗感染,注意足背动脉是否有压迫。对于无移位骨折、疲劳骨折、第 5 跖骨基底部骨折无须复位,中药外敷,简单固定或者不固定,休息 4～6 周即可,应避免过早负重行走而导致再次移位。有移位的骨折则手法复位,夹板或石膏固定。

十一、趾骨骨折

趾骨骨折占足部骨折第二位,因其排列于足部最前端,容易受到垂直及纵向暴力而发生骨折。除第1趾骨远、近两节外,其余四趾均有远、中、近三节趾骨组成。第1趾粗大有力且较长。

(一)病因病机

多因重物砸伤或踢伤所致,前者多为粉碎性或纵裂骨折,后者多为横断或斜形骨折,常合并皮肤或趾甲损伤。第5趾骨骨折发生率最高,粉碎性和开放性骨折多见,易感染。

(二)诊断

明显的外伤史,局部疼痛、肿胀、瘀斑、压痛明显。常伴有趾甲劈裂、脱落或甲下血肿。

(三)治疗

第1趾骨近节骨折复位要求相对较高,因其在行走时作用较大。开放性骨折则应清创,保持清洁干燥,避免感染。甲下血肿时,放血减压或者拔除趾甲。复位时,术者一手固定近端,另一手拇指、示指持远端,徐徐牵引的同时端挤归正。复位后,用竹、铝片夹板或者邻趾固定,亦可用足底短腿石膏托固定3～4周。

(李　海)

第三节　颅骨与躯干骨折

一、颅骨骨折

颅骨骨折约占头部损伤的50%,可分为颅顶骨折及颅底骨折。颅顶骨折发生率远较颅底骨折为高,两者之比约为4∶1。

颅骨的作用是容纳和保护颅腔内容物。颅骨骨折的严重性不在于颅骨骨折本身,而在于颅腔内容物的并发损伤。颅脑损伤时,由于颅骨骨腔是封闭的,容量有限,成人颅缝闭合,更无充分扩充余地。一旦发生脑肿胀、脑水肿、颅内血肿、硬脑膜下积液和脑积水等,就会产生脑受压而导致脑疝,甚至脑死亡等严重后果。尤其是颅底起伏不平,当外力使脑组织在颅内移位时,脑底面在这粗糙的颅窝表面摩擦和碰撞,不但造成严重的脑损伤,而且在额叶和颞叶底面的挫伤处也可因此常发生颅内血肿。凹陷性骨折或粉碎性骨折的骨折片既可损坏脑膜及脑,又可损伤脑血管和脑神经。因此,颅骨骨折所造成的继发性损伤,其严重性要比骨折本身大得多。

对于颅骨骨折,历代医家多有论及。《医宗金鉴·正骨心法要旨》对头面骨20处的损伤从解剖、生理、诊断、治疗及预后等作了多方面的论述,如"扶桑骨"损伤时云"若跌仆损伤或嫩肿,或血出,或发绀坚硬,头疼耳鸣,青痕满面,憎寒恶冷,心中发热,大便干燥",属轻型伤;在论述"山角骨"损伤时云"凡有跌打损伤未破者,不拘左右发绀肿硬,瘀血凝聚疼痛,或昏迷目闭,身软而不能起,声气短少,语言不出,心中忙乱,睡卧喘促,饮食少进者",属中型损伤;在论述"后山骨"损伤时云"误从高处坠下,后山骨伤太重,筋翻气促,痰响如拽锯之声,垂头目闭,有喘声者,此风热所乘,至危之证,不能治也,遗尿者必亡",属重型伤。《伤科补要》云:"囟门骨破髓出者,不治。若内膜不穿,髓不出者,有治。"

(一)病因病机

1.直接暴力

直接暴力是颅骨骨折最常见的致伤方式,按头部当时所处的状态,又有以下不同情况。

(1)加速性损伤:头部处于相对静止状态,突然被运动的物体打击,如石块、弹片等。

(2)减速性损伤:头部处于运动状态,突然撞击在坚硬的物体上,如跌仆。

(3)挤压性损伤:外力由两侧同时作用于头部,如婴儿的产钳伤,头部突然受挤压,引起颅骨骨折。

2.间接暴力

少数颅骨骨折可由间接暴力引起,如高处坠下,臀部或足部着地,外力经脊柱传达到头部,或在高速车辆上,因急刹车的惯力冲击所致。

(二)诊断

急性损伤患者多因头部受伤,患者立即就诊,或因其他部位受伤影响颅脑而有颅脑创伤的症状,因而拍摄颅骨X线平片而得到确诊。轻度颅骨骨折未影响颅脑的患者,因未注意,以后经较久时间发现有脑部症状,就医拍摄X线片才发现颅骨骨折。颅骨骨折常与脑损伤同时发生,但亦有脑损伤而无颅骨骨折者,或有颅骨骨折而无脑损伤者。

根据颅骨骨折发生部位,分以下两大类。

1.颅骨顶盖骨折

颅骨顶盖骨折按骨折形式分为线形骨折与凹陷性骨折。

(1)线形骨折:除局部肿胀疼痛和压痛外,并无特殊表现。如骨折线通过上矢状窦、横窦和脑膜中动脉沟时,皆须仔细检查,严密观察,警惕并发脑损伤和继发性颅内出血。乳幼儿的线形骨折必须注意以后可发生儿童生长性骨折(又称小儿进行性颅骨骨折)。

(2)凹陷性骨折:颅骨全层或仅为内板向颅腔凹陷,骨折片可部分或全部脱离颅顶盖。陷入的骨折片能引起脑受压或刺破脑膜、血管和损伤脑组织。随其发生部位、范围及深度不同,轻者造成局部脑压迫,重者引起颅内相应的继发性病变。

2.颅底骨折

颅底骨折几乎均属线形骨折,可分为颅前窝、颅中窝和颅后窝骨折。

(1)颅前窝骨折:常累及额骨眶板和筛骨。引起的出血经前鼻孔流出,或流进眶内,在眼睑中或球结膜下形成瘀血斑;眶周广泛瘀血则形成"熊猫眼征"。脑膜同时破裂时,脑脊液可经额窦或筛窦由前鼻孔流出,称为脑脊液鼻漏。筛板及视神经管骨折,可相应地损害嗅神经和视神经。

(2)颅中窝骨折:颅脑损伤如发生咽后壁出血,应注意有无蝶骨骨折。蝶鞍骨折可导致颈内动脉海绵窦瘘,出现眼球突出、眼睑肿胀和眼球搏动,且可听到连续性血管杂音,并可伴发第Ⅱ、第Ⅲ、第Ⅳ、第Ⅴ、第Ⅵ对脑神经受损症状。颞骨岩部和乳突骨折并发鼓膜穿孔时,外耳道可见出血和脑脊液耳漏,如未见鼓膜破裂,仅见鼓膜呈紫色,则脑脊液可经耳咽管和鼻道而出现脑脊液鼻漏。第Ⅶ、第Ⅷ对脑神经也可因岩部及内耳道或迷路部位受伤而受影响、听觉与前庭功能亦可同时发生障碍,表现失听和眩晕。

(3)颅后窝骨折:可见乳突下有瘀斑,有时见咽后壁黏膜下瘀血。如骨折线处于颅后窝内侧,还可出现第Ⅳ～Ⅷ对脑神经损伤和延髓损伤症状,并常合并颅后窝血肿,应严密观察。

X线检查:颅骨骨折除微小者外,皆可由X线平片得出诊断。投照位置除常规X线正、侧位外,还可根据受伤机制和临床表现选择投照部位。如疑有凹陷性骨折应摄切线位,如疑颅前窝骨折可摄20°后前位(柯氏位),如疑颅中窝骨折可摄颏顶位,如疑颅后窝骨折可摄额枕位。严重者避免屈颈和反复翻身,应暂缓摄颅底位片,待伤情好转后再拍。

CT检查:能直接迅速而准确地显示脑内、外损伤的部位和程度,如血肿的位置、大小、形态、范围、数量,以及脑实质和脑室、脑池受压移位的情况。

(三)治疗

1.急症处理

(1)颅顶盖骨折:线形骨折本身无须特别治疗。如出现脑受压症状及疑有颅内血肿,或凹陷性骨折片陷入颅腔深度在1cm以上者,均应施行手术治疗。开颅清除血肿止血,或将凹陷骨片复位并清除陷入较深的小碎骨片。如为开放性颅骨骨折,必须仔细进行清创术和施用抗菌药物,以预防继发感染。术前必须做好思想及物质准备,以免术中出现大出血及其他复杂情况而无法应付,产生严重后果。

(2)颅底骨折:颅底骨折本身绝大多数无须治疗,重要的是治疗脑损伤和其他并发症。对于耳、鼻出血或脑脊液漏者,实际上已形成开放性骨折,不可堵塞或冲洗,以免增加颅内感染的机会;对于没有自愈可能的脑脊液漏者,应及时修补瘘口;对于碎骨片压迫引起视神经或面神经损伤者,应尽早除去骨片。颅底骨折属开放性骨折,须给予抗菌药物治疗。

2.药物治疗

(1)早期:可见头痛头晕,面部或头部瘀紫青肿,局部压痛,舌边有瘀点,脉弦涩。宜活血化瘀、理气止痛,用防风芎归汤加减。头皮破裂出血或耳鼻出血者,加三七粉、云南白药;头痛伴剧烈呕吐者,加姜半夏、茯苓、木通和砂仁。

(2)中、后期:症见局部隐痛,头晕,耳鸣,纳呆,四肢倦怠,脉细,舌淡。宜益气化瘀、健筋壮骨,用补中益气汤合六味地黄汤。

3.其他疗法

如疑有脑损伤或颅内血肿,即进行 CT 检查,并请颅脑外科会诊,以便及时治疗。

二、躯干骨折

躯干骨由脊柱(33 个脊椎骨)、胸骨(胸骨柄、胸骨体和剑突)、肋骨(12 对)和骨盆(髂骨、耻骨、坐骨)组成,脊柱的下段(骶椎和尾椎)构成骨盆的后壁;脊柱的胸段与两侧肋骨及胸骨组成胸廓,支撑着人体的上身,保护位于胸腔、腹腔和盆腔内的重要脏器。躯干骨损伤的致伤暴力强大,损伤机制复杂,往往合并内脏组织结构及脊髓的破坏,产生严重的并发症,可致终身残疾,甚至死亡。因此,对于躯干骨折的诊断和治疗,既要重视骨折,又要重视并发的内脏及脊髓损伤及其对全身和局部生理功能的影响。

(一)肋骨骨折

肋骨共 12 对,呈弓形,分左右对称排列,与胸椎和胸骨相连构成胸廓,有支持和保护内脏的重要作用。上 7 对肋骨借助软骨直接附着于胸骨,称为真肋。下 5 对称为假肋,第 8～10 肋骨借第 7 肋软骨间接与胸骨相连,第 11～12 肋骨前端游离,称为浮肋。肋骨呈扁平状,为两层薄弱的皮质骨中包裹一层松质骨,较为脆弱。

肋骨骨折临床多见,好发于成人和老年人,青少年则少见。一肋一处骨折多见;多肋多处骨折少见,可并发内脏损伤,严重者危及生命。老年人肋骨骨质疏松,容易发生骨折。已有恶性肿瘤转移灶的肋骨,也易发生病理性骨折。第 4～7 肋骨长而薄且固定,在外力作用下较易发生骨折,骨折部位常在前外侧。

因肋骨与肋骨之间均有肋间肌,即由肌间内肌和肋间外肌交叉固定,将肋骨连成一体,故肋骨骨折一般移位较少发生。

1.病因病机

(1)直接暴力:拳棒打击、车辆碰撞等外力直接作用于肋骨,该处肋骨被迫向胸廓内陷而致骨折,造成骨折端向内塌陷。此类骨折易伤及胸膜和肺,造成气胸、血胸的机会也较多。

(2)间接暴力:如塌方、车轮碾轧和重物挤压等,使胸廓受到前后方向挤压的暴力,肋骨被迫向外弯曲凸出,在最突出处发生骨折,多发生在腋中线附近。也有因暴力打击前胸,而致后肋骨折,或打击后胸而致前肋骨折。骨折多为斜形,断端向外突出,刺破胸膜的机会较少,偶尔刺破皮肤,造成开放性骨折。

(3)肌肉收缩:长期剧烈咳嗽或打喷嚏时,胸部肌肉急剧而强烈收缩,也可偶发肋骨骨折,但多发生在体质虚弱、骨质疏松者。

肋骨骨折多为闭合性骨折,可发生于一根或数根。一根肋骨一处骨折称为单处骨折,肋骨两处骨折称为双处骨折。多根双处骨折时可造成肋骨断段游离,使该处胸廓失去支持,形成浮动胸壁,产生反常呼吸运动,即吸气时因胸膜腔负压增加而向内凹陷,呼气时因胸膜腔内负压减低而向外凸出,造成肺通气功能障碍,严重影响呼吸和循环功能。若骨折断端刺破胸膜,空气从外界进入胸膜腔,可并发气胸,流入的空气使患侧肺压缩,影响正常呼吸功能和血液循环。如胸膜穿破口已闭,不再有空气进入胸膜腔,称为闭合性气胸;如胸膜穿破口未闭,空气仍自由沟通,称为开放性气胸;若胸膜穿破口形成阀门,吸气时空气通过破裂口进入胸膜腔,呼气时则不能将空气排出,胸腔内压力不断增加,对肺的压迫和纵隔推移也越来越大,称为张力性气胸。若骨折端刺破胸壁和肺的血管,血液流入胸膜腔,称为血胸,多与气胸同时发生,称为血气胸。

2.诊断

伤后局部肿胀、疼痛,有血肿或瘀斑。咳嗽、打喷嚏、深呼吸或躯干转动时疼痛加重。患者多能指出骨折部位,检查时骨折处有压痛或畸形。有时有骨擦感。两手分别置于胸骨和胸椎,前后挤压胸廓,或左右挤压胸廓,均可引起骨折处剧烈疼痛。

X线检查甚为重要。凡是胸部创伤患者,疑有骨折,必须拍摄胸部X线正、侧和斜位片,必要时行CT或三维CT检查,明确肋骨骨折的部位、根数及移位情况,更重要的是检查有无气胸、血胸的发生及其程度如何。如气胸量多时,肺可被压缩,纵隔可向健侧移位。血胸量少,仅肋间角消失,血胸量大时,则全肺被液体阴影所掩盖。如同时存在气血胸时,则出现气—液平面。

3.治疗

单纯肋骨骨折因有肋间肌固定和其余肋骨支持,所以多无明显移位,且较稳定,一般无须整复。即便是畸形愈合,也不妨碍呼吸运动。如有肋骨骨折合并其他并发症时,必须及时处理,否则会造成严重后果。一般肋骨骨折的处理如下。

(1)整复方法:有坐位和卧位整复法。

1)坐位整复法:患者正坐,助手在患者背后,将一膝顶住患者背部,双手握其肩,缓缓用力向后方拉开,使患者挺胸,医生一手扶健侧,另一手按住患侧,用挤按手法将高凸部分按平。若患者身体虚弱,可取仰卧位,背部垫高,同样采用挤按手法将骨折整复。

2)卧位整复法:患者仰卧位,一助手双手平按患者上腹部,令患者用力吸气,至最大限度再用力咳嗽,同时助手用力按压上腹部,术者以拇指下压突起的肋骨端,即可复位。若为凹陷性骨折,在咳嗽的同时,术者双手对挤患部两侧,使下陷者复起。

(2)固定方法:主要有以下3种方法。

1)胶布固定法:患者正坐,在贴胶布的皮肤上涂苯甲酸,作呼气时使胸围缩至最小,然后屏气,用宽7～10cm的长胶布自健侧肩胛中线绕过骨折处紧贴到健侧锁骨中线,第2条盖在第1条的上缘,互相重叠1/2,由后向前、由下至上地进行固定,直至将骨折区和上下邻近肋骨全部固定,以跨越骨折上、下各两肋为宜,固定3～4周。皮肤对胶布过敏者,或支气管哮喘、慢性支气管炎和肺气肿患者,或心肺储备能力有限的老年患者,因半环式胶布固定可加重呼吸限制而不宜采用。

2)宽绷带固定法:适用于老年人或皮肤对胶布过敏者。骨折复位后,局部肿不甚者,可外贴伸筋膏,肿甚者外敷祛瘀消肿膏,然后覆以硬纸壳,胶布贴于胸壁,再用宽绷带或多头带包扎外固定。敷药者3～5日更换1次,后贴伸筋膏,继续固定3～4周。

3)肋骨牵引固定法:适用于单根多发或多根多发骨折。为了减少反常呼吸引起的生理障碍,固定胸壁,必要时行肋骨牵引治疗。

(3)药物治疗:包括内治和外治。

1)内治:初期应活血化瘀、理气止痛。伤血为主者,可选用复元活血汤、血府逐瘀汤;伤气为主者,可选用柴胡疏肝散、金铃子散,加用款冬花、橘梗、杏仁和黄芩等,以宣肺止咳化痰;痛甚者加云南白药或三七;咯血者加仙鹤草、血余炭等。中期以接骨续筋为主,内服接骨紫金丹。后期胸肋隐隐作痛或陈伤者,宜化瘀和伤,行气止痛,可选用三棱和伤汤;气血虚弱者,用八珍汤合柴胡疏肝散。

2)外治:初期可选用消肿散、消肿止痛膏。中期用接骨续筋膏或接骨膏。后期用狗皮膏或万灵膏敷贴,或用海桐皮汤熏洗。

(4)并发症的处理:肋骨骨折引起的疼痛、血气胸及肺部感染,可严重影响患者的呼吸循环功能,导致进行性低氧血症,甚至死亡,应引起高度重视并采取积极措施加以处理。

1)气胸:闭合性气胸而胸腔积气较少者,对肺功能影响不大,无须特殊处理,积气往往能自行吸收。若积气较多,有胸闷、气促和呼吸困难,考虑为张力性气胸时,需紧急在前胸第2肋间隙插入一针头排气,暂时降低胸腔内压力,以后插入胸腔引流管进行水封瓶引流。开放性气胸急救时可用消毒的纱布或凡士林油纱布填塞伤口包扎,阻止胸腔与外界空气相通,待病情好转后,再进行清创术。

2)血胸:非进行性血胸如积血多者,可在伤后12~14小时后,在腋后线第6~7肋间隙进行胸腔穿刺,抽出胸腔积血,可分次抽出,每次抽吸后注入抗菌药物,预防感染。对于进行性血胸,在积极抢救休克后,进行开胸探查,术后插入引流管,水封瓶引流。

3)疼痛:用0.5%盐酸利多卡因溶液50mL注射于骨折部位,对消除肋骨骨折引起的严重疼痛有效,止痛时间长达2~3小时,必要时可重复使用。也可行肋间神经封闭,阻滞范围除肋骨骨折部位的肋间神经外,还应包括骨折部位上、下各一肋间神经。

4)肺内感染:由患者或护理人员扶按伤处,鼓励并协助患者咳嗽、排痰,多做深呼吸。用庆大霉素加α-糜蛋白酶雾化吸入,以稀释痰液,有助排痰。有慢性阻塞性肺疾病或已发生肺部感染者,应及时做痰细菌培养加药敏试验,全身应用敏感抗菌药物。

(5)功能锻炼:患者经整复固定后,一般均应下地活动,重伤需卧床者,可抬高床头取半坐卧位,并锻炼腹式呼吸运动。有痰者,护理人员或患者自行扶住伤处后,鼓励患者咳痰,待症状减轻后即应下地活动。

(二)脊柱骨折

脊柱是躯干的中轴,是负重、运动、吸收震荡及平衡肢体的重要结构,具有保护及支持内脏、脊髓的作用。

脊椎由33个椎骨组成,其中颈椎7节、胸椎12节、腰椎5节、骶椎5节及尾椎4节。成人骶椎已融合为一体,尾椎也合成一个尾骨。因此,成人椎骨只有26个,能活动的只有24个椎体。椎体与椎体间借椎间软骨盘连接,共有23个椎间盘。

人类直立的脊柱有4个弯曲的类似弹簧作用的生理弧度,即颈段前凸、胸段后凸、腰段前凸及骶尾段后凸,借椎间盘和生理弧度,以缓冲外力对脊柱的冲击和震荡。

脊柱的运动和稳定依赖于脊柱周围的肌肉舒缩和固定作用,使脊柱能做各种灵活动作。因此,可以认为肌肉是脊柱稳定的外在平衡,两者相辅相成,故在脊柱损伤时,应考虑两者的关系。

脊髓有两个膨大部分,一个在第4颈椎至第1胸椎椎体,上肢的运动和感觉中枢集中于此;一个在第10胸椎至第1腰椎椎体,下肢运动、感觉中枢及膀胱自主排尿中枢集中于此。因此,脊髓膨大部或膨大部以上的脊椎发生骨折脱位,造成脊髓损伤,可引起损伤部位以下瘫痪。

脊柱骨折为骨科常见骨折。其发生率占全身骨折的 5%～6%,以胸腰段骨折发生率高,其次为颈椎、腰椎,胸椎最少,常伴有脊髓或马尾神经损伤。

1.病因病机

(1)依据损伤机制分类:主要有以下 6 类。

1)屈曲型损伤:脊椎在屈曲位受到暴力作用或暴力造成脊柱过度屈曲所致。外力集中到椎体前部,使脊柱相应部位椎体前半部受到上下位椎体、椎间盘的挤压而发生压缩性骨折,其后部的棘上韧带、棘间韧带及关节突关节囊受到牵张应力而断裂,上位椎体向前下方移位,引起半脱位,椎体后部的附件包括椎板、椎弓根、关节突及横突与棘突,可发生撕脱、断裂、脱位或绞锁,严重者常并发脊髓损伤,但椎体后侧皮质并未压缩断裂。屈曲型骨折占所有脊椎骨折脱位的 90%以上,其中大部分发生在胸腰段。活动范围较大的下段颈椎和胸腰椎结合部(第 11 胸椎至第 2 腰椎)最为多见。

2)过伸型损伤:脊柱在过伸位受到暴力作用或暴力迫使脊柱过伸造成的损伤。患者从高处仰面摔下,背部或腰部撞击木架或地面坚硬物体上,被冲击的部位形成杠杆支点,使脊柱骤然过伸,造成前纵韧带断裂,椎体前下或前上缘撕脱骨折,棘突椎板相互挤压而断裂,严重时上位椎体可向后移位。

3)垂直压缩型损伤:脊柱受到垂直暴力作用而发生的损伤。如高处掉落的物体纵向打击头顶,或跳水时头顶垂直撞击地面,以及人从高处坠落时臀部触地,均可使椎体受到椎间盘挤压而发生粉碎性骨折,骨折块向四周"爆裂"移位,尤其是椎体后侧皮质断裂,骨折块突入椎管造成椎管变形,脊髓损伤。

4)侧屈型损伤:暴力迫使脊柱侧屈而发生的损伤。如高处坠落时一侧臀部触地,或因重物压砸使躯干向一侧弯曲,而发生椎体侧方楔形压缩性骨折,其对侧受到牵张应力,引起神经根或马尾神经牵拉性损伤。

5)水平剪力型损伤:又称安全带型损伤,多属屈曲分离型剪力损伤。高速行驶的汽车在撞车瞬间患者下半身被安全带固定,躯干上部由于惯性而急剧前移,以前柱为枢纽,后、中柱受到牵张力而破裂张开,造成经棘上棘间韧带—后纵韧带—椎间盘水平断裂或经棘突—椎板—椎体水平骨折,往往移位较大,脊髓损伤多见。

6)撕脱型损伤:由于肌肉急骤而不协调收缩,造成棘突或横突撕脱性骨折,脊柱的稳定性不受破坏,骨折移位往往较小。

老年人由于内分泌功能减退而致骨质疏松,尤其是老年妇女停经以后,骨质明显疏松。椎体对负重受压的承受力差,稍受外力挤压即可引起压缩性骨折,椎体多呈现鱼椎骨状的双凹形改变。蹲下提重物、滑倒着地或乘车颠簸,虽然外力较轻也可致骨折。

(2)依据骨折形态分类:主要有以下 4 类。

1)压缩性骨折:椎体前方受压缩呈楔形变。压缩程度常以椎体前缘高度与后缘高度的比值计算。分度则以前缘高度与后缘高度之比。Ⅰ度为 1/3,Ⅱ度为 1/2,Ⅲ度为 2/3。

2)爆裂性骨折:椎体呈粉碎性骨折,骨折块向四周移位,向后移位可压迫脊髓及神经。椎体前后径和横径均增宽,两侧椎弓根距离加宽,椎体高度减小。

3)撕脱性骨折:在过伸及过屈位损伤时,在韧带附着点发生撕脱骨折,或旋转损伤时的横突骨折。

4)骨折脱位:脊柱骨折合并脱位。脱位可为椎体向前或向后移位,并有关节突关节脱位或骨折;也可为旋转脱位,一侧关节突绞锁,另一侧半脱位。

根据损伤后脊柱的稳定程度分为稳定性损伤与不稳定性损伤。无论是搬运或脊柱活动,骨折无移位趋向称为稳定性损伤,如单纯椎体压缩性骨折不超过1/3、单纯横突棘突骨折等。在严重外力作用下,除椎体、附件骨折外,还常伴有韧带、椎间盘损伤,使脊柱的稳定因素大部分被破坏,在搬运中易发生移位而损伤脊髓或马尾神经,称为不稳定性损伤,如骨折脱位、椎体爆裂性骨折和压缩性骨折超过 1/2。

2.诊断

(1)创伤史:患者有明显的创伤史,如高处坠落、车祸、重物砸伤和坍塌事故等均可能发生脊柱损伤。应详细了解暴力作用过程和部位、受伤时的姿势及搬运情况。在颅脑创伤、醉酒意识不清时,应特别注意排除颈椎损伤。

(2)临床表现:伤后脊柱疼痛及活动障碍为主要症状。脊柱可有畸形,脊柱棘突骨折可见皮下瘀血。伤处局部有疼痛,如颈项痛、胸背痛、腰痛或下肢疼痛等。棘突有明显浅压痛。脊背部有肌痉挛,骨折部有压痛和叩击痛。颈椎骨折时,屈伸运动或颈部旋转运动受限。胸椎骨折时,躯干活动受限,如伴肋骨骨折者可有呼吸受限或呼吸音减弱。腰椎骨折时,腰部有明显压痛,伸、屈下肢时腰痛。腰部活动明显受限。因腰椎骨折引起腹膜后血肿者,可伴腹部胀痛、胃纳不佳、肠鸣音减弱、便秘、腹部有压痛或反跳痛、舌苔薄白或黄腻及脉弦数等瘀血内阻的里实证。脊柱骨折时每因活动或搬动引起局部剧痛。

颈椎、胸椎骨折可并发脊髓损伤,腰椎骨折可并发脊髓圆锥和马尾神经损伤,可致患者四肢瘫、截瘫和大小便功能障碍等。

(3)影像学检查:主要进行 X 线、CT、MRI 检查。

1)X 线检查:对确定脊柱损伤的部位、类型和程度,以及在指导治疗方面具有极为重要的价值,是诊断脊柱损伤的首选方法。任何脊柱损伤均应摄 X 线正、侧位片,或加摄斜位片,应注意查看骨折或脱位的部位和类型,椎体压缩、前后左右移位、成角和旋转畸形及其程度,椎管管径改变,棘突间距增大及椎板、关节突、横突、棘突骨折及其程度。如陈旧性损伤判断其是否稳定,应拍摄损伤节段的前屈、后伸侧位片。

2)CT 检查:能清楚地显示椎体、椎骨附件和椎管等结构复杂的解剖关系和骨折移位情况,其突出的优点是不受自身影像重叠及周围软组织掩盖影响,对周围软组织具有很高的分辨率。对于观察椎管周围的附件损伤,相比很难显示寰枕部、颈胸段损伤的一般 X 线检查,CT 扫描更具优越性。但如果 CT 扫描层面间距过大,可遗漏病变区域。另外,不能发现多节段损伤也是其缺陷。CT 三维成像可进一步显示骨折的具体情况。

3)MRI 检查:具有多平面成像及很高的软组织分辨力,能非常明确地显示脊髓和椎旁软组织是否损伤及损伤的具体细节,是脊髓损伤最有效的影像学检查手段。可通过观察脊髓内部信号改变和椎管内其他结构的创伤情况,来判断脊髓损伤程度,对制订治疗方案、评估预后有较大的指导意义。

(4)电生理检查:包括肌电图和体感诱发电位(SEP)检查等,能确定脊髓损伤的严重程度,帮助预测功能恢复情况,并对脊柱脊髓手术起到监护脊髓功能的作用。伤后仍有或伤后不久就出现体感诱发电位者,其恢复的可能性较大,且体感诱发电位的改善往往先于临床体征。如伤后体感诱发电位完全消失,多预示脊髓的完全性损伤。

3.治疗

(1)急救处理:脊柱骨折和脱位的正确急救处理,对患者的治疗及预后有重要意义。在受伤现场应就地检查,首先要明确脊柱损伤的部位。其次要观察患者是否有截瘫并确定截瘫部位,以此作为搬运时的依据。搬运过程中,原则上脊柱保持平直,避免屈曲和扭转。可采用两人或数人在患者一侧,动作一致地平托头、胸、腰、臀和腿的平卧式搬运,或同时扶住患者肩部、腰和髋部的滚动方式,将患者移至硬性担架上。对于颈椎损伤者,应由一人专门扶住头部或用沙袋固定住头部,以防颈椎转动。切忌用被单提拉两端或一人抬肩、另一人抬腿的搬运法,因其不仅会增加患者的痛苦,还会使脊椎移位加重,损伤脊髓。由于导致脊柱损伤的暴力往往巨大,在急救时应特别注意颅脑和重要脏器损伤、休克等的诊断并优先处理,维持呼吸道通畅及生命体征稳定。

(2)整复方法:根据脊柱损伤的不同类型和程度,选择不同的治疗方法。胸腰椎压缩性骨折较稳定。如属年老体弱、骨质疏松的患者,一般不主张手法复位,仅需卧床休息 3 个月左右或进行适当的功能锻炼即可。如系年轻患者,功能要求高,恢复后要从事体力劳动,故应采取及时复位、良好的固定和积极的功能锻炼,才能获得满意疗效。复位方法总的原则是逆损伤的病因病理并充分利用脊柱的稳定结构复位。屈曲型损伤应伸展位复位,过伸型损伤应屈曲位复位。在复位时应注意牵引力的作用方向和大小,防止骨折脱位加重或损伤脊髓。颈椎损伤伴关节绞锁时,应首选颅骨牵引复位法,胸椎、腰椎损伤则可选用下肢牵引复位法或垫枕,腰背肌锻炼复位法。在复位过程中,为了减少患者的痛苦和松弛痉挛的肌肉,可以适当给予止痛药物。

1)屈曲型脊椎骨折:整复方法如下。①牵引过伸按压法:患者俯卧硬板床上,两手抓住床头,助手立于患者头侧,两手把持腋窝处,一助手立于足侧,双手握双踝,两助手同时用力,逐渐进行牵引,至一定程度后,足侧助手在牵引的基础上,逐渐将双下肢提起悬离床面,使脊柱呈现过伸位,得到充分牵引和后伸,使肌肉松弛、椎间隙及前纵韧带被拉开后,术者双手重叠,压于骨折后突部位,用力下压,借助前纵韧带的伸张力,将压缩的椎体拉开,同时后突畸形得以复平。②二桌复位法:用高低不等的二桌,高低差为 25～30cm,平排在一起,将患者置于二桌上,患者头部朝高桌,然后将高桌边逐渐移至上臂中段近下颏处,将低桌渐移至大腿中段处,借助患者体重,使胸腰部悬空。此时术者可用手掌托住患者的腹部,慢慢下沉,以减轻疼痛,达到脊柱过伸的目的,2～5 分钟后,脊柱的胸腰部明显过伸,此时前纵韧带被拉紧,被压缩的椎体得以复位后,立即采用石膏背心或金属胸腰过伸支架固定。石膏背心要求上至胸骨上缘,下至耻骨联合。骨突处放一衬垫以防压伤,注意三点(胸骨部、耻骨部和下腰部)的固定和塑形。③两踝悬吊复位法:患者俯卧于复位床上,将两踝悬空吊起。如没有复位床,也可在屋梁上装一滑轮,将双足向上吊起,徐徐悬空,使胸腰段脊柱过伸,其原理与二桌复位法相同。复位后同样用支架固定脊柱于过伸位。④垫枕法:让患者仰卧于手术台上,胸腰段置于肾托上,然后逐渐摇起肾托,将患者的胸腰段挺起呈拱桥形,使脊柱后伸。复位后,可在腰部置软枕,仰卧位休息。⑤自身复位功能疗法:本法简便安全,效果可靠,患者恢复快,并发症少。同时能发挥患者在复位和治疗中的主动作用。以背伸肌为动力,增加前纵韧带及椎间盘前部纤维环的张力,使压缩的椎体逐渐张开。骨折畸形逐渐得以矫正。背伸肌力的加强,即形成一个有力的肌肉夹板,对脊柱的稳定起重要作用。此法可以免除长期石膏固定的痛苦,避免了骨质疏松。由于坚持背伸肌锻炼,骨折的后遗症也明显减少,同时也可改善全身血液循环。早期消除全身症状,增加饮食,恢复体力,有利于患者的康复。其具体方法为:患者仰卧于硬床上,骨折处垫一软枕,疼痛者可服中药或给止痛剂,待疼痛缓解后即可进行腰背肌锻炼。⑥持续牵引法:对于轻度移位、无关节绞锁的颈椎骨折,一般采用枕颌布托牵引法。将其套住枕部与下颌部,通过滑轮进行牵引,头颈略后伸,牵引重量 2～3kg,持续牵引4～6 周。颈椎骨折伴有关节绞锁者,需用颅骨牵引。牵引重量逐步增加,并及时摄片了解复位情况,一般采用 5～10kg 可将绞锁整复,牵引方向先略加前屈,复位后,牵引方向改为后伸,重量可逐渐减至 1～2kg,继续牵引 4～6 周后换带颈托或石膏围领。

2)伸直型脊椎骨折:颈椎部损伤时,可采用颈椎中立位枕颌布托牵引法,必要时可使颈椎稍向前屈曲位。无脊髓损伤者,持续牵引 4～6 周后,换颈托或石膏围领保护。腰椎部损伤时,应避免脊柱后伸,根据需要将脊柱保持于伸直或略屈曲的位置。

(3)固定方法:一般单纯性胸腰椎压缩性骨折,须仰卧硬板床,骨折部垫软枕。卧床时间为 3～4 周。对于不稳定胸腰椎骨折,可采用脊椎骨折夹板或石膏背心、金属支架固定,固定时间 4～6 个月,必要时也可手术治疗。颈椎骨折脱位者,屈曲型损伤用颅骨牵引结合头颈伸展位固定,过伸型损伤则需保持颈椎屈曲 20°～30°位。另外,头—胸支架、头颈胸石膏、颈围领等均适用于颈椎损伤固定。

(4)药物治疗:初期、中期、后期给予不同的药物治疗。

1)初期:由于筋骨脉络的损伤,血离经脉,瘀积不散,经络受阻,局部肿胀、剧烈疼痛,故治宜活血化瘀、消肿止痛。若局部持续疼痛,腹满胀痛,大便秘结,苔黄厚腻,脉弦有力,证属血瘀气滞,腑气不通,治宜攻下逐瘀,方用桃核承气汤或大成汤加减。

2)中期:肿痛虽消而未尽,筋骨未复,故治宜活血和营、接骨续筋为主,方用续骨活血汤、接骨丹和接骨紫金丹。

3)后期:腰酸腿软,四肢无力,活动后局部隐隐作痛,属肝肾不足,气血两虚,治宜补益肝肾、调养气血,方用六味地黄汤、八珍汤或健步虎潜丸和续断紫金丹,外贴万应膏或狗皮膏。

(5)手术治疗的适应证:对于骨折脱位移位明显,闭合复位失败,或骨折块突入椎管压迫脊髓者,应选择手术切开复位,在直视下观察脊柱损伤的部位和程度,复位准确,恢复椎管管径,解除脊髓压迫,重建脊柱稳定性,利于患者尽早进行康复训练,并且可减轻护理难度,预防并发症的发生。

(6)功能锻炼:屈曲型胸腰椎压缩骨折可采用下述方法。

1)仰卧式。①五点支撑法:在木板床上,患者仰卧,用头部、双肘及足跟支撑起全身,使背部尽力腾空后伸。伤后早期即可采用此法。②三点支撑法:患者双臂置于胸前,用头部及双足跟撑在床上,使全身腾空后伸。本法是五点支撑法的基础上发展,适用于中后期。③四点支撑法:用双手及双足支重,全身后伸腾空如拱桥。此法难度较大,青壮年患者经过努力,在伤后 5～6 周可以达到要求。

2)俯卧式。第一步:患者俯卧,两上肢置于体侧,抬头挺胸,两臂后伸,使头、胸及两上肢离开床面。第二步:在双膝关节伸直的同时,后伸下肢,并使其尽量向上翘起,两下肢也可先交替后伸翘起,而后再一同后伸。第三步:头、颈、胸及两下肢同时抬高,两臂后伸,仅使腹部着床,整个身体呈反弓形,如飞燕点水姿势。

功能锻炼作为复位的一个重要部分,必须坚持早期进行功能锻炼,循序渐进,持之以恒,只要全身情况允许,一般伤后1～2日,即要指导伤员进行功能锻炼。并向患者讲明功能锻炼的要领及必要性。解除患者的思想负担,充分调动患者的积极因素。一般经过2周后,骨折可大部分复位,4周后基本恢复,8～12周后骨折愈合。本法对合并附件骨折或不完全脱位的不稳定骨折亦能达到复位目的,疗效满意。通过功能锻炼椎体压缩1/3或不到1/2者,可基本恢复正常高度,后期脊柱功能恢复满意。

(三)创伤性截瘫

外力破坏了脊柱的结构和稳定性,导致骨折脱位挤压脊髓,即可引起脊髓损伤,是脊椎骨折与脱位最严重的并发症。

1.病因病机

脊髓损伤有开放性和闭合性之分。开放性脊髓损伤多由火器伤所致,闭合性脊髓损伤多由高处坠下、重物砸伤、翻车撞车、工矿交通事故及地震伤所造成。临床多见于脊柱屈曲型损伤所致的骨折与脱位。下列情况均可造成脊髓损伤:①椎体及关节突脱位;②椎体、关节突骨折脱位;③椎体后缘骨折并有移位;④关节突跳跃征;⑤关节突骨折;⑥椎弓或椎板骨折并有移位;⑦棘突基底部骨折并向前移位;⑧黄韧带的压迫;⑨椎间盘的压迫;⑩硬膜内或硬膜外出血;⑪脊髓内或脊髓外水肿;⑫椎体脱位后又自行复位。前7种情况均可在普通X线片有异常发现,而后5种情况在普通X线片上则不明显。

脊髓损伤的类型按脊髓损伤由轻到重及临床表现分为脊髓震荡、脊髓受压和脊髓断裂等,根据其功能障碍程度,可分为暂时性、不完全性和完全性3种。损伤在颈膨大或其以上者,则出现高位截瘫,上、下肢均出现瘫痪;损伤在颈膨大以下者,不论损伤平面在胸段或腰段,肢体瘫痪则仅出现在下肢,称为低位截瘫。

(1)脊髓震荡:又称脊髓休克,是脊髓神经细胞遭受强烈刺激而发生的超限抑制。损伤后脊髓没有明显器质性损伤,脊髓功能处于暂时性生理停滞状态。临床表现为损伤平面以下弛缓性瘫痪。一般经过数小时至3周后可逐渐恢复,不留任何神经系统后遗症。脊髓震荡与脊髓完全断裂初期表现颇为相似,其主要鉴别点为:脊髓震荡所致瘫痪为不完全性,有时在数小时内即可有轻微恢复。如受伤后经过一段时间,运动、感觉完全消失,则可能是完全断裂。如疑有脊髓断裂,可在24小时后做阴茎反射及肛门反射试验,其中之一恢复者,提示为不完全损伤。

(2)脊髓不完全性横断损伤:脊髓遭受严重损伤,但未完全横断,表现为损伤平面以下运动、感觉、括约肌功能和反射不同程度保留,是临床最常见的实质性损伤。

(3)脊髓完全性横断损伤:由于与高级中枢的联系完全中断,失去中枢对脊髓神经元的控制作用,兴奋性极为低下,横断以下出现弛缓性瘫痪,感觉、肌张力消失,内脏和血管反射活动暂时丧失,进入无反应状态,称为脊髓休克。脊髓休克过后,最先恢复的是球海绵体肌反射或肛门反射。当上述反射之一恢复,而损伤平面以下的深、浅感觉完全丧失时,任何一个肌肉的运动收缩均不存在,其他深、浅反射消失,大、小便失去控制,预示为完全性脊髓损伤。伤后数月可由弛缓性瘫痪变为痉挛性瘫痪。

(4)马尾神经损伤:第 2 腰椎以下骨折与脱位可引起马尾神经损伤,损伤平面以下感觉、反射消失,肌肉弛缓性瘫痪,膀胱无张力等。

2.诊断

对于脊髓和马尾神经损伤者,临床应进行全面的神经系统检查及准确的 X 线检查,了解脊髓损伤平面及其程度。

(1)病史。

1)创伤史:应详细询问患者损伤的过程及机制。脊髓损伤的发生与多种因素有关,脊髓损伤程度与椎体移位程度并非完全一致。尤其对于多发性损伤、颅脑损伤及醉酒后意识不清者,更需注意观察脊髓损伤的可能。

2)既往史:过去是否有脊柱系统创伤或者疾病,有无神经系统症状,对判断脊髓损伤的性质和预后有很大帮助。如果原有颈椎病脊髓受压,在轻微外力作用下即可发生严重脊髓损伤。

3)伤后临床症状及体征出现的时间:创伤后立即出现,多为骨折脱位引起;如伤后没有出现而搬动患者后发生,表明搬动时引起骨折移位加重,损伤了脊髓。肢体功能障碍由轻渐重,截瘫平面由低渐高,说明脊髓损伤范围增大;反之,病情改善。

(2)神经系统检查。

1)感觉:包括触觉、痛觉、温度觉、震动觉、关节位置感觉和两点分辨觉等。检查后按感觉改变区域及程度,详细用图纸记录。如在观察过程中,感觉区域有所改变,则另做记录,以作比较。一定区域感觉消失、减退或敏感均表示一定节段的脊髓或神经根遭受损伤。

2)运动:检查损伤平面以下肌肉运动情况,如颈段脊髓损伤,则应检查四肢;颈段以下脊髓损伤,则检查两下肢即可。应按各部位不同肌群及不同的功能进行检查。一般可按肌肉收缩及肢体活动程度作粗略估计。

3)反射:包括浅反射、深反射及病理反射。浅反射应检查腹壁反射、提睾反射及肛门反射等。深反射在上肢应检查肱二头肌反射、肱三头肌反射及桡骨膜反射等;在下肢应检查膝腱反射及跟腱反射等。病理反射在上肢有霍夫曼征,在下肢有巴宾斯基征、查多克征、奥本海姆征、戈登征及髌阵挛降踝阵挛等。

4)括约肌功能:在脊髓休克期间,或脊髓、马尾神经完全横断早期,括约肌功能完全丧失。患者无尿意,尿潴留,膀胱充盈至一定程度时,尿液自尿道口溢出。肛门括约肌完全松弛,大便干时则便秘,大便稀时则失禁。如脊髓、马尾神经不全断裂或脊髓压迫,可致不同程度的括约肌功能丧失。

5)自主神经功能:在脊髓损伤早期,损伤平面以下表现为无汗,皮肤划痕试验阴性,血管舒缩功能障碍,可致静脉及淋巴回流不畅。下肢可有水肿,胃肠道蠕动减弱,产生不同程度的腹胀。

(3)辅助检查包括 X 线、CT、MRI 检查。

1)X 线检查:既可判断脊柱损伤的部位、类型、程度和移位方向,又可间接了解脊髓损伤平面,估计其损伤程度。致伤暴力结束后,有移位的骨折脱位可因肌肉收缩或搬运而自行复位,虽然脊髓损伤很重,但 X 线片却不能显示骨折脱位情况。因此,X 线片必须与临床检查相结合,才能作出正确诊断。

2)CT 检查:CT 可显示 X 线片不能显示的骨折、椎管形态及骨块移位突入椎管的情况,对检查脊柱损伤合并脊髓损伤特别重要。

3)MRI 检查:MRI 能清楚地三维显示脊椎及脊髓改变和其相互关系,尤其对软组织如椎间盘突出、脊髓受压部位、原因、程度和脊髓本身变性、水肿及出血等病理变化的判断更为准确。

(4)电生理检查:主要目的是确定神经损伤程度和截瘫层面。完全性脊髓损伤时 SEP 无诱发电位波形出现,不完全损伤时可出现诱发电位,但波幅降低和/或潜伏期延长,其中尤以波幅降低意义更大。

(5)脊髓损伤程度的评定标准:为了判断脊髓损伤的程度、评价治疗效果及预后,制订了一些评级标准。主要有以下几种方法。

1)截瘫指数法:深浅感觉完全丧失为2,完全存在为0,部分丧失为1;肌肉运动完全丧失为2,正常肌力为0,部分丧失为1;膀胱及直肠括约肌(大、小便功能)完全失去控制为2,正常为0,部分丧失为1。三者之和,6 者为全瘫,0 者为正常,1~5 者为不全瘫。此方法简单易记,便于掌握,但在不全瘫中,对恢复程度的表示有时不够确切。

2)美国脊髓损伤协会(ASIA)根据 Frankel 分级修订的标准:①完全性损害,在损伤平面以下(包括骶段 4~5)无任何感觉和运动功能保留;②不完全损害,在损伤平面以下(包括骶段 4~5)存在感觉功能,但无运动功能;③不完全损害,在损伤平面以下存在感觉和运动功能,但大部分关键肌肌力在Ⅲ级以下;④不完全损害,在损伤平面以下存在感觉和运动功能,且大部分关键肌肌力≥Ⅲ级;⑤感觉和运动功能正常。

创伤性截瘫诊断并不困难,根据创伤史和临床一系列检查及其表现,可以明确诊断。可判断脊髓神经损伤平面。但仍没有可靠的客观办法判断完全或不完全损伤。

　　3.治疗

　　(1)一般处理:对脊柱损伤合并脊髓损伤患者,应注意全身检查,以确定是否存在休克或其他合并损伤。如发现有出血,休克,应立即止血抢救休克。如有其他合并损伤,应根据轻重缓急,首先处理危及生命的内脏损伤。对于脊柱损伤,应严格遵守脊柱损伤的搬运原则,正确地急救与运送必须采用防止脊柱骨折、脊髓损伤加重的搬运方法和器具,最好一次直达有相应救治条件的医院。高位颈髓损伤者容易出现呼吸困难,痰液不易咳出,应保持呼吸道通畅,防止窒息,必要时做气管切开,吸氧及人工辅助呼吸。严格无菌操作下放置导尿管,补充热量、蛋白质,胃肠减压,肛管排气及处理便秘等。

　　脊髓损伤发生后,局部将出现由出血、水肿及细胞变性,以致脊髓坏死的一系列进行性的病理变化,早期在脊髓发生坏死之前,进行有效治疗,才能保存脊髓结构完整和促进其功能恢复。可应用甘露醇快速静脉滴注,脱水消肿,积极创造条件尽早手术。高压氧舱疗法等。

　　(2)复位治疗:对于截瘫患者,处理脊柱骨折脱位的主要目的是使椎管恢复正常或接近正常,解除对脊髓的压迫,改善脊髓血运,防止脊髓损伤进一步加重和促进神经功能恢复。X线片显示椎管内无骨片,感觉障碍固定在一定的平面,无进行性上升趋势者,可采用闭合复位,一般可采用腰部垫枕法、双踝悬吊法等整复移位的椎骨。但无论采用何法,动作都要轻巧柔和,避免加重脊髓损伤。对于脊髓或马尾神经不全损伤者,脊椎骨折脱位纠正后,可以逐渐恢复功能。但对于不稳定骨折脱位,采用闭合复位应慎重。对于颈椎骨折脱位,应采用颅骨牵引快速复位法,然后再以维持量持续牵引。对于脊柱不稳定骨折及脱位,应进行手术切开复位,同时行可靠的内固定,重建脊柱稳定性,防止椎体再次移位。有效的内固定可减轻护理难度,有助于患者早日下床活动,防止长期卧床并发症的发生。

　　(3)药物治疗。

　　1)早期:多为气血运行不畅,血溢脉外,瘀血阻滞,经络不通。宜行气活血祛瘀、消肿止痛,方用身痛逐瘀汤或桃仁四物汤加减。

　　2)中期:受伤几个月后,因长期卧床,创伤损耗,而致脾胃气虚。宜补脾益气、温经通络,方用补中益气汤、归脾汤等加减。

　　3)后期:久病卧床,气血不足,脾肾阳虚。治宜补肾壮阳,方用金匮肾气丸加减。气血两虚者,应予以补益气血,方用八珍汤等加减。另外,针灸、中药穴位注射及外用理疗也可促进神经功能恢复。

　　目前,除中药治疗外,已用于临床较成熟的药物为甲泼尼龙,伤后8小时内应用,越早越好,可减轻脊髓水肿,保持细胞膜完整。20%甘露醇快速静脉滴注,也可减轻脊髓水肿。

(4)截瘫并发症的防治:创伤性截瘫经常发生各种并发症,有的在早期出现,有的在晚期出现,常见的有排尿障碍、压疮及呼吸道感染等。处理不当,可能危及生命,应引起足够的重视。

1)排尿障碍:脊髓损伤后,排尿障碍是一个严重问题,有一部分患者因尿路感染、结石和肾盂积水引起尿毒症而死亡。患者发生截瘫后,立即在严格消毒无菌条件下插入适当型号的橡胶导尿管,将膀胱内的尿液完全导尽,这样可以避免膀胱过于膨胀。以后白天每4小时放尿1次(患者自己掌握),夜间每6小时放尿1次,以防膀胱长期收缩。每周在无菌下,用300mL 1:10 000的苯扎溴铵液或无菌生理盐水冲洗膀胱1~2次,并鼓励患者多饮水。每周更换导尿管1次,应在早饭后1小时内进行,先将膀胱内尿液导尽,然后将导尿管抽出,至少6小时后再置入新导尿管。在此间患者应少进流质,以免膀胱过于扩大。换管的前夜应使用抗菌药物,直至换管12小时后停止。每次放尿时,应鼓励患者使用腹压或做下腹部按摩,逐步建立反射性膀胱,形成反射性排尿。一旦这种反射建立,则可除去导尿管行自动排尿试验,如排空良好,则无须留置导尿管。若残余尿较多或尿路感染。再置导尿管继续训练。

一旦发生尿路感染,将床头抬高,同时鼓励患者大量饮水,增加放尿次数。若不能饮水,应静脉滴注等渗葡萄糖盐水。每天用无菌生理盐水或加用敏感抗菌药物冲洗膀胱1~2次。中药应利水通淋、清热解毒,选用八正散、导赤散加减,同时全身应用敏感抗菌药物,一般尿路感染均可得到控制。但应以增加饮水量为主,不可过度长期依赖抗菌药物。

2)压疮:是截瘫患者最常见的并发症之一。面积较大、坏死较深的压疮,可使患者丢失大量蛋白质和血清,引起局部和全身感染,造成营养不良、贫血和低蛋白血症,还可引起高热、败血症等,甚至可致死亡。①压疮发生的原因:脊髓损伤平面以下感觉障碍,缺少正常保护性反应,受压组织缺血坏死,以及被褥潮湿、皮肤过度摩擦等是促使压疮发生的重要原因。压疮最易发生于身体骨性突起的部位,如骶部、粗隆部、髂前上棘、坐骨结节、腓骨小头、足跟、枕部、肩胛区、内外踝及肘部等处。②压疮的临床分度:Ⅰ度,局部皮肤红肿,可有硬结或表皮糜烂,有少量渗出;Ⅱ度,局部皮肤呈紫红色,水疱形成或皮肤全层破溃,但皮下组织尚未累及;Ⅲ度,皮肤溃疡深达皮下组织,累及筋膜和肌肉,但深层骨组织未受累;Ⅳ度,坏死深达骨组织,伴有骨坏死和骨感染。③压疮的防治:经常变换体位。在骨突周围用柔软衬垫垫好,不间断地变换体位,不分昼夜,每隔2~3小时按顺序翻身1次,即由右侧卧位变为仰卧位,仰卧位变为左侧卧位,再由左侧卧位变为仰卧位。每次变换体位后,应在受压部位用红花乙醇(或 75％乙醇)揉擦,干后再扑上滑石粉,进行轻按摩,以促进局部血液循环,增加皮肤的抵抗力。再以软枕或海绵等妥善垫好。仰卧位时应在骶部、跟部用气圈或海绵等衬垫,使骨突皮肤不受压迫。侧卧时应在大粗隆、腓骨小头和外踝等处垫好。保持清洁。截瘫患者因大小便失禁,故会阴部、骶部和臀部容易被尿液和粪便湿污,经常用温水洗净,在用乙醇涂擦后,再以滑石粉涂擦。保持床单、被褥干燥清洁和柔软平坦。压疮已经发生,应积极处理。小而浅的压疮的治疗原则是必须避免再压迫。定期清洁换药。可用红外线理疗及轻度的皮肤按摩,以增强局部的血液循环,促进创面愈合。局部也可用双柏膏或四黄膏外敷。创面化脓坏死者可用拔毒生肌散、九一丹或生肌玉红膏外敷。疮口脓液稀薄,肉芽生长时,可用生肌膏或橡皮膏换药。大而深的压疮经上法久治不愈时,应用外科手术方法切除坏死组织,充分引流,促使肉芽组织生长,或用皮瓣、肌皮瓣移植修复创面。同时应注意加强营养,必要时可少量多次输血。

3)呼吸系统的并发症:呼吸困难及肺部感染是颈髓损伤患者最常见的并发症。肋间神经完全麻痹,肋间肌瘫痪,膈肌运动亦受影响,气体交换量下降,潮气量和肺活量明显降低,肺内分泌物增多,加之咳嗽力量较弱,难以清除气道内的分泌物,发生限制性或混合性呼吸障碍,导致缺氧,并可引起肺部感染、肺不张。防治方法包括:注意保暖,预防感冒,坚持每 2 小时为患者翻身 1 次,同时轻轻叩击背部及胸廓,有利痰液排出。鼓励患者深呼吸、咳嗽及咳痰,选用有效抗菌药物及 α-糜蛋白酶混合雾化吸入。经常变换体位,借助重力将特殊肺段中的分泌物引流出来。对于高位截瘫者,因分泌物较多,影响气体交换,可行气管切开,使用呼吸机辅助呼吸,此时应注意氧气湿化及吸痰,加强呼吸机管理。有肺部感染时应积极控制。

4)便秘及腹胀:脊髓损伤后,肠蠕动减慢,直肠平滑肌松弛和肛门括约肌功能丧失,肠内容物水分过多吸收,常发生腹胀和便秘,患者可有腹胀、食欲不振和消化功能减退等症状。胸腰部脊柱骨折脱位时,腹膜后血肿使副交感神经功能受到抑制,出现肠扩张,肠蠕动减少,甚至导致麻痹性肠梗阻等。便秘较重者可口服缓泻剂,如番泻叶 10g 代茶饮,大黄片、麻子仁丸等口服,也可用生理盐水或肥皂水灌肠,有利于粪便排出。如粪块积聚干结,可戴手套掏出。腹胀明显者可服用木香顺气汤或应用胃肠减压、肛管排气等方法处理。截瘫后期,应训练建立反射性排便,使患者养成每日定时排便的习惯,最好坐位排便,并给予适当的刺激,如增加腹压或手压下腹部,按压或扩张肛门。日久能使结肠收缩及肛门括约肌松弛,形成反射,以达到自行排便。

(5)功能锻炼:是调动患者的主观能动性去战胜截瘫的一项重要措施,强调损伤患者的康复应从伤后之日开始。早期功能锻炼可促进全身气血流通,加强新陈代谢,提高机体抵抗力,防止肺部感染、压疮及尿路感染等并发症,同时可以锻炼肌力,为恢复肢体功能与下地活动准备条件。

受伤早期,在保护脊柱稳定性的同时,对未受累及的肢体及肌肉进行主动的功能锻炼。不但可防止肌肉萎缩,而且可为功能重建打下基础。每日在医护人员的指导下定时锻炼,主动锻炼。重点为颈项、上肢及腰脊部操练。可以借助于器械,如扩胸器、握力计及哑铃等进行,以增强上肢、肩部肌肉及胸大肌、背阔肌的肌力。对瘫痪的下肢,应在医护人员及家属的帮助下进行被动活动,防止关节僵直和肌肉萎缩。活动由足趾开始,循序锻炼踝、膝和髋关节的屈伸活动,预防爪形趾及足下垂的发生。3个月后可练习抓住床上支架坐起,或坐轮椅活动,继而练习站立位所需要的平衡动作。站立时应特别注意膝部的保护,防止摔倒,可用简便、轻巧的下肢支架保护,在双杠扶手中学习站立。站稳后,再练习前进和后退行动作。最后练习扶双拐行走,以便生活自理,到户外活动。

在整个功能活动期间,可配合按摩、针灸和理疗等。早期按摩截瘫可以预防肌肉萎缩和关节僵直。针灸和理疗可提高瘫痪肌肉的肌力,帮助肢体功能重建。

(四)骨盆骨折

1.骨盆的解剖

骨盆是由骶骨、尾骨和两侧髂骨连接而成的坚强骨环,形如漏斗。两髂骨的耳状面与骶骨的耳状面构成骶髂关节,关节面粗糙不平,但彼此嵌合非常紧密,有骶髂前韧带、骶髂后韧带和骶髂骨间韧带加强连接。两侧耻骨借纤维软骨性的耻骨盘相连,称为耻骨联合,有耻骨上韧带和耻骨弓状韧带加强。骨盆上连脊柱,支撑上身的体重,同时又是连接躯干与下肢的桥梁,是负重的重要结构。人体站立时,重力通过髋臼向上,经骶髂关节传达到骶骨,称为股骶弓。而在坐位时,重力则由坐骨结节经坐骨体、骶髂关节传达到骶骨,称为坐骶弓。耻骨联合将坐骶弓和股骶弓连接构成一个闭合三角形系统,使其更加稳定。

骨盆内壁有闭孔内肌和梨状肌,其底面有肛提肌和尾骨肌,其外面有臀大、中和小肌附着;坐骨结节有股二头肌、半腱肌和半膜肌附着;缝匠肌起于髂前上棘,股直肌止于髂前下棘,在耻骨支、坐骨支及坐骨结节处有内收肌群附着;骨盆的上方,在前侧有腹直肌、腹内斜肌、腹横肌分别止于耻骨联合和髂嵴上;在后侧有腰方肌止于髂嵴。这些肌肉的急骤收缩均可引起附着点撕脱骨折,同时也是骨盆骨折发生移位的因素之一。

骨盆对盆腔内的脏器和组织起保护作用,这些脏器包括膀胱、直肠、输尿管、尿道及女性的子宫和阴道。由于骨盆内有丰富的、交织成网的血管系统,组织间隙疏松,故创伤后可致大量出血,极易发生休克。盆腔脏器破裂可致严重感染,能危及生命。

2.病因病机

随着现代化工农业和高速交通的发展,高能量损伤引起的骨盆骨折的发生率也在迅速提高,且往往是多发性损伤的重要方面。在因交通事故死亡的患者中,骨盆骨折是第三位死亡原因,其中与骨盆骨折相关的失血性休克、脏器破裂后严重感染、脂肪栓塞和弥散性血管内凝血(DIC)是其早期死亡的主要因素。骨盆骨折多由强大外力直接作用所致,如高处坠落伤、重物压砸伤和交通事故伤等。根据致伤暴力作用方向和部位不同,骨盆骨折可分为5种类型。

(1)侧方压缩性骨折:外力作用于骨盆侧面,使伤侧骨盆向中线旋转,造成单侧或双侧耻骨支骨折,或耻骨联合交错重叠,髂骨翼骨折内旋移位,或骶髂后韧带断裂,而骶髂前韧带保持完整,出现骶髂关节旋转性半脱位。也可发生骶髂后韧带附着处的髂骨后半部骨折,该骨折块留在原位,称为半月形骨折。侧方压缩性损伤的特点是骶髂前韧带完整,在内旋位是不稳定的,而在垂直平面上是稳定的。

(2)前后压缩性骨折:前后方向暴力挤压骨盆,使骨盆以骶髂关节为轴向两侧分离,故又称"开书"型损伤。其特点是耻骨联合分离或耻骨支骨折,骶髂前韧带断裂,而骶髂后韧带保持完整,骶髂关节向外旋转性半脱位,或髂骨翼骨折向外旋转移位。此类损伤的特点是骶髂前韧带断裂,而骶髂后韧带完整,在外旋位是不稳定的,但在垂直平面上是稳定的。当持续的外旋暴力超过了骶髂后韧带的承受能力,可导致完全的半骨盆分离,此时就不再是"开书"型损伤,而是最不稳定的骨盆骨折。前后伤力造成骨盆外旋,使骨盆内软组织、动静脉及神经受到牵拉撕裂,而出现内脏损伤、盆腔内大出血和腰骶神经丛损伤。

(3)垂直压缩性骨折:由高处跌落双下肢着地后,骨盆受到上下方的剪切暴力致伤。表现为耻骨联合分离、耻骨支骨折,骶髂关节纵向分离脱位,或骶骨孔处的纵向骨折、骶髂关节髂骨侧的纵向骨折,其特征是半侧骨盆向头侧纵向移位。

(4)混合性骨折:由多种不同方向的暴力混合造成骨盆的多发性骨折和多方向移位。

(5)撕脱性骨折:由肌肉急骤收缩所致,多发生于青少年剧烈运动过程中,如快跑、跳跃时,尤以髂前上棘、髂前下棘和坐骨结节撕脱骨折常见。该损伤不影响骨盆环的完整和稳定,但骨折块往往移位较大,局部软组织撕裂较明显。

3.诊断

(1)创伤史:多为交通事故、重物压砸或高处坠落等高能量外力所致。要了解受伤时间、受伤方式、受伤原因及作用部位等。注意了解伤后大小便情况,女性患者要询问月经史和是否妊娠等。

(2)临床表现:具体如下。

1)全身情况:由于致伤暴力强大,可能同时有颅脑、胸部和腹部脏器损伤,出现意识障碍、呼吸困难、发绀和腹部疼痛、腹膜刺激征等。骨盆骨折易造成大出血，出现面色苍白、头晕、恶心、心悸、脉速和血压下降等失血性休克的表现。

2）骨折的症状和体征：骨盆局部疼痛肿胀、皮下瘀血和皮肤挫擦伤痕，均提示有骨盆损伤的可能。按顺序触按髂嵴，髂前上棘、髂前下棘，耻骨联合，耻骨支，坐骨支，骶尾骨和骶髂关节，在骨折处压痛明显，髂前上棘、髂前下棘和坐骨结节撕脱性骨折，常可触及移位的骨折块，下肢因疼痛而活动受限，被动活动伤侧肢体可使疼痛加重。无下肢损伤者而两下肢不等长或有旋转畸形。

3）特殊检查：主要包括以下检查。①骨盆分离挤压试验：以两手分别置于髂前上棘处，向外后推压髂骨翼，或向前内挤压髂骨翼，出现疼痛加重为阳性，说明骨盆骨折，骨盆环完整性被破坏。②"4"字试验：一侧下肢屈髋屈膝外展外旋，将踝外侧放置于对侧大腿下端前侧，呈"4"字状，向下按压屈曲的膝部，疼痛加重者说明骶髂关节损伤。③直腿抬高试验：患者自己缓慢将下肢平抬，引发骨盆部疼痛为阳性，对诊断骨盆骨折有很高的灵敏度。④脐棘距：脐与两侧髂前上棘的距离不等长，较短的一侧为骶髂关节错位上移。⑤直肠指诊：指套上有血迹，直肠前方饱满、张力大，或可触及骨折端，说明有直肠损伤。直肠指诊应作为骨盆骨折患者的常规检查。⑥导尿检查：耻骨支、耻骨联合处损伤者应常规做导尿检查。如导尿管无法插入及肛门指诊发现前列腺移位者，为尿道完全断裂。⑦阴道检查：可发现阴道撕裂的部位和程度。对伴有泌尿生殖道和下消化道损伤的骨盆骨折，均应视为开放性骨盆骨折，而不应混同于一般的闭合性骨盆骨折。

（3）X线检查：是诊断骨盆骨折的主要方法。对高处坠落伤、交通事故伤及重物压砸伤者，均需常规投照骨盆X线前后位片，对有可疑隐匿骨折者，可根据情况加照X线特殊体位片，以明确诊断。

1）骨盆前后位：由于在仰卧位骨盆与身体纵轴呈 $40°\sim60°$ 矢状面倾斜，因此，骨盆的正位（前后位）片对骨盆缘来讲实际上是斜位。在正位片上可显示耻骨联合，耻骨支，坐骨支，髂前上、下棘，髂骨，骶骨，骶髂关节和第5腰椎横突。其中耻骨支骨折、耻骨联合分离程度及骶骨骨折、髂骨骨折和骶髂关节脱位的移位程度（>0.5cm）可作为判断骨折是否稳定的指标。第5腰椎横突骨折常提示有骨盆垂直不稳定，坐骨棘撕脱性骨折常提示骶棘韧带损伤，骨盆存在旋转不稳定。对于"开书"型损伤，X线片上骶髂关节分离可作为软组织严重损伤及与骶髂关节紧密相邻的脏器如髂内血管和腰骶神经丛损伤的影像学标志。

2）出口位：伤员仰卧，X线球管从足侧指向耻骨联合，并与垂线呈 $40°$ 角斜摄X线片。可显示骨盆上移及旋转移位。由于出口位是真正的骶骨正位，骶孔在此位置上为一个完整的圆形，对发现骶孔处骨折有很重要的意义。

3）入口位：伤员仰卧，X线球管从头侧与骨盆呈 $40°$ 角斜摄X线片。对于判断骨盆前后移位优于其他投照位置。无论是侧方挤压造成的髂骨翼内旋，还是前后挤压造成的髂骨翼外旋，都可在此位置上显示出来。

(4)CT检查：对于判断骶髂关节损伤的部位、类型和程度，骶骨骨折及骨盆旋转畸形，髋臼骨折，有其独到优势。

(5)骨盆骨折的并发症：具体如下。

1)失血性休克：严重的骨盆骨折可在短时间内出血量达到全身血量的40%～50%，而很快出现失血性休克，是骨盆骨折死亡的主要原因。由于骨盆骨骼大部分由松质骨构成，骨折端的渗血量多且不易自止，骨盆内有丰富的互相交通的血管网络，尤其是静脉管壁薄，弹性回缩差，周围又多为疏松组织，无压迫止血作用，所以损伤后可引起大量失血。在合并有内脏如子宫、阴道、直肠和膀胱损伤时，出血量则更为明显。主要表现为骨盆骨折后迅速出现面色苍白，出冷汗，躁动不安或意识淡漠，肢体发凉，口渴，少尿或无尿，脉搏细数，血压下降等。在局部可见皮下瘀血，组织肿胀明显，小腹膨隆饱满等。

2)泌尿道损伤：前尿道损伤少见，主要为后尿道损伤和膀胱破裂。多由耻骨支或耻骨联合分离对其挤压牵拉和穿刺引起。主要表现为有尿意但排不出尿，会阴或下腹部胀痛，尿潴留或尿外渗，尿道口流血或有血迹。试插导尿管受阻，直肠指诊发现前列腺向后上回缩，尿道逆行造影可明确诊断。

膀胱破裂多由移位明显的骨折端穿刺所致，也可在膀胱充盈时，下腹部突然遭受挤压，使膀胱顶部发生破裂。如同时发生腹膜破裂，则可有大量尿液流入腹腔，引起严重腹膜炎，但早期可无腹膜刺激征，稍后才出现明显的腹膜刺激征，这种腹膜炎出现的"迟发"现象，可与腹腔其他脏器破裂早期即可出现严重腹膜刺激征相鉴别。膀胱破裂时导尿管可以顺利插入，但无尿液或仅有少许血尿，注入生理盐水200～300mL后回抽，却不能抽出或抽出量明显少于注入量。膀胱造影可以确诊。

3)直肠损伤：直肠长约12cm，上连乙状结肠，下接肛门。其上1/3在腹膜内，中1/3前面有腹膜覆盖，下1/3全在腹膜外。多由骶骨骨折端直接刺伤，或骨折移位撕裂所致。以骨盆骨折后出现肛门出血、下腹疼痛及里急后重感为主要症状，直肠指诊可见指套上有血迹并可触及骨折端。

4)女性生殖道损伤：女性骨盆内器官拥挤而固定，子宫及阴道位置隐蔽，前有膀胱、尿道及耻骨联合，后有直肠及骶尾部，当直接暴力作用于骨盆，骨盆被碾压而成粉碎或严重变形时，易发生子宫、阴道及周围脏器联合伤。诊断上有明确创伤史，X线片示严重骨盆骨折，下腹部、会阴部疼痛，非月经期阴道流血，体检发现下腹部、会阴部皮下瘀血和局部血肿，阴道指诊触痛明显、触及骨折端及阴道破裂伤口。B超检查可发现有子宫破裂、下腹部血肿等。

5)神经损伤：多因骨折移位牵拉或骨折块压迫所致，可引起腰丛、骶丛、闭孔神经或股神经损伤。伤后可出现臀部或下肢麻木、感觉减退或消失及肌肉萎缩无力，也可引起阳痿，多为可逆性，一般经治疗后能逐渐恢复。

4.治疗

(1)急救：由于骨盆骨折后大量失血导致的创伤失血性休克，是其主要并发症和患者死亡的主要原因。因此，应把抢救重点放在控制出血、纠正休克、恢复血流动力学稳定上。在患者出现休克时应当在检查床(车)上就地抢救，禁止搬动患者、进行X线检查等，以免加重休克。如同时合并全身其他系统危及生命的损伤，如颅脑创伤、胸腹脏器损伤时，需请相关专业人员协助处理。

1)迅速控制内外出血：外出血用敷料压迫止血。内出血则主张使用抗休克裤压迫止血，因其能将下肢800～1 000mL血液驱向横膈以上，使血液重新分配，保证了在紧急情况下心、肺及脑等最重要器官的血液供应，同时能够有效地控制腹腔和下肢出血。抗休克裤唯一较显著的缺点是影响腹部检查和操作，且使用时间过长，会减少下肢血流有造成下肢缺血的危险。使用时先给抗休克裤的下半部分充气并观察患者的血压、脉搏反应，如效果不良则继续完全加压上半部分。相反，放气时则先放腹部再放腿部，且在逐步缓慢放气过程中，注意监测血压变化，如收缩压下降10mmHg以上，应停止进一步放气。

2)快速补充血容量：迅速建立2～3个静脉通道，其中2个在上肢，争取在20分钟内灌注1 000～1 500mL平衡液，而后迅速补充新鲜全血，保持晶体液与胶体液成(2～3)：1进行扩容。纠正严重休克时，至少应备足2 000mL全血。经输血、输液后仍不能维持血压或血压上升但液体减慢后又下降，说明仍有明显的活动性出血，此时应紧急手术止血，或行数字减影栓塞止血。

3)临时固定：对于"开书"型不稳定骨盆骨折，选择骨盆兜或骨盆外固定架，尤其是前方外固定架，可减少骨盆容积，从而减少静脉性和骨折端出血，更重要的是能够稳定骨盆，显著缓解疼痛，有利于休克的预防和纠正，是骨盆骨折急救的重要措施之一。

(2)非手术治疗。

1)手法复位：前后压缩性骨折，术者用双手从两侧向中心对挤髂骨翼，使其复位。也可使患者侧卧于硬板床上，患侧在上，用推按手法对骨盆略施压力，使分离的骨折复位。侧方压缩性骨折，患者仰卧，术者用两手分别置于两侧髂前上棘向外推按，分离骨盆使之复位。髂前上棘、髂前下棘撕脱骨折，患者仰卧，患侧膝下垫高，保持髋膝关节呈半屈曲位，术者捏挤按压骨折块使之复位，可同时在局麻下，用钢针经皮交叉固定骨块。

2)牵引：垂直方向移位明显的骨盆骨折，需行股骨髁上骨牵引，且需同时应用前方外固定架，可获得安全而充分的治疗。牵引重量为体重的1/7～1/5，牵引时间必须维持 8～12 周,否则可因软组织或骨折端愈合不良而再移位或下地后再次移位。牵引重量不足和牵引时间过短是治疗中常易发生的错误。

3)外固定:前后压缩性骨折复位后,用多头带加压包扎或用骨盆帆布兜悬吊固定。

(3)手术治疗:手术固定适用于不稳定性骨盆骨折,有外固定器固定和切开复位内固定两大类别。

1)内固定:除撕脱性骨折外,骨盆环稳定骨折(前后和侧方压缩性),不需内固定,而大多数不稳定的(垂直压缩和混合性)骨盆骨折,可通过外固定和牵引得到充分而安全的治疗。虽然内固定可获骨折的解剖和坚强固定,并能维持骨盆环的稳定性,使患者可以早日翻身、坐起,有助于提高多发伤患者的护理质量,防止骨折畸形愈合和不愈合,但手术的干扰可使凝血块脱落而引发大出血(尤以臀上动脉破裂多见),而骨盆后侧切口的骶臀部大面积皮肤坏死和固定螺钉误入骶孔造成的神经损伤等,也是不容忽视的严重并发症。对于涉及直肠、阴道的开放性损伤,则是所有内固定的禁忌证。

前方内固定主要适用于"开书"型损伤耻骨联合分离>3cm,或侧方压缩性耻骨支骨折突向阴道及髋臼前柱骨折,可选择耻骨联合上方横弧形切口或髂腹股沟入路,以钢板或加压螺钉固定为宜。

后方内固定主要适用于骶髂关节脱位和骶髂关节附近的髂骨骨折。后侧入路是在髂后上棘外侧跨越臀大肌筋膜做纵向切口,骨膜下剥离,用手指探入骶骨前面,以证明达到解剖复位后,用拉力螺钉或钢板固定骶髂关节,也可使用骶骨棒固定。鉴于骶髂关节后侧入路易出现皮肤坏死及神经损伤等并发症,现在对骶髂关节脱位或骨折脱位,一般推荐使用前侧入路进行内固定。由髂嵴后部至髂前上棘作一长切口,剥离髂肌显露骶髂关节及骶骨翼,牵引复位后用 2～3 孔钢板或 6.5mm 全螺纹松质骨螺钉固定,即可获得良好的稳定性。

2)骨盆外固定器固定:外固定器品种多样,但均由针、针夹和连接棒 3 部分组成。在距髂前上棘 3～5cm 和 6～10cm 处的髂嵴上做皮肤小切口,经髂嵴内外板之间钻入直径 5mm 的螺纹针,用针夹把持住螺纹针尾,再用连接棒将两侧针夹连成一体。通过调整连接棒并结合手法纠正骨盆向外或向内旋转移位,X 线检查证明复位满意后,拧紧外固定器旋钮,保持外固定器的固定作用。由于外固定多不能有效地纠正半盆向头侧移位,对此类损伤应加用患侧股骨髁上骨牵引。外固定器固定简便易行,创伤极小,故在急诊期尤为适用,以稳定骨盆,减小骨盆腔,有利于控制出血,纠正休克。外固定器的主要并发症是针道感染,应注意消毒和保持敷料清洁。

(杨春辉 邹德海)

第三章 脱位

第一节 颞下颌关节脱位

颞下颌关节脱位又称下颌关节脱位,古医籍中称"失欠颊车""落下颌""脱颌",俗称"掉下巴"。颞下颌关节由颞骨的下颌窝与下颌骨的髁状突构成。下颌窝前方有骨性突起,称为关节结节,后方为骨性外耳道前壁。其关节囊前部薄,后部较厚,外侧有下颌韧带加强。颞下颌关节脱位好发于年老体弱者,并易成为习惯性脱位。

一、病因病机

(一)过度张口
大笑、打呵欠、拔牙等动作时,髁状突越过关节结节,形成颞下颌关节前脱位。

(二)外力打击
下颌部遭受到侧方暴力打击,关节囊的侧壁韧带不能抗御打击的暴力,则可发生一侧或双侧颞下颌关节脱位。

(三)杠杆作用
上下白齿咬硬物时,物成为杠杆的支点,使髁状突向前下滑动,越过关节结节,形成单侧颞下颌关节前脱位。

年老体弱,肝肾亏虚,筋肉失养,或脱位后未进行合理固定,造成关节囊、韧带松弛,是发生习惯性脱位的病理基础。

二、诊断

口呈半开状,不能自如张合,语言困难,咀嚼食物不便,流涎,常以手托住下颌。双侧脱位下颌骨下垂并向前突出,咬肌痉挛呈块状隆起,面颊扁平,双侧颧弓下可摸到髁状突,耳屏前方可触及凹陷;单侧脱位口角歪斜,下颌骨向健侧倾斜下垂,患侧颧弓下可摸到髁状突和凹陷。张口过度、咬食硬物所致者,一般不需要进行 X 线检查;外力打击者须行 X 线检查排除髁状突骨折。

三、治疗

(一)整复方法

1.双侧脱位口腔内复位法

患者坐位,头枕部紧贴墙壁,术者站在患者面前,用无菌纱布数层包缠拇指,然后将双手拇指伸入患者口腔,指尖尽量放在两侧最后的下臼齿上,其余四指放在两侧下颌骨下缘,拇指将患者臼齿向下按压,待下颌骨移动时再向后推,余指协调地将下颌骨向上端送,听到滑入的响声,说明脱位已复位。与此同时,术者拇指迅速向两旁颊侧滑开,随即从口腔内退出。

2.单侧脱位口腔内复位法

患者坐位,术者位于患者旁侧,一手掌部按住健侧耳屏前方,将头部抱住固定,另一手拇指用纱布包缠好插入口腔,按置于患侧下臼齿,其余2～4指托住下颌。操作时,2～4指斜行上提,同时拇指用力向下推按,感觉有滑动响声,即已复位。

难以复位者,可考虑局部或颞颌关节内麻醉,头部后侧靠在墙上固定有时对于复位也很重要。

(二)固定方法

复位后,托住颏部,维持闭口位,用四头带兜住患者下颌部,四头分别在头顶上打结,固定时间1～2周。习惯性颞下颌关节脱位固定时间为4～8周。其目的是维持复位后的位置,使被拉松、拉长的关节囊和韧带得到良好修复,防止再发生脱位。

(三)功能锻炼

鼓励患者经常主动做咬合动作,以增强咀嚼肌的力量。

(四)药物治疗

初期应选用理气、活血、舒筋方剂,如活血止痛汤,以促进气血运行、筋脉畅通。中、后期应选用补气养血、益肝肾、壮筋骨的方剂,如壮筋养血汤、补肾壮筋汤等。

四、预防与调护

每日进行数次叩齿动作,使咀嚼肌得到运动,增强肌肉张力,以维持与加强下颌关节的稳定。还可配合自我按摩,以双手拇指或示指、中指在翳风穴或下关穴揉按,按摩手法要轻揉,以舒适为度,每日3～5次。在固定期间,患者不应用力张口、大声讲话,宜吃软食,避免咬嚼硬食,四头带或绷带不宜捆扎过紧,应允许张口超过1cm。

(一)非手术治疗及术前护理

(1)饮食护理:高蛋白、高热量、高维生素的流质饮食。保证营养物质供给。不能张口的患者可将吸管置于磨牙后间隙。缺牙区吸入食物或采用大号注射器缓慢注入。

（2）情志护理：告知患者疾病相关知识，多与患者沟通，缓解其焦虑、烦躁心理。

（二）术后护理

1.体位护理

指导患者取半坐卧位，以利于伤口引流，促进局部血液循环。

2.病情观察

麻醉未清醒时取去枕平卧位。严密观察患者口腔黏膜肿胀程度，呼吸频率，有无缺氧症状。及时清除口腔和气道分泌物，防止发生舌后坠，必要时进行舌牵引。

3.一般护理

协助患者生活，指导并鼓励患者做些力所能及的自理活动。

4.功能锻炼

鼓励患者早期进行功能锻炼。一般术后 72 小时左右肿胀消退后进行张口训练。采用拇指向上推上中切牙、示指向下推下中切牙的方法撑开上下颌，做开闭运动，每次 10～20 下，每日 3 次。

5.出院指导

嘱患者日常生活中注意安全，防止再次发生受伤。术后 3 个月内禁止咬质硬食物。逐渐从流食、半流食、软食过渡到普通饮食。出院后继续进行功能锻炼直至恢复正常。定期来院复查，若有异常变化及时就诊。

（杨春辉　李　韬）

第二节　上肢关节脱位

一、胸锁关节脱位

构成胸锁关节的骨端关节面脱离其正常位置，而致功能障碍称为胸锁关节脱位。本病发病临床较少见，约占人体关节脱位的 1%。

胸锁关节是上肢肩胛带与躯干连接的唯一关节，由锁骨内侧端与胸骨柄的锁骨切迹，以及第 1 肋软骨上面组成的双摩动关节。关节囊的上、下、前、后都有韧带围绕固定。胸锁前、后韧带从锁骨内侧端向内下，到达胸骨柄，有控制关节向前、后脱位及防止锁骨过度上举的作用；锁骨间韧带横过中线，紧贴颈静脉切迹，连结两侧锁骨，有限制锁骨外侧端过度下降的作用；肋锁韧带起自第 1 肋骨及其软骨，向上止于锁骨下面，可从下方加固关节囊，所以胸锁关节是一个较稳定的关节。但胸骨柄的锁骨切迹面积仅为锁骨内端的 1/2，形成马鞍状，是其潜在的不稳定因素。

胸锁关节囊内有关节盘,以对角线形式将关节腔分为内上和外下两部分。关节囊下端附着在第1肋软骨上面,上端附着于锁骨内侧端下方。关节盘使关节头和窝更为适应,且能阻止锁骨向上方脱位。另外,胸锁乳突肌位于关节囊前部的内上侧,胸大肌在胸骨头及锁骨头和关节囊的前下部,在各肌的协调下,可加强关节稳定。胸锁关节对肩肱关节的活动,起一定增加活动范围的作用。主要表现在上臂抬高时,锁骨有40°的抬高范围,上臂每抬高10°,锁骨约抬高4°;锁骨的抬高在上臂抬高最初90°内完成。胸锁关节活动度虽少,但由于锁骨支撑肩部向后,从而扩大了上肢的活动范围。胸锁关节能沿垂直轴做前后活动,循矢状轴上下运动,并绕额状轴做微小转动及环转运动。胸锁关节对肩肱关节活动影响较大,不能做关节融合。

(一)病因病机

引起胸锁关节脱位的原因大致有直接暴力、间接暴力和劳损外力等因素,以间接暴力为多见。

1.直接暴力

由暴力直接打击或冲击锁骨内侧端,使其向后、向下穿破关节囊,撕裂锁骨前后韧带,使锁骨内侧端向后、向下脱出,造成胸锁关节后脱位。

2.间接暴力

暴力作用于肩部,使肩部急骤过度地向后、向下受力,外力经锁骨由外向内传导,以第1肋骨上缘为支点的杠杆作用,引起锁骨内侧端向上、向前脱出,关节囊和胸锁前韧带被撕裂,发生胸锁关节前脱位;若外力由肩的后上部向前下方作用,并经锁骨传至其内侧端,可导致胸锁关节后脱位。

3.劳损外力

经常持续性使锁骨过度外展,胸锁韧带受到慢性强力牵拉,会引起慢性胸锁关节脱位。

胸锁关节脱位的主要病理变化是关节移位、关节囊和胸锁韧带撕裂。有时伴有胸锁韧带撕裂,胸骨后有大血管、气管及食管,严重的后脱位可压迫纵隔内重要器官,易产生压迫症状,引起呼吸困难,吞咽不利,甚至危及生命。

胸锁关节脱位临床中按发病时间,分为新鲜脱位和陈旧性脱位;按损伤性质,可分为急性和慢性脱位;按脱位程度,可分为半脱位和全脱位两种;按暴力作用于肩部及锁骨内端脱出的方向,可分为前脱位和后脱位,以前脱位多见,后脱位很少见,偶尔可见单纯性上脱位。

(二)诊断

1.外伤史

患者有明显外伤史。慢性劳损引起者,可无外伤史。

2.临床表现

伤后局部肿胀、疼痛、压痛或有瘀斑。锁骨内侧端移位于胸骨后侧,会压迫气管引起呼吸困难,压迫食管及纵隔血管出现吞咽困难及血液循环受阻症状。

3.专科检查

胸锁关节处高突或凹陷,两侧胸锁关节不对称,头倾向患侧,患侧肩部下垂,患肢功能障碍。前脱位时,锁骨内侧端向前突出及移位,常伴有异常活动。后脱位者,局部凹陷、肿胀不明显,触摸时胸锁关节处空虚。

4.X线检查

X线检查可明确诊断和确定有无骨折。

(三)治疗

结合局部和全身症状辨证施行手法,辨证分期应用内服外用药物治疗,结合适当固定和功能锻炼。

新鲜胸锁关节脱位复位较容易,但维持固定较困难,解除固定常遗留半脱位,但对功能影响不大,患者也无痛苦。后脱位伴有气管或食管等压迫症状时,应紧急处理。慢性劳损性胸锁关节脱位,仅局部隆起,不妨碍功能者,不需特殊治疗。陈旧性或习惯性胸锁关节脱位,若无明显功能障碍和症状者,一般无须特殊治疗。如有疼痛并影响功能者,可考虑采用锁骨内侧端切除术。任何内固定方法都会影响关节活动,一般不宜采用。

1.手法复位

整复时取坐位,患者坐在板凳上,应采用高度后伸外旋和轻度外展肩关节的姿势进行复位。

(1)前脱位:患者取坐位,双手叉腰,助手用手牵拉住患侧上臂上端将肩关节外展牵引 2～3 分钟,术者用拇指由前向后按压高突的锁骨内侧端即可复位。

(2)后脱位:患者取坐位,双手叉腰,术者站于患者背后,脚踏板凳上,用膝顶在两肩胛之间,同时两手分别牵住患者两肩向后、向外上牵拉,迫使患者挺胸而使之复位;或术者一手从背部向前推顶伤侧胸壁,另一手牵住伤侧上臂上端将肩关节向外、向后外展牵引即可复位。也可令患者仰卧在床上,两上肢下垂,在两肩胛之间垫一沙袋,两助手分别持续向外、向下牵引,术者用拇指、示指、中指按住锁骨内侧端上提使之复位。

2.固定方法

胸锁关节脱位复位后固定方法有:双圈固定法,与锁骨骨折固定方法相同;前"8"字绷带或石膏绷带固定法,其方法为于胸锁关节前加纸垫或棉垫,然后用前"8"字固定法固定,适用于前脱位;后"8"字绷带或石膏绷带固定法,适用于后脱位。固定时间为3～4周。

3.药物治疗

按损伤三期辨证治疗。初期局部瘀肿疼痛为主要表现者,宜活血化瘀、消肿止痛,可用复元活血汤、舒筋活血汤、肢伤一方、中华跌打丸、云南白药等内服。中期肿痛减轻后,宜舒筋活血、强壮筋骨,以壮筋养血汤、跌打养营汤、补肾壮筋汤、伸筋丹等内服。后期体质虚弱者,宜补肾壮筋、补养气血,以左归丸、八珍汤或补中益气汤加减。慢性劳损而致脱位者,应重用补肝肾、强筋骨、补养气血之品,如补肾壮筋汤、壮骨强筋汤、健步壮骨丸、仙灵骨葆胶囊等。后脱位整复后感胸闷、气促者,治用活血理气、宣肺、止咳之药。

4.功能锻炼

早期复位固定后即可进行肘腕关节的屈伸功能锻炼,中后期解除固定后应逐渐进行肩关节功能锻炼,以促进损伤早日恢复。

5.其他疗法

胸锁关节后脱位会压迫气管、血管或食管而致急症。手法复位失败后,应立即进行切开复位,在无菌操作下,沿锁骨内侧端切口暴露锁骨内侧段,用无菌巾钳夹住锁骨近端处向外前方牵引使之复位。用两枚克氏针经过关节固定,针尾弯成钩状,以解除其压迫症状,4~6周拔除克氏针。

(四)注意事项

(1)胸锁关节脱位应注意与锁骨内侧端骨折相鉴别。

(2)在中后期解除固定后,逐渐以"上提下按,前俯分掌"等运动锻炼其功能,以利早期修复。

二、肩锁关节脱位

凡构成肩锁关节的骨端关节面脱离其正常位置,而致功能障碍者,称为肩锁关节脱位。其发病较为多见,多发于青壮年,本病占肩部脱位的12%,男性多于女性。

肩锁关节是由锁骨外端和肩峰内端关节面组成,借着关节囊、肩锁韧带、三角肌、斜方肌腱附着部和喙锁韧带等连接组成。肩锁关节的稳定靠关节囊和肩锁、喙锁两条韧带,其中喙锁韧带尤为重要。肩锁关节脱位常有肩锁韧带和喙锁韧带撕裂。当肩锁韧带撕裂时只能引起半脱位,喙锁韧带断裂则发生全脱位,同时会伴有三角肌、斜方肌撕裂。肩锁关节能否整复及整复后稳定性的维持,是依赖于肩锁韧带和喙锁韧带撕裂的范围及程度,同时还依赖于肩锁关节囊、斜方肌和三角肌的损伤程度。

(一)病因病机

肩锁关节脱位多由直接暴力所致,当肩关节处于外展、内旋位时,外力由上向下冲击肩峰部会导致脱位。也有间接暴力所致者,在间接暴力的作用下,过度向下牵拉肩关节可引起脱位。根据其解剖结构和受伤机制,肩锁关节脱位可分为半脱位和全脱位两种。半脱位仅肩锁关节囊和肩锁韧带撕裂;全脱位时,喙锁韧带撕裂,锁骨外端与肩峰完全分离,并明显向上移位,严重影响患侧上肢功能。

(二)诊断

1.外伤史

患者有明显外伤史。

2.临床表现

伤后局部疼痛、压痛、肿胀、肩关节功能障碍。

3.专科检查

半脱位时,锁骨外侧端向上移位,肩峰与锁骨不在同一水平面上,可触摸到高低不平的肩锁关节。双侧对比,被动活动时,患侧锁骨外侧端活动范围增大。在诊断困难时,还可让患者两手分别提约2.5kg的重物,同时摄双侧肩锁关节正位片对比,可发现患侧锁骨外侧端与肩峰之间距离较健侧增宽。

全脱位时,可见锁骨外侧端隆起,畸形明显,患侧上肢外展,上举活动困难。检查时,肩锁关节处可摸到凹陷,按压隆起处有明显弹跳征,如按琴键。

4.X线检查

半脱位时,可发现锁骨外侧端轻度向上翘起,肩锁关节间隙略有增宽。全脱位时,可见锁骨外侧端上移,喙锁间隙距离增宽,当宽度大于5mm时,说明喙锁韧带完全断裂。宽度在4mm以下者,说明喙锁韧带只是受到扭伤或牵拉伤。

(三)治疗

肩锁关节脱位手法复位较容易,但复位后维持其对位困难。全脱位经手法复位和外固定,效果多不满意。故辨证治疗时在准确复位基础上要给予有效固定(或手术切开内固定),根据损伤三期进行辨证用药,内治外治相结合,适当配合功能锻炼,促进脱位早期修复。

1.手法复位

患者取坐位,患侧肘关节屈曲,术者一手将患侧肘部上托,另一手用力下压突起的锁骨外侧端,即可复位。

2.固定方法

(1)胶布固定法:复位后,患侧肘关节屈肘90°,在肩锁关节、锁骨外侧端放高低纸压垫,同时在肩锁关节、肘关节背侧及腋部放置棉垫,然后用宽3～6cm的胶布自患侧胸锁关节下斜向肩锁关节处沿上臂纵轴向下绕过肘关节反折,顺上臂向上,再经过肩锁关节处向下拉到同侧肩胛下角内侧以粘固。也可用宽6cm的胶布沿上臂纵轴,绕住锁骨远端与肘关节。前臂以颈腕带悬吊胸前,固定时间5～6周。

(2)石膏腰围及压迫带固定法:患者取直立位,双上肢上举,先上石膏腰围,上缘齐乳头平面,下缘至髂前上棘稍下部,腰围前后各装一腰带铁扣,待石膏凝固干透后,在肩锁关节、锁骨外侧端放高低垫,然后用一块厚毡置于锁骨外侧端隆起处,再用宽3～5cm的皮带或帆布带,通过患肩所放置的厚毡上,将带子两端系于石膏腰围的铁扣上,适当用力拉紧,使分离的锁骨外端与肩峰接近同一平面。经X线摄片无误后,用三角巾将患肢悬吊于胸前。

3.药物治疗

初期患者肩部瘀肿、疼痛者,宜活血祛瘀、消肿止痛,可用舒筋活血汤、伤肢一方内服。中期肿痛减轻,宜舒筋活血、强壮筋骨,可用壮筋养血汤、跌打养营汤等内服。后期症状基本消失,宜补肝肾、壮筋骨、舒筋活络,可用补肾壮筋汤加减内服。损伤后期,关节功能障碍者,常选用上肢损伤洗方或八仙逍遥汤熏洗。也可用舒筋药水配合推拿按摩治疗。

4.功能锻炼

早期开始固定期间,做腕指关节活动。中、后期多在固定5～6周后,开始主动活动肩关节,先做肩关节前屈、后伸活动,逐渐做外旋、内旋、外展、内收及上举等动作。活动范围由小到大,用力逐渐加强。

5.其他疗法

对于新鲜肩锁关节全脱位,如果患者年轻,活动量较大,不能忍受长时间外固定治疗,且要求恢复正常外形者,或经外固定不能维持对位且有持续性疼痛和影响肩关节功能者,可采用手术切开复位,用两根细克氏针交叉固定肩锁关节。也可用带垫圈的加压螺钉固定喙突与锁骨外侧端,同时行肩锁及喙锁韧带修复治疗。

陈旧性肩锁关节脱位,若仅有脱位,而无明显功能障碍者,不需治疗。如有明显疼痛和功能障碍者,则可考虑手术治疗。其方法:①用阔筋膜修复喙锁韧带,同时用螺丝钉固定肩锁关节;②锁骨外侧端切除术,适用于肩关节外展时疼痛者,虽术后外展功能得到改善,但力量较弱;③肩锁关节用细克氏针交叉固定,同时将喙突从基底部切断,连同肌肉移位于锁骨,用螺丝钉固定。

(四)注意事项

(1)对肩锁关节半脱位的诊断要仔细,切勿误诊为肩部伤筋。

(2)对于肩锁关节脱位,内、外固定方法均有不利因素。可靠的内固定术后,允许早于闭合复位进行功能锻炼。

(3)无论内、外固定后功能锻炼要适度,均需防止粗暴被动活动。

(4)固定后用颈腕带悬吊,如有松动,应予以加固更换。

三、肩关节脱位

肩关节脱位又称肩肱关节脱位,古代称"肩胛骨出""肩骨脱臼""肩膊骨出臼"。肩关节脱位是临床常见病,占全身关节脱位的第二位。肩关节由肩胛骨的关节盂与肱骨头构成。关节盂小而浅,肱骨头大,其面积是关节盂的3～4倍,呈半球形。关节囊宽大、薄弱、松弛,有利于肩关节活动灵活,但不稳定。尤其是关节囊的前壁更加薄弱、松弛,当受到外力作用时,肱骨头易冲破前壁形成脱位。肩关节的稳定需要关节周围肌肉来维持,如肩部的主要肌肉损伤或麻痹,肌力下降,关节的稳定性受到破坏,可致肩关节脱位。

(一)病因病机

1.病因

肩关节脱位的病因多为间接暴力所致,直接暴力少见。

(1)间接暴力:肩关节脱位的主要病因。

1)传达暴力:患者前扑跌倒时,上肢外展外旋,手掌或肘部着地,外力沿肱骨向上传至肱骨头,肱骨头冲击肩胛下肌与大圆肌之间的薄弱部分,顶破关节囊的前下部,进入喙突间歇,形成喙突下脱位。若暴力较大,将肱骨头推至锁骨下,即形成锁骨下脱位。

2)杠杆作用:患者跌倒时,上肢处于极度外展、外旋位,肱骨大结节已抵于肩峰,形成一个杠杆支点,手掌或肘部继续受外展冲击力的作用,肱骨头穿破肩关节下方关节囊,形成盂下脱位。外力继续作用,使肱骨头移至肩胛前部形成喙突下脱位。此型脱位常造成肱骨大结节撕脱性骨折。

(2)直接暴力:多因外力从肱骨头后部直接撞击,使肱骨头向前移位造成前脱位,临床少见。

由于肱骨头脱位,腋神经或臂丛神经有可能被牵拉或被肱骨头压迫,引起不同程度腋神经或臂丛神经损伤。

2.病机

主要是肩关节囊的撕裂和肱骨头的移位,肩关节周围软组织可发生不同程度的损伤,部分患者并发有肱骨大结节骨折或移位,肩胛盂边缘的骨折,部分患者并发有肱骨近端骨折。

3.分类

(1)根据脱位后时间的长短和复发情况,分为新鲜脱位、陈旧性脱位和习惯性脱位3种。

(2)根据脱位后肱骨头移位的方向,分前脱位和后脱位。前脱位根据肱骨头移位的位置,分为喙突下、盂下、锁骨下脱位3种。如肱骨头因暴力过大,冲破肋间隙进入胸腔,称为胸腔内脱位,常并发血气胸、损伤肺或其他脏器。

临床以前脱位为常见,后脱位极少见,胸腔内脱位罕见。

(二)诊断

1.临床表现

患者有明确的外伤史,受伤后,局部疼痛、肿胀,肩部活动障碍。若伴有骨折,则疼痛、肿胀更加明显,或有瘀斑。习惯性脱位者既往有习惯性肩关节脱位史,稍受外力作用又复发。

(1)肩关节前脱位:患肩失去正常圆钝平滑的曲线轮廓,形成"方肩"畸形,上臂弹性固定于肩外展$20°\sim30°$位,可在腋窝内、喙突下或锁骨下触及肱骨头,搭肩试验(Dugas征)阳性,直尺试验阳性。

(2)肩关节后脱位:极为少见,且极易误诊,多为肩峰下脱位,患肩前部扁平塌陷,喙突突出,在肩胛冈下可触及移位的肱骨头,上臂呈内旋畸形。

2.辅助检查

肩部正位和穿胸侧位X线片可明确诊断和脱位类型,并可明确是否合并骨折。怀疑后脱位者可摄上下位(从头部向足部摄片)或CT三维重建明确诊断。

临床根据患者的受伤史、症状、体征及影像检查一般诊断不难。

(三)鉴别诊断

1.肱骨外科颈骨折

疼痛和肿胀较脱位明显,查体时局部有骨擦感(音),骨折处有异常活动。影像学检查可明确诊断。

2.肩关节脱位合并大结节骨折

这是肩关节脱位的常见并发症,除肩关节脱位的症状、体征外,疼痛、肿胀更加明显,于大结节处可触及骨折碎片或骨擦感(音)。影像学检查可明确诊断。

3.肩袖损伤

肩关节脱位复位后,检查肩关节的外展功能,如无肱骨大结节骨折,肱骨头与肩胛骨关节盂的间隙较大,呈半脱位状态,此时应考虑肩袖损伤。如诊断困难,可行肩关节造影或MRI检查。

4.血管和神经损伤

由于脱位时的牵拉或肱骨头的压迫,可至腋神经、臂丛神经和腋动脉损伤,腋神经损伤后,三角肌瘫痪,肩部前外侧、后侧皮肤的感觉减退或消失。臂丛神经损伤则可能有肌皮神经、正中神经、尺神经、桡神经损伤的表现。血管损伤少见,如损伤可见患肢前臂手部发凉或发绀,桡动脉搏动逐渐减弱或消失。

(四)治疗

对于新鲜的肩关节脱位,采用手法复位及适当固定。合并大结节骨折者,脱位复位后,骨折常可随脱位复位而整复。合并神经、血管压迫者,脱位复位后,往往神经、血管压迫也随之解除。陈旧性脱位,在充分麻醉下,充分松解后,试行复位,如不能成功,可考虑手术治疗。合并肱骨外科颈骨折者,可先行复位,再整复骨折,如失败可考虑手术治疗。对于习惯性脱位者,可行关节囊缩紧术。

1.手法复位

(1)牵引复位法:患者仰卧位,自患侧腋下经胸前壁及背后绕套一布单,助手牵拉布单两头向健侧做对抗牵引,另一助手握住患肢腕部及肘部,沿上臂弹性固定的纵轴方向(约外展 60°)牵引并适当外旋,术者用手自腋下将肱骨头向外后推挤,即可使肱骨头复位。

(2)手牵足蹬法:患者仰卧,术者立于患侧,将一足跟置于患者腋窝紧贴胸壁,右侧脱位用右足,左侧脱位用左足,双手紧握患肢腕部,将足跟顶住腋窝并向外推挤上臂上端做对抗牵引,逐渐将患肢先稍外展、外旋,然后内收、内旋,使肱骨头复位。当有入臼声时,复位即成功。

(3)拔伸托入法:术者站于患肩外侧,用两手拇指压其肩峰,其余四指由腋窝内托住肱骨干。第一助手站于患者健侧肩后外侧,两手斜形环抱固定患者,第二助手一手握患者患侧肘部,另一手握腕上部,外展、外旋患肢,由轻到重地向前外下方做拔伸牵引,与此同时,术者插入腋窝内的手将肱骨头向外上方钩托,第二助手逐渐将患肢内收、内旋,直到有肱骨头复位感,复位即成功。

(4)曲肘旋转法:患者坐位或仰卧。术者一手握患肢腕部,另一手握肘部,屈肘 90°,沿上臂纵轴牵引,再在牵引下将上臂外展、外旋,然后内收,使肘部紧贴胸壁并移向中线,再内旋,将患肢手指搭于对侧肩部即可复位。此法对于年老体弱、骨质疏松患者最好不选用,以免发生骨折。

(5)悬吊复位法:患者俯卧位,患侧肩胸下垫一小枕,患肢于床边自然下垂,或在腕部悬挂一个 2~5kg 重物,数分钟后可自行复位。若未复位,术者一手握患肢肘部,患者手掌搭在助手肘部,逐渐外展,同时另一手握患肢上臂,逐渐外展牵引并外旋,即可复位。若仍未复位,术者用双手拇指在患肢腋窝部将肱骨头推向关节盂,以完成复位。

2.固定方法

患侧腋窝垫一棉垫,用绷带缠绕将患肢上臂贴于胸壁固定。肩关节处于内收、内旋位,屈肘 90°,前臂用颈腕带悬吊,固定 3 周。

3.药物治疗

新鲜脱位可按骨折三期辨证用药,早期宜活血祛瘀,消肿止痛,内服舒筋活血汤、桃红四物汤等,外敷消肿散;肿胀减轻后,宜养血壮筋,内服壮筋养血汤,外贴跌打膏药;后期宜补气血或补肝壮筋,可选用八珍汤、左归丸内服。外洗用桃红四物汤加伸筋草、透骨草煎汤熏洗。习惯性脱位者应补肝肾、强筋骨。

(五)调护

固定期间的主动活动采取先远后近的原则,先活动远离肩关节的手部关节、腕关节,再活动靠近肩关节的肘关节。解除固定后活动肩关节,活动范围采取由小到大的原则,早期活动范围宜小,循序渐进,中、后期逐步加大活动范围。

四、肘关节脱位

肘关节由肱尺、肱桡和桡尺近侧3组关节构成,共用一个关节囊。肱骨滑车与尺骨半月切迹构成肱尺关节,属于蜗状关节;肱骨小头与桡骨头凹关节面构成肱桡关节,属于球窝关节;桡骨头环状关节面与尺骨的桡骨切迹构成桡尺近侧关节,属于车轴关节。尺骨半月切迹前缘的冠突较短小,对尺骨向后移位的阻挡有限,加之关节囊前、后壁较松弛薄弱,受到较大外力作用时容易发生后脱位。关节两侧的侧副韧带较厚且紧张,尺侧副韧带呈三角形,起自肱骨内上髁,呈放射状止于尺骨半月切迹的边缘,桡侧副韧带也是三角形,附于肱骨外上髁与桡骨环状韧带之间,两者有防止肘关节侧屈的作用。桡骨环状韧带围绕桡骨头并附着于尺骨的桡骨切迹的前后缘,形成一个漏斗形骨纤维环,稳定桡尺近侧关节。肘部的3个骨突标志是肱骨内、外上髁和尺骨鹰嘴,此三点在伸肘时成一直线,屈肘时形成一等腰三角形,故称"肘后三角",损伤致三点之一改变,都会影响到此三点关系改变。

在全身关节脱位中,肘关节脱位发病率居首位,约占1/2,多发于青壮年。

(一)病因病机

1.病因

肘关节脱位的病因多为间接暴力(传达暴力和杠杆作用)所致,直接暴力少见。

(1)间接暴力:后脱位常见,前脱位很少见。跌倒时上肢外展、手掌着地,肘关节过伸,尺骨鹰嘴急骤撞击肱骨鹰嘴窝形成支点,产生一种有力的杠杆作用,传达暴力在肘部形成向前的分力,鹰嘴尖端将肱骨远端抵向前方,突破关节囊前壁向前移位,身体的重力作用与地面的反作用力在肘部形成对冲力量,使尺骨和桡骨近端同时向后上方移位,形成肘关节后脱位。

(2)直接暴力:若暴力来自肘关节后方,直接暴力作用于尺骨鹰嘴,可先发生鹰嘴骨折,暴力继续作用,可将尺桡骨上端推移到肱骨下端的前方,形成肘关节前脱位。

由于暴力作用方向不同,除造成肘关节后脱位或前脱位外,有时还可以向外侧或内侧移位,引起尺侧或桡侧副韧带撕脱或断裂,形成后外侧、后内侧脱位或前外侧、前内侧脱位。

2.病机

主要是肘关节囊撕裂、尺骨近端和桡骨近端向后或向前移位,肘关节周围软组织可发生不同程度的损伤,如尺侧或桡侧副韧带撕脱或断裂;部分患者并发肱骨内上髁、外上髁撕脱骨折,尺骨喙突撕脱骨折,前脱位患者常并发尺骨鹰嘴骨折。

3.分类

根据骨端移位情况,可分为后脱位、前脱位、侧方脱位。根据受伤时间,可分为新鲜脱位和陈旧性脱位。

(二)诊断

1.临床表现

有外伤史,患肘疼痛、肿胀,可有瘀斑、畸形。

(1)后脱位:肘关节后脱位侧位观呈靴样畸形;肘关节脱位因尺、桡骨近端移位,出现前臂缩短;肘关节周径增粗畸形;肘关节弹性固定于半伸半屈位,约45°位;肘后三角失去正常关系,可于肘前方摸到肱骨远端,肘后可摸到尺骨鹰嘴。

(2)前脱位:前脱位时肘关节呈过伸畸形并弹性固定,屈曲受限;肘前饱满或隆起,肘后凹陷;在肘前可摸到尺、桡骨近端,在肘后可触到肱骨下端及游离的鹰嘴骨片。

2.辅助检查

肘关节 X 线正、侧位片可了解脱位情况,有无并发骨折。如想了解是否合并韧带损伤、断裂,可行 MRI 检查。

(三)鉴别诊断

肱骨髁上骨折时肘关节可部分活动,肘后三点关系无变化,上臂短缩,前臂正常。肘关节后脱位时肘关节弹性固定,肘后三角有变化,上臂正常,前臂短缩。

(四)治疗

1.手法复位

新鲜肘关节脱位应以手法复位为主,宜早期复位与固定。闭合复位失败或陈旧性脱位时间过久者,有明显功能障碍者或合并骨折不宜闭合复位者,可手术治疗。

(1)新鲜肘关节后脱位。

1)拔伸屈肘法:患者取坐位或仰卧位,麻醉后,助手握住患肢上臂,术者一手握患肢腕部做对抗牵引,3 分钟后,另一手用拇指从患肘前方将肱骨远端向后推压,其余四指从患肘后将鹰嘴突向前端提,并将患肘屈曲,即可复位。

2)牵引托入法:若患肘肿胀较甚,患者肌肉发达,可采用三人复位法。第一助手双手握住患肢上臂固定并牵引,第二助手握住患肢腕部做对抗牵引,2～3 分钟后,术者下蹲用双手拇指从患肘后顶住鹰嘴突向前、向远侧推顶,同时用双手其余四指从患肘前扣住肱骨远端向后提拉,令二助手配合屈曲患肘,即可复位。

3)膝顶复位法:患者坐位,术者立于患者前面,一手握其前臂,另一手握其腕部,同时一足踏在凳上,以膝顶住患肢肘窝部,先顺势牵引,然后逐渐屈肘,闻及入臼声说明已复位。

(2)新鲜肘关节前脱位:患者取坐位或仰卧位,麻醉后,第一助手握住患肢上臂并固定患肢,第二助手握住患肢腕部,顺势对抗牵引,2～3分钟后,术者用双手拇指从患者肘前将尺、桡骨近端向后推,余指由患肢后侧扣住肱骨下端向前上端提,闻及复位音说明已复位。若肘关节前脱位并发鹰嘴骨折,脱位复位后,再处理鹰嘴骨折。

2.固定方法

后脱位复位后,一般用绷带做肘关节"8"字固定,或用直角托板或石膏托固定曲肘 90°位,前臂中立位,三角巾悬吊患肢前臂于胸前,固定 3 周。

3.药物治疗

复位后,早期宜活血化瘀、消肿止痛,内服舒筋活血汤等,外敷消肿散;中期宜和营生新、舒筋活络,内服壮筋养血汤等,外敷舒筋活络药膏等;后期宜补养气血,可内服八珍汤等,外用海桐皮汤煎汤熏洗。

(五)调护

复位后,鼓励患者做掌指关节、腕关节、肩关节活动。解除固定后,做肘关节主动活动,练习曲肘,逐步练习伸肘活动,不可以采用提重物、拉门框等方法练习伸肘,以防发生外伤性骨化性肌炎。

五、小儿桡骨头半脱位

桡骨头呈椭圆形,近端为浅凹状关节面,与肱骨小头凸面形成关节,与肱尺关节一起完成屈伸活动。桡骨头尺侧与尺骨鹰嘴半月切迹形成上尺桡关节,有环状韧带包绕。

因小儿桡骨头发育尚不完全,桡骨头与桡骨颈几乎相等,环状韧带比较松弛,故小儿易发生桡骨头半脱位。小儿桡骨头半脱位又称"牵拉肘"。多发生于 5 岁以下的幼儿,是临床常见的肘部损伤。

(一)病因病机

小儿在穿衣、走路跌倒时,成人握住腕部向上牵拉、旋转,肘部突然受到拉力,肱桡关节间隙加大,关节囊内负压增加,部分关节囊和松弛的环状韧带被吸入肱桡关节间隙,解除牵引后,阻碍桡骨头回到正常解剖位置,而是向桡侧移位,形成桡骨头半脱位。

（二）诊断

患肢有被牵拉史，患肘疼痛，肘关节呈半屈曲，前臂呈旋前位，不能抬举。检查时，被动屈肘时患儿疼痛，桡骨小头处压痛，局部可无明显肿胀或畸形。X线检查常不能显示病变。

（三）治疗

宜手法复位，家人抱小儿正坐，或直立，术者以一手握住小儿腕部，另一手托住肘部，以拇指压在桡骨头部位，屈肘至90°，做轻柔的旋后、旋前活动，同时屈曲肘关节，并以拇指轻压桡骨头，即可复位。也可反复两次。若仍不能复位，则可稍做牵引再行旋后活动，同时屈曲肘关节，即可听到轻微的复位声。复位后小儿肘部疼痛消失，肘部屈伸、旋转活动自如，能上举取物。复位后可不必固定，也可以三角巾悬吊前臂，屈肘90°位，2～3日即可。嘱家长不可再牵拉，以免复发。

（四）预防与调护

桡骨头半脱位发生一次后，每当牵拉时容易复发。应嘱家长为小儿穿、脱衣服或行走玩耍时多加注意，以免形成习惯性脱位。

六、月骨脱位

腕关节的腕骨中以月骨脱位最常见。月骨居近排腕骨中线，正面观为四方形，侧面观呈半月形，掌侧较宽，背侧较窄。其凸面与桡骨远端关节面构成关节，其凹面与头状骨相接触，内侧与三角骨、外侧与舟骨互相构成关节，所以月骨周围均为软骨面。月骨的前面相当于腕管，有屈指肌腱和正中神经通过。在月骨与桡骨下端前、后两面有桡月背侧、掌侧韧带相连，营养血管经过韧带进入月骨，以维持其正常血液供应。

（一）病因病机

月骨脱位多由间接外力引起，手掌着地摔伤，腕部处于极度背伸位，重力与地面反作用力，使月骨被桡骨远端与头状骨相挤压，头状骨与月骨间的掌侧韧带与关节囊破裂，月骨向掌侧脱位，又称月骨前脱位。如月骨留于原位，而其他腕骨完全脱位，称为月骨周围脱位。损伤严重时影响月骨血液循环，容易引起月骨缺血性坏死。

（二）诊断

有明显手掌着地、腕背伸受伤史。大、小鱼际处可有皮肤擦伤，腕部掌侧肿胀、隆起、疼痛。由于月骨脱位压迫屈指肌腱使其张力加大，腕关节呈屈曲位，不能背伸，腕部向尺偏。中指不能完全伸直，握拳时第3掌骨头明显塌陷，叩击该掌骨头有明显疼痛。掌腕横纹处有压痛，并可触到脱出的月骨。如脱位的月骨压迫正中神经，则使手掌桡侧麻木。拇指、示指、中指感觉异常与屈曲障碍。X线正位片可见头骨、月骨有重叠，月骨由正常的四方形变成三角形，侧位片可见月骨凹形关节面与头状骨分离而转向掌侧。

1.整复方法

（1）手法复位：患者在麻醉（如臂丛麻、局麻）下，取坐位，肘关节屈曲 90°，两助手分别握住肘部和手指（示指与中指）对抗牵引，在拔伸牵引下前臂旋后，腕关节背伸，使桡骨与头状骨之间的关节间隙加宽，术者两手握住患者的腕部，两手拇指用力推压月骨凹面远端，迫使月骨进入桡骨和头状骨间隙，然后逐渐使腕掌屈，当月骨有滑入感，中指可以伸直时，多数已复位。手法复位后，若发现腕部不稳定，则从鼻烟壶处用细（0.6mm 直径）克氏针在电视 X 线机控制下，经皮肤固定舟、头骨及舟、月骨。然后摄 X 线片，位置良好，用石膏托固定，7～8 日后肿消，改用石膏管 8 周，然后用石膏托 4 周。

（2）针拨复位法：手法复位不成功者可采用此法。麻醉后，在无菌条件及 X 线透视下，用细的骨圆针自腕掌侧把钢针刺入月骨凹面远端，在腕背伸对抗牵引下，向背侧顶拨，使月骨凹形关节面与头状骨相对，同时嘱助手由腕背伸位牵向掌屈位，若中指可以伸直，表示复位成功。

2.固定方法

复位后，用塑形夹板或石膏托将腕关节固定于掌屈 30°～40°。1 周后改为中立位，再固定 2～3 周。每周 X 线检查 1 次，必要时固定 8 周。解除固定后，开始做腕关节主动屈伸活动。

3.手术治疗

若手法复位失败，可切开复位。从掌侧或背侧切口，复位视情况而定，复位要完善。如果桡月前后韧带均已断裂，日后月骨可能发生缺血坏死，或合并创伤性关节炎者，可考虑月骨切除。

4.药物治疗

内服中药按骨折三期辨证用药，若无其他兼证，可在肿消后尽早补益肝肾，内服壮筋养血汤、补肾壮筋汤等。拆除外固定后，加强中药熏洗，促进腕关节功能恢复。

5.功能锻炼

固定期间鼓励患者做掌指关节及指间关节伸屈活动，解除固定后，开始做腕关节主动伸屈活动。月骨切除后，固定 1 周即可开始腕关节功能锻炼，一般日后对腕关节功能影响不大。

七、掌指关节及指间关节脱位

掌指关节脱位是指近节指骨基底部脱离掌指关节向背侧或掌侧移位。掌指关节的两侧、背侧及掌侧均有韧带附着,加强关节稳定性。掌指关节脱位以拇指掌指关节脱位最多见,其次为示指掌指关节脱位,第3～5掌指关节脱位少见。

指间关节由近节指骨滑车与远节指骨基底部构成。该关节为屈戌关节,仅能做屈伸运动,关节囊的两侧有副韧带加强。脱位的方向多为远节指骨向背侧移位,或内、外侧移位,前方脱位极为罕见。

(一)病因病机

掌指关节脱位多由于关节过伸时遭受外来暴力所致,掌指关节在极度背伸、扭转或侧方挤压外力作用下,掌骨头穿破掌侧关节囊而脱出,有时伴有侧副韧带损伤断裂,或伴有撕脱骨折。掌指关节脱位后,掌骨头向掌侧移位,近节指骨基底部向背侧移位,屈指肌腱被推向掌骨头尺侧,蚓状肌脱向桡侧,掌侧关节囊纤维板移至掌骨头背面,掌骨头掌侧被掌浅横韧带卡住。

指间关节脱位多由外力使关节极度过伸、扭转或侧方挤压,造成关节囊破裂、侧副韧带撕裂而引起,甚至伴有指骨基底小骨片撕脱。脱位的方向大多是远节指骨向背侧移位,同时向侧方偏移。

(二)诊断

掌指关节脱位时掌指关节疼痛、肿胀、功能丧失,指间关节屈曲、掌指关节过伸畸形,并弹性固定,掌面隆起。X线检查可清楚地显示向掌侧移位的掌骨头及近节指骨基底部。

指间关节脱位为伤后指间关节呈过伸畸形、疼痛、局部压痛,弹性固定,被动活动时疼痛加剧。若侧副韧带已断,则出现明显侧方活动。X线片显示指间关节过伸,并可确定是否并发指骨基底撕脱性骨折。

(三)治疗

1.手法复位

(1)掌指关节脱位整复法:麻醉下,术者拇指与示指握住患者脱位手指,呈过伸位,顺势做拔伸牵引,同时用另一手握住患侧腕关节,以拇指抵于患指基底部推向远端,使脱位的指骨基底与掌骨头相对,然后向掌侧屈曲患指,即可复位。

(2)指间关节脱位整复法:术者一手固定脱位关节近端手指,另一手握脱位关节远端手指顺势拔伸牵引,同时用拇指将脱出的指骨基底部推向掌侧,然后屈曲手指,即可复位。

2.固定方法

复位后,保持掌指关节屈曲位固定,固定患指于轻度屈曲对掌位1～2周,用塑形夹板压弯塑形或用绷带卷垫于掌指关节与指间关节的掌侧。近侧指间关节脱位合并侧副韧带损伤或撕脱性骨折者,应将关节固定于伸直位3周,以防韧带挛缩。

3.手术治疗

若合并骨折,骨折片明显分离移位,旋转或嵌入关节间隙,导致手法复位失败,或复位后不能维持对位者,需要切开复位、细钢针内固定。若合并侧副韧带断裂者,则需手术修补侧副韧带。陈旧性指间关节脱位可行关节融合术。术后用背侧石膏托或支具控制掌指关节,防止过伸即可,不需绝对制动,患指关节固定于功能位。

4.药物治疗

早期可应用活血祛瘀、消肿止痛续损中药口服,舒筋活血汤加减。去除固定后,应重用舒筋活络类中药熏洗患手,如上肢损伤洗方。可配合轻手法按摩,以理顺筋络。

5.功能锻炼

早期除患指外可作其余关节的功能锻炼;去除固定后,可作受伤掌指关节或指间关节的主动屈伸活动,活动范围从小到大。但切忌触摸、揉捏、扭晃该关节,以免发生增生及粘连,致肿胀长期不消并遗留功能障碍。指间关节脱位复位容易,往往伤后患者自行拉复,未能给予及时固定,或按筋伤处理给予手法按摩,过早活动可使脱位的关节产生增粗、僵硬、屈伸活动受限等后遗症,故应早期明确诊断,及时处理,防止关节不稳、粘连或并发创伤性关节炎。

(杨春辉　李　丰)

第三节　下肢关节脱位

一、髋关节脱位

髋关节脱位是下肢比较常见的脱位。髋关节骨性结构由髋臼和股骨头组成。髋臼位于髋骨外侧中部,朝向前外下方,髋臼周缘有关节盂缘软骨附着,以加深关节窝。股骨头呈球状,其2/3纳入髋臼内。除骨性稳定外,坚强的关节囊、周围韧带、肌肉和与股骨头相连的圆韧带,构成了髋关节的稳定性。因此,只有在强大暴力作用下才可能发生。髋关节脱位多见于青壮年男性。

根据脱位后股骨头移位的情况,可分为3种类型。股骨头停留在髂坐线前方为前脱位;停留在该线后方为后脱位;股骨头向中线,冲破髋臼底部进入盆腔为中心性脱位,临床以后脱位多见。

(一)病因病机

髋关节是结构比较稳定的关节,引起脱位常需强大的暴力,因此,在脱位的同时,软组织损伤较严重,并且常合并其他部位损伤。多由间接暴力引起,如车祸、坠落、塌方等，也可发生于屈髋位，如从高处跳下、骑马跌倒等，足或膝着地而致脱位。

1.后脱位

当髋关节屈曲 90°时，过度内旋内收，则使股骨头的大部分移到较薄弱的关节囊后下方。当受到来自腿部、膝部向后方的暴力与作用于腰背部向前的暴力作用时，可使股骨头冲破关节囊而脱出髋臼，发生后脱位。有时可伴有髋臼后缘的骨折或坐骨神经损伤。

2.前脱位

髋关节在外展、外旋时受暴力作用，大转子顶端即与髋臼上缘相接触，股骨头因杠杆作用，突破关节囊的前下方薄弱区，形成前脱位。脱位后，若股骨头停留在耻骨支水平，称为耻骨部脱位，可引起股动、静脉受压而出现下肢血循环障碍；若股骨头停留在闭孔，称为闭孔脱位，可压迫闭孔神经而出现麻痹。

3.中心性脱位

当强大的暴力从外侧作用于大转子外侧，或髋关节在轻度屈曲外旋位，受到顺着股骨纵轴的传导暴力冲击，使股骨头冲击髋臼底部，引起臼底骨折。当暴力继续作用时，股骨头可连同髋臼的骨折块一同向盆腔内移位，称为中心性脱位。中心性脱位引起髋臼骨折，一般为星状或粉碎性骨折。中心性脱位时，关节软骨损伤一般较严重，而关节囊及韧带损伤则相对较轻。严重的脱位，股骨头整个从髋臼骨折的底部穿入骨盆，股骨颈部被髋臼骨折片夹住，使复位困难，但这种情况比较少见。

4.陈旧性脱位

当脱位超过 3 周时，髋部软组织损伤已在畸形位置下愈合，髋臼内的血肿已机化变为结实的纤维组织，周围肌腱、肌肉挛缩，撕破的关节囊裂口已愈合，股骨头被大量的瘢痕组织粘连，固定于脱臼位置。患肢因长时间活动受限、失用，可发生骨质疏松，尤其是粗隆间和股骨颈，在手法复位时易发生骨折。

有时特别强大的暴力可在造成脱位的同时造成股骨干骨折，此类型罕见。

（二）诊断

髋关节脱位均有明确的外伤史（如撞车、塌方、高处坠落等），伤后髋部疼痛；肿胀、活动功能障碍，不能站立行走，畸形并弹性固定。不同类型的脱位有不同表现，严重者还可发生骨折及神经、血管损伤等并发症。

1.后脱位

患肢呈现屈髋、屈膝、内收、内旋及短缩的典型畸形。患侧臀部隆起，大转子向后上移位，在髂前上棘与坐骨结节联线后上方可触及股骨头。髋关节主动活动丧失，被动活动时，出现疼痛加重及弹性固定，患侧膝关节常置于健侧膝上部，粘膝征阳性。粘膝征是鉴别诊断髋关节前、后脱位的检查法。X 线检查见股骨头位于髋臼的外上方，股骨颈内侧缘与闭孔上缘所连的弧线（Shenton 线）中断，应当注意观察有无合并髋臼后缘骨折。对每一例髋关节后脱位的患者,都应该认真检查有无坐骨神经损伤及同侧股骨干骨折。

2.前脱位

患髋关节呈屈曲、外展、外旋畸形,患肢较健肢长。虽侧膝部不能靠在对侧大腿上。股骨头可位于髂前上棘与坐骨结节的连线(Neleton线)之下,在闭孔前或腹股沟附近可摸到股骨头。若股骨头停留在耻骨上支水平,压迫股动、静脉出现下肢血液循环障碍。X线检查可见股骨头在闭孔内或耻骨上支附近,股骨头呈极度外展、外旋位。

3.中心性脱位

患髋疼痛、肿胀,畸形多不明显。患侧下肢活动受限,脱位严重者患肢可有短缩,有轴向叩击痛。若骨盆骨折血肿形成,患侧下腹部有压痛,直肠指检常在伤侧有触痛。X线检查可显示髋臼底部骨折及突向盆腔的股骨头。CT检查可明确髋臼骨折的具体情况。

(三)治疗

1.整复方法

新鲜髋关节脱位,只要患者全身情况允许,应立即行手法复位;陈旧性脱位,力争手法复位,若有困难,可考虑切开复位;脱位合并臼缘骨折,一般随脱位的整复,骨折亦随之复位;合并股骨干骨折,先整复脱位,再整复骨折。手法复位一般不需要麻醉,如整复困难也可选用蛛网膜下腔麻醉(腰麻)或全身麻醉。

(1)后脱位复位手法。

1)屈髋拔伸法:患者仰卧于木板床或铺于地面的木板上。助手以两手按压双侧髂前上棘以固定骨盆。术者面向患者,弯腰站立,骑跨于髋膝关节各屈曲90°患肢上,用双前臂、肘窝扣在患肢腘窝部,先在内旋、内收位顺势拔伸,然后垂直向上拔伸牵引,使股骨头接近关节囊裂口,略将患肢旋转,促使股骨头滑入髋臼,感到入臼声后,再将患肢伸直,即可复位。

2)回旋法:患者仰卧,助手以双手按压双侧髂嵴固定骨盆。术者立于患侧,一手握住患肢踝部,另一手用肘窝上托腘窝部,在向上提拉的过程中,将大腿内收、内旋,髋关节极度屈曲,使膝部贴近腹壁,然后将患肢外展、外旋、伸直。在此过程中,髋部有响声者,复位即告成功。由于此法的屈曲、外展、外旋、伸直是一连续动作,形状恰似一个问号"?"或反问号"⸮",故也称划问号复位法。由于回旋法的杠杆作用力较大,施行手法时动作要轻柔,切勿使用暴力,以免导致骨折或加重软组织的损伤。

3)拔伸足蹬法:患者仰卧,术者两手握患肢踝部,用一足外缘蹬于坐骨结节及腹股沟内侧(左髋脱位用左足,右髋脱位用右足),手拉足蹬,身体后仰,协同用力,两手可略将患肢旋转,即可复位。

4)俯卧下垂法:患者俯卧于床边,双下肢置于床外,一助手扶持健侧下肢,保持伸直水平位,另一助手用双手固定骨盆。患肢下垂,术者一手握其踝关节上部,使膝关节屈曲90°,利用患肢的重量向下牵引,术者可轻旋大腿,用另一手在靠近腘窝处向下加压,增加牵引力,使其复位。

(2)前脱位复位手法。

1)屈髋拔伸法:患者仰卧于铺于地面的地板上,一助手按住双侧髂嵴固定骨盆,另一助手屈曲其膝关节,并握住患肢小腿,在髋外展、外旋位渐渐向上拔伸牵引至屈髋90°位,与此同时,术者双手环抱大腿根部,将大腿根部向后外方按压,股骨头即可纳入髋臼。

2)拔伸足蹬法:患者仰卧位,术者两手握患踝部,用一足外缘蹬于坐骨结节及腹股沟内侧,左髋脱位用左足,右髋脱位用右足,足底抵住股骨头,手拉足蹬,缓慢用力,徐徐拉伸,待感觉松弛后,用两手将患腿内收,同时足向外支顶股骨头,即可复位。

3)反回旋法:操作步骤与后脱位相反,即先将髋关节外展、外旋,然后屈髋、屈膝,再内收、内旋,最后伸直下肢。

(3)中心性脱位复位手法:患者仰卧,一助手握其患肢踝部,使足中立,髋外展30°,缓慢拔伸旋转,一助手握住患者腋窝作反向牵引。术者立于患侧,一手推髂骨,另一手抓住绕过患侧大腿根部的布带,向外牵拉,即可将内移的股骨头拉出,触摸大转子并与健侧比较,两侧对称,整复成功。也可采用持续股骨髁上牵引,逐步复位。移位的骨碎片可能与脱位的股骨头一并复位。

(4)陈旧性脱位复位手法:脱位未超过2个月,适应手法整复者,可先试行手法复位。在行手法复位前,先行股骨髁上牵引或胫骨结节骨牵引1~2周,重量10~20kg,由原来的内收、内旋和屈髋位逐渐改变牵引方向,至伸直和外展位,克服肌肉、关节囊、韧带和其他软组织挛缩,待股骨头逐渐牵至髋臼水平或更低,即可在麻醉下行手法复位。施行手法时,用力应由轻到重,活动范围应由小到大,先做髋关节各方向的摇转、扳拉等,逐步解除股骨头周围粘连。松动至最大限度,再按新鲜脱位的手法复位。切忌使用暴力,以防发生股骨头塌陷或股骨颈骨折等并发症。如手法复位遭遇困难,或病程在1年以上,局部疼痛,畸形明显,髋关节周围软组织挛缩严重、功能障碍明显,以及关节面破坏、髋关节不稳定的青壮年,可手术治疗。

2.复位后检查

复位后,助手将患肢轻放,与健肢并齐,比较双侧肢体长度是否相同,股骨大转子有无上移,畸形是否消失,再托住腘窝部进行各种被动活动,若无障碍,说明复位已成功。

3.固定方法

一般用皮牵引或沙袋制动。髋关节后脱位,应维持髋部在轻度外展旋中位置,使损伤的软组织获得良好的愈合机会。可扶双拐下地行走,但3个月内患肢不负重。合并髋臼后上缘骨折复位后,骨折块多数随之复位。经 X 线检查证实骨折片复位良好者,在髋部外侧用外展夹板固定,并配合持续皮牵引,固定时间应延长至6周左右。髋关节前脱位在皮牵引时,必须维持在内收、内旋、伸直位,避免患肢外展。髋关节中心性脱位可以在外展旋中位牵引6~8周。

4.药物治疗

初期以活血化瘀为主,可内服舒筋活血汤或肢伤一方;外敷消肿散、双柏散或活血散。中期和后期则着重补益气血,强壮筋骨,内服选用生血补髓汤、补肾壮筋汤、虎潜丸等;外敷接骨续筋药膏或舒筋活络药膏。解除固定后,可用海桐皮汤或下肢损伤洗方等煎汤熏洗。

5.功能锻炼

在牵引或夹板、沙袋制动期间,应进行股四头肌及踝关节功能锻炼,以防止肌肉萎缩及关节粘连。解除固定或牵引后,可先在床上做屈髋、屈膝、内收、外展和内、外旋锻炼,以后逐步做扶拐不负重锻炼。3个月后,方可做下蹲、行走等负重锻炼。中心性脱位,关节面因有破坏,床上练习可适当提早,而负重锻炼则应相对推迟,以减少发生股骨头无菌性坏死及创伤性关节炎的发生率。

二、膝关节脱位

膝关节由股骨下端、胫骨上端和髌骨组成。关节周围和关节内有较坚强的韧带和肌肉保护,结构比较坚固,故膝关节脱位极为罕见,只有在受到强大暴力时才会发生。

(一)病因病机

多因直接暴力冲击胫骨上端或间接暴力使膝关节受旋转或过伸性损伤,致使胫骨上端向后、向前或两侧脱位,其中以向前和内侧脱位较多。完全脱位时,不但关节囊破裂,关节内十字韧带及内、外侧副韧带撕裂,有时还合并胫骨棘、胫骨结节撕脱性骨折、半月板撕裂,腘窝内的神经、血管也可能被压迫或撕断。脱位后撕破的关节囊有时随着脱位嵌入关节,影响整复。

(二)诊断

(1)伤后膝关节剧烈疼痛、肿胀,明显压痛,功能丧失。

(2)多有不同程度的畸形,然而,胫骨平台与股骨髁之间不易交锁,脱位后常可自行复位而没有畸形。膝关节脱位多合并严重的软组织损伤,关节腔及其周围积血较多,合并十字韧带断裂时,抽屉试验阳性,合并内、外侧副韧带的断裂时,侧向试验阳性,同时还应注意有无并发血管、神经损伤。

(三)治疗

1.手法复位

患者仰卧,一助手用双手固定患肢大腿,另一助手握住患肢踝部及小腿保持膝关节半屈半伸位置作对抗牵引,术者用两手按脱位的相反方向推挤或提托胫骨上端,如有入臼感,畸形消失,即表明已复位。复位过程中,应注意保护腘窝的神经、血管,禁止暴力牵拉。复位完成后,宜先行轻度屈伸、内收、外展活动以矫正移位的半月板或蜷缩的关节囊,然后用注射器抽尽关节内的积液和积血。

2.固定方法

无血液循环障碍者,可采用长腿石膏管型固定膝关节于 $150°\sim165°$ 位置 $6\sim8$ 周。有血液循环障碍征象者,采用小重量牵引,暴露患肢以便观察,直至血运稳定才行夹板固定;伤后经 $6\sim8$ 小时观察,血液循环情况仍无改善者,应及时探查血管,并进行相应的处理。

3.功能锻炼

在固定期间要充分作股四头肌、髋关节、踝关节主动活动,6 周后在保持固定下作扶拐不负重步行锻炼。解除固定后,练习关节屈伸活动,待股四头肌肌力恢复后及在膝关节屈伸活动较稳定的情况下,才能负重行走。若膝关节不稳定,过早负重行走,滑膜易被损伤,常可发生创伤性关节炎。其防治方法是加强股四头肌活动,并装备护膝或支架保护伤肢。

4.药物治疗

初期宜加强活血祛瘀、舒筋活络,以促进关节内积血、积液的吸收,可用桃仁四物汤加减,中、后期治疗与其他关节脱位基本相同。

三、髌骨脱位

髌骨为人体中最大的籽骨,是构成膝关节的一个组成部分。髌骨俗称膝盖骨,古称"镜面骨"。髌骨被股四头肌扩张部肌膜所包绕,腱膜向下延伸成为强韧的髌下韧带,固着于胫骨结节上。髌骨有保护股骨髁、维护关节外形的作用,更主要是膝关节伸膝装置的重要组成部分之一,能加强伸膝装置对膝关节最后 $10°\sim15°$ 的伸直功能。

由于膝关节有 $10°\sim15°$ 的自然外翻角,股四头肌起止点不在一条直线上,当股四头肌收缩时,髌骨有自然外移的趋向,故临床上髌骨外侧脱位较多见。

髌骨脱位按其发病机制,可分为外伤性脱位和习惯性脱位两种;按脱位时髌骨所在的位置,分为外侧脱位、内侧脱位、向上脱位、关节内脱位及轴向旋转脱位;按髌骨脱位的性质,分为急性脱位、复发性脱位。这些不同类型的脱位往往不是单一的因素,而是相互交错的因素引起的。例如,先天性股骨外髁发育不良既是习惯性脱位的因素,又是轻微外伤导致外伤性外侧脱位的因素。

(一)病因病机

1.外伤性髌骨脱位

当膝关节屈曲位跌倒,髌骨内侧缘遭受向外的直接暴力冲击时,或膝关节处在外翻位跌倒,股四头肌扩张部内侧软组织发生撕裂时,可发生髌骨外侧脱位。当膝关节处于伸展位,突然在髌骨内侧遭到强力外旋暴力伤,髌骨滑过股骨外髁产生髌骨外侧脱位。此型临床较为多见。

直接暴力作用于髌骨外缘,使髌骨外侧支持带及股四头肌肌腱扩张部外侧撕裂,可发生髌骨内侧脱位。此型临床较为少见。

当髌骨上极遭到锐器切割伤时,股四头肌肌腱于髌骨上极止点处完全断裂,膝关节屈曲时,可发生髌骨关节内脱位,髌骨可发生横轴向翻转,夹挤于膝关节前侧髁间窝区,髌骨关节面朝向胫骨。

当髌骨下极遭受撕拉伤或切割伤时,髌骨下极自髌腱在胫骨结节处,或髌下腱断裂,髌骨也可发生关节内脱位,髌骨关节面朝向股骨髁。也可以不产生髌骨旋转,而呈高位髌骨状。

如暴力使内侧髌支持带发生撕裂,髌骨可沿其纵轴方向扭转,髌骨脱位于外下方,髌骨关节面朝外扭转,髌骨内缘卡在股骨外髁外缘的下方,形成髌骨纵轴旋转型脱位。也可发生髌骨依纵轴夹在髁间窝内,髌骨关节面向内或向外。

外伤性髌骨脱位常见于青少年。外侧脱位者多见,内侧脱位者较少见,而关节内脱位者为罕见。

2.习惯性髌骨脱位

(1)先天性骨或软组织发育缺陷:包括以下缺陷。

1)髌骨发育异常:如翼状髌骨、高位髌骨、髌骨发育不全等。

2)髌骨周围软组织异常:如髌骨外侧支持带先天性挛缩、髌骨内侧支持带先天性缺如或松弛、股内侧肌先天性发育不良、股外侧肌先天性挛缩、髂胫束止点异常(止在髌骨外缘)、髌腱止点异常(胫骨结节外侧)等。

3)胫骨异常:如胫骨先天性外旋畸形、胫骨结节外移畸形等。

4)股骨异常:如股骨外髁发育不良(低平畸形)、股骨内旋发育畸形、股骨颈前倾角增大畸形等。

5)膝关节异常:如先天性膝关节反屈畸形(过伸)、先天性膝反翻等。

(2)创伤后愈合不良:常见的是急性髌骨脱位复位不良,软组织修复不良,固定时间不足。有的是膝关节手术内侧切口,髌内侧支持带修复不良等。

(3)各种骨病后遗症:如小儿麻痹后遗症、佝偻病或骨质软化症引起的严重膝外翻、化脓性或结核性膝关节后遗症等。

总之,引起习惯性髌骨脱位的因素是多方面的。不论何种因素,只要造成膝关节Q角角度增大的任何剪力,均可使髌骨与股骨髁间窝不相对应,失去稳定性而脱位。Q角是指股四头肌轴心线和髌骨中点到髌韧带中线相交线形成的夹角。正常男性一般为 $8°\sim10°$,女性为 $15°\pm5°$。

(二)诊断

1.外伤性髌骨脱位

伤后膝关节疼痛肿胀,不能伸屈,膝关节前方平坦,触不到髌骨,而于膝关节外方触到脱位的髌骨,贴住股骨外髁处不能活动。有些患者自行将脱位的髌骨扳回原位。或当伸直膝关节时,脱位的髌骨自行弹回原位。有些患者就诊时,只表现为关节肿胀,关节内积液征阳性,医者可将髌骨自内向外施以推挤手法,很容易地将髌骨向外推移,并有疼痛伴随,患者拒按。其他表现如广泛皮下瘀血,或有遭受暴力处的伤痕或裂伤等。

膝关节X线正、侧位片可显示未复位的髌骨异常变位,有时发现髌骨边缘性撕裂骨折。侧位片可显示髌骨高或低位,并可显示髌骨的扭转变位。为进一步确定股骨髁部(尤其是外髁)的发育状况,可摄髌骨轴位片,如显示股骨外髁低平,表明有先天性骨骼发育不良存在,提示有形成习惯性髌骨脱位的可能。

2.习惯性髌骨脱位

习惯性髌骨脱位发作时,除有髌骨脱位的一般症状、体征外,还有就诊时无明显的髌骨脱位表现,这取决于医者的检查方法。例如,检查高位髌骨时,令患者立直或仰卧,患膝伸直,让其收缩股四头肌,可发现髌骨上移,髌骨体积小,常伴有髌下腱延长,脂肪垫肥大、膨出,且有韧硬感。检查侧向脱位时,令患者坐位,双膝屈曲90°,小腿悬空,可发现髌骨方向不在前方,而稍有外移。当检查髌骨脱位方向时,患膝伸展位,向外推挤髌骨内缘,膝关节应相应屈曲,可发现髌骨向外脱出,患者出现轻度疼痛感或无痛感,可触及脱位时髌骨的跳动感。最后,可让患者下蹲,膑骨向外脱位,站立时,髌骨自动复原。此外,临床检查还可发现导致习惯性髌骨脱位的原发病变表现,如先天性畸形、手术或创伤的痕迹及肌肉麻痹等。

一般情况下,摄膝关节X线正、侧位片即可确诊。但有时需要加摄特殊位置的X线片。例如,高位髌骨,需要在股四头肌强力收缩时摄侧位片,以确认髌股关节异常变化。膝关节的轴位片可显示股骨外髁的发育状况,以及髌骨所处的位置。必要时,摄双侧髋关节特殊片,以显示股骨颈前倾角的状况。

(三)治疗

1.整复方法

单纯新鲜髌骨外侧脱位,手法整复比较容易,一般不需要麻醉,也不需要助手。

术者一手扶踝,另一手持膝上,使膝关节牵拉伸直或后伸,髌骨可自动弹回复位。如不能弹回,可略施力于髌骨外缘,同时使膝关节过伸,髌骨被推向内侧,即可复位。如仍有困难,估计为髌骨嵌夹于股骨外髁部,可请助手协助,嘱助手略屈曲膝关节,术者以两拇指将髌骨向外推移,松解嵌夹处,立即让助手伸直膝关节,术者同时施力于髌骨外缘,向内侧推挤,即可复位。

2.固定方法

手法整复后可用长夹板固定3~4周。手术切开复位后,要采用石膏托板固定,固定时间依据手术的性质而定,仅软组织修复者,固定4~5周;有骨折内固定者,应5~6周。固定膝关节时,应保持5°~10°屈曲位。

3.药物治疗及功能锻炼

在固定期间应服用活血止痛汤,消肿止痛。解除固定后,应以外用中药熏洗,进行按摩及屈伸关节锻炼。在软组织充分愈合的基础上,要加强股四头肌的功能锻炼。

4.其他疗法

习惯性髌骨脱位应以手术矫治为主,针对其病因制订可行的手术方案,以采用联合式为好。12岁以内者,可施以股外侧挛缩组织切开松解术、髌腱外侧半内移术、髌骨内侧筋膜修复加固术等。12岁以上者,可施以胫骨结节内移术、截骨术、半腱肌腱固定术、股骨外髁垫高术等。这一年龄组者可采用骨和肌腱等软组织联合术式,以确保术后效果。40岁以上者,如有严重髌股骨性关节病变,可施以髌骨切除和股四头肌肌腱修补成形术等。

术后均应固定,软组织手术后一般固定4~5周,骨性手术后固定8~12周。解除固定后,要积极进行股四头肌锻炼、中药熏洗、按摩等康复治疗,以尽早恢复稳定的伸膝装置功能。

四、踝关节脱位

踝关节为屈戌关节,由胫骨、腓骨、距骨组成。当踝关节遭受强力损伤时,常合并踝关节骨折脱位,而单纯的踝关节脱位是很少见的。损伤时,依据距骨在胫骨下端关节面脱出的不同,分为外脱位、内脱位、前脱位、后脱位和分离扭转脱位。根据有无伤口与外界相通,分为开放性和闭合性脱位。根据脱位性质,分为急性脱位和复发性脱位。一般以内侧脱位较多见,其次为外侧脱位,后脱位和前脱位少见,分离扭转脱位更少见。

(一)病因病机

1.中医病因病机

外力作用伤及踝关节,致筋骨损伤,经络不通,气血瘀滞,踝部肿胀疼痛,骨错筋离。

2.现代医学的认识

(1)踝关节内脱位:多为间接暴力所引起,如由高处坠落,足踝误入坑道内,此时踝关节处于相对的内翻位,常发生内踝骨折;也可由足过度外翻、外旋暴力引起,如跌伤时以足内侧先着地,内侧三角韧带未断裂,而内踝发生骨折,往往合并内、外踝骨折。

(2)踝关节外脱位:多为间接暴力引起。当由高处坠落或扭伤时,足内缘着地,足踝呈过度外翻,内侧三角韧带断裂,外翻应力继续作用,继而外踝骨折,距骨连同外踝骨折远端骨块一起向外脱位。如果内侧三角韧带无断裂,也可发生内踝骨折,外翻应力继续作用,可使外踝发生骨折,距骨连同内、外踝骨折块一起向外脱位。

(3)踝关节前脱位:多为直接或间接暴力引起。如由高处坠落,足跟着地,踝关节处于背屈位,或由于足踝在跖屈位,暴力来自跟后侧,胫骨下端向后相对移动,造成踝关节前脱位。踝关节背屈时,踝关节较稳定,前脱位时常合并胫骨下端前缘骨折;而踝跖屈时,距骨后部狭窄区属于踝穴内,且两侧韧带处于松弛状态,故这种姿势造成的前脱位很少合并骨折,临床也较少见。

(4)踝关节后脱位:多为直接或间接暴力引起。当高处坠落或误入坑道时,足踝部处于跖屈位,身体后倾,胫骨下端向前掘起,而距骨向后上方冲击胫骨后踝,造成后踝骨折。骨折后暴力继续作用,致使距骨向后移位;也可由于直接暴力作用于胫腓下端后侧,足前端受向后的暴力,两者剪力作用造成距骨在踝穴内向后脱出,这种损伤较少见。如足踝部处于跖屈位,遭受外旋、外翻应力时,在发生三踝骨折的同时,距骨也可向后脱位。

(5)踝关节分离旋转脱位:多为直接暴力引起。从高处垂直方向坠落,踝关节处于略外翻、外旋位,踝关节下胫腓韧带完全断裂,踝内侧三角韧带断裂,距骨被夹于分离的下胫腓之间,常有旋转,有时距骨体发生嵌压性骨折也常合并胫骨下端外缘粉碎性骨折或腓骨下段骨折。

(6)踝关节复发性脱位或半脱位:常见病因为踝关节初次损伤后,撕裂的韧带、关节囊等未经痊愈,有反复多次发生创伤性脱位或半脱位;先天性松弛或肌力不协调,关节力线异常等为其诱发因素。

(二)诊断

1.踝关节内脱位

(1)临床表现:有踝部受伤史,患踝剧痛、明显肿胀、皮下瘀血,皮肤紧张发亮,甚或有水疱。踝关节屈曲活动丧失。足呈外翻、外旋,内踝下高突,外踝下凹陷。合并骨折时,可有骨擦音,并有内或外踝部压痛。

(2)辅助检查:X线正、侧位片即可确诊,并可判断踝部骨折和骨折移位情况。

2.踝关节外脱位

(1)临床表现:有暴力损伤史。伤后踝部肿胀,有明显的外踝高起,皮肤紧张光亮,甚或有水疱。压痛明显,踝关节功能丧失,内踝下方空虚。合并骨折时,可有骨擦音。严重损伤可有内踝部开放伤口,内踝骨外露。

(2)辅助检查:踝关节X线正、侧位片即可确诊。

3.踝关节前脱位

(1)临床表现:有暴力损伤史。踝关节明显肿胀,剧痛,皮下瘀血,皮肤紧张光亮,甚有水疱,踝关节呈极度背屈位,弹性固定,跟腱区紧张,后踝部原有的弧度消失而饱满,踝关节前方皮肤皱起,纹沟加深。

(2)辅助检查:踝关节X线正、侧位片可明确诊断。胫骨下端前缘常合并骨折。

4.踝关节后脱位

(1)临床表现:有受伤史。踝关节肿胀,剧痛,踝关节功能丧失。踝关节前方高起,能触及胫骨下端前方,足踝呈跖屈位,或伴有不同程度的外旋、外翻畸形,后踝区前凸,后踝部皮纹增多,纹沟加深,跟腱前方空虚。有时可触及内、外踝骨擦音。

(2)辅助检查:踝关节X线正、侧位片可确诊。

5.踝关节分离旋转移位

(1)临床表现:有暴力损伤史。踝关节明显肿胀,剧痛,踝关节功能丧失,弹性固定,踝关节内、外踝距离增宽,内踝下方有空虚感。足有外旋或轻度外翻畸形。皮肤可出现张力性水疱。

(2)辅助检查:踝关节X线正、侧位片可确诊。有时合并胫骨下端外缘或腓骨下端骨折。

6.踝关节复发性脱位或半脱位

(1)临床表现:有急性损伤史,并有复发病史。走路时踝部不稳,尤其走不平整道路时,易发生突发性内翻扭伤。扭伤后踝关节肿胀、疼痛,以外踝下方和前外侧明显,局部压痛,并有明显的沟状凹陷。术者一手握住患足,另一手握住小腿,将踝内翻,足前部内收时,出现踝部不稳现象。

(2)辅助检查:踝关节X线正、侧位片没有异常发现。但当做上述内翻、前足内翻、前足内收动作时(即应力试验),踝关节X线正、侧位片可发现距骨在踝穴内倾斜度超过20°,即可认为有外侧或内侧韧带陈旧性断裂伤。结合临床表现,可认为踝关节复发性脱位或半脱位。

(三)鉴别诊断

根据踝关节X线正、侧位片或MRI检查,与单纯的单双踝骨折及韧带损伤相鉴别。

（四）治疗

1.药物治疗

（1）内治法：踝关节损伤瘀血易于下注内结，早期应活血化瘀、利湿通经为主，方用活血舒肝汤加减；中、后期选用补气血、补肝肾、强筋骨、通经活络的补肾壮筋汤或加味益气丸。

（2）外治法：早期可外敷活血止痛膏以消肿止痛，中期可用消肿活血汤外洗以活血舒筋，后期可用下肢损伤洗方熏洗以利关节。

2.手法整复

（1）内侧脱位：患者仰卧位，稍屈膝，一助手固定小腿，将小腿抬起。术者一手握足跗部，另一手握住足跟部，术者与助手作相对拔伸牵引，此时畸形容易矫正，如仍有内踝部及内踝下方突起，则术者在保持牵引下，用双拇指按压高突区向外，其余各指握足作内翻动作，内外踝部恢复原形后，足踝背屈、跖屈活动数次，然后固定。

（2）外侧脱位：术者两手握住踝部，加以牵引，此时术者两拇指按压内踝部向下，余指扣扳外踝，将足内翻。检查内外踝复原平整后，使踝关节背屈和跖屈略加活动后，予以固定。

（3）前侧脱位：患者仰卧，膝关节屈曲，助手固定住小腿，术者一手握住足背，另一手握后踝近侧，两人做相对牵引，牵引同时，助手握住小腿上提，一手将足背下按，使之跖屈，即可复位。必要时再于前踝区向后推按，以巩固复位效果。

（4）后侧脱位：患者仰卧位，膝关节屈曲 90°，以放松跟腱。一助手握住小腿，另一助手握足跖部和足跟部，两助手先行扩大畸形的牵引，在牵引同时，术者以两拇指下压踝前侧高起的胫腓骨下段，余指持足跟部上提，并令助手改变牵引方向，逐渐背屈，直至畸形消失，即可复位。

（5）分离旋转移位：患者仰卧位，一助手握住小腿，另一助手握足跖部，两助手做相对拔伸牵引，术者以双手掌各置内外踝侧，在助手保持牵引下，两手掌做向中央挤压动作，并令助手做轻度内旋和内翻，畸形矫正后，在术者两手掌仍在挤压下，背伸和跖屈活动，即可复位。

3.固定方法

踝关节内侧脱位整复后，保持踝关节外翻位固定 4～5 周。

外侧脱位超关节夹板固定，踝关节中立位或略内翻位固定 4～5 周。

前侧脱位石膏托固定，踝关节保持跖屈中立位 4～5 周。

后侧脱位石膏托固定，保持膝关节屈曲及踝关节背伸中立位 4～6 周。

分离旋转移位以超踝关节夹板固定于中立位 4～5 周。

(五)其他疗法

1.手术治疗

适应证:对于踝关节复发性脱位或半脱位,若对症治疗无效者,采用手术治疗,适宜外踝韧带重建术。

2.功能锻炼

固定时练习足趾活动以利于血液循环,解除固定后积极恢复踝关节功能,尤其练习下蹲活动。

(六)预防护理

解除固定后,中药活血止痛汤熏洗,局部保暖,手法按摩。

五、跖跗关节脱位

跖跗关节是由5块跖骨和相应跗骨组成的关节。其关节腔独立,活动性较大。除第1、第2跖骨外,跖骨之间均有横韧带(骨间韧带)相连,在第1楔骨、第2跖骨之间的楔跖内侧韧带是跖跗关节最主要的韧带之一。

跖跗关节是足横弓的重要组织部分。其位置相当于足内、外侧缘中点画一连线,即足背的中部横断面。损伤后若恢复不完全,必然影响足的功能。

(一)病因病机

跖跗关节脱位多因急剧暴力引起,如高处坠下或直接外力作用于前足,跖跗关节突然强屈,跖骨垂直位着地所致。5块跖骨可以向外、上脱位;也可第1跖骨向内侧脱位,其余4块跖骨向外侧脱位。由于足背动脉终支自第1、第2跖骨间穿至足底形成足底动脉弓,脱位时易受损伤;若因牵拉又引起胫后血管痉挛和主要跖血管的血栓形成,这时前足血运受阻,如不及时复位,将引起前足坏死。因此,整复前后,均应注意足部循环情况。开放性骨折多由重物直接砸压于足前部或车轮碾压前足时发生。在造成脱位的同时,可伴有严重的足背软组织损伤及其他跗骨与跖骨骨折,关节多为半脱位。

(二)诊断

损伤后前足或足背部肿胀、疼痛、功能丧失,足部畸形呈弹性固定。分离性脱位者,足呈外旋、外展畸形,足宽度增大,足弓塌陷。开放性骨折脱位者软组织损伤严重,可有骨端外露或骨擦音。有血管损伤时前足变冷、苍白。足部 X 线正、侧位片可明确脱位类型、跖骨移位方向及是否伴有骨折。

(三)治疗

跖跗关节脱位早期容易手法复位,应尽早实施。

1.整复方法

手法复位应在麻醉下进行。患者仰卧,膝屈曲90°,一助手握踝部,另一助手握前足做对抗牵引,术者站于患侧,按脱位类型以相反方向,用手直接推压跖骨基底部使之回复。如第1跖骨向内,第2～5跖骨向外,则用两手掌对向夹挤,将脱出分离的跖骨推向原位。

2.固定方法

跖跗关节脱位整复后容易再脱位,因此,必须进行有效的外固定。采用一直角足底后腿托板,连脚固定踝关节背伸90°中立位。足弓处加厚棉垫托顶,以维持足弓;在足背处或足两侧脱出跖骨头处加压力垫,然后上面加一大小与足背相等的弧形纸板,用绷带加压将纸板连足底托板一齐包扎固定3～4周。复位后如不稳定则在松手后即刻又脱位,可经皮穿钢针交叉内固定,6～8周后拔出固定钢针。

3.手术治疗

手法整复多次未成功或开放性脱位可行切开复位,复位后用细钢针经第1、第5跖骨穿入第1楔骨及骰骨固定。如合并跖骨骨折,也可行钢针内固定。陈旧性跖跗关节损伤多遗留有明显的外翻平足畸形,足内侧有明显的骨性突起,前足关节僵硬并伴有疼痛症状,可考虑跖跗关节融合术、足内侧骨性突起切除术等。

4.药物治疗

开放脱位骨折早期应配合使用清热解毒药物,如金银花、连翘、蒲公英。

5.功能锻炼

去除固定后,加强熏洗及踝部背伸、跖屈锻炼,并可用有足弓垫的皮鞋练习行走。

六、跖趾关节及趾间关节脱位

跖趾关节脱位是指跖骨头与近节趾骨构成的关节发生分离。由于关节囊较坚韧并有肌腱保护,因此较少见,临床多见足第1跖趾关节向背侧脱位。近节趾骨与远节趾骨间关节发生分离称为趾间关节脱位见于姆趾与小趾。

(一)病因病机

跖趾关节与趾间关节脱位多因奔走急迫,足趾踢碰硬物或重物砸压而引起;剧烈的扭转暴力,其他使足趾过伸的暴力,如由高处坠下、跳高、跳远时足趾先着地,也可发生。由于第1跖骨较长,前足踢碰时常先着力,外力直接砸压亦易损及,故第1跖趾关节脱位较常见。脱位的机制多因外力迫使跖趾关节过伸,近节趾骨基底脱向跖骨头的背侧所致。趾间关节脱位的方向也多见远节趾骨向背侧移位,若侧副韧带撕断,则可向侧方移位。

(二)诊断

有明显的外伤史,局部肿胀,疼痛较剧,患足不敢触地,趾背伸过度、短缩,关节屈曲,第1跖骨头在足底突出,姆趾近节趾骨基底部在背侧突出,关节呈弹性固定。

趾间关节脱位的足趾缩短,前后径增大,局部肿胀、疼痛,活动时痛剧,呈弹性固定。足部 X 线正、侧位片可明确诊断及了解是否合并骨折。

(三)治疗

复位一般以手法为主。开放性脱位可在复位后对创口清创缝合。单纯脱位一般不需要麻醉或仅用局麻。

1.整复方法

(1)跖趾关节脱位:一助手固定踝部,术者一手持姆趾,或用绷带提拉姆趾用力牵引,另一手握前足,先用力向背牵引,加大畸形,然后握足背的手指用力将脱出的趾骨基底部向远端推出,当滑到跖骨头处,在维持牵引下,将趾迅速跖屈,即可复位。

(2)趾间关节脱位:术者一手握踝部或前足,另一手捏紧足趾远端,水平牵引拔伸即可复位。

2.固定方法

跖趾关节脱位整复后,用绷带包扎患处数圈,再以夹板或压舌板固定跖趾关节伸直位 2～3 周。

3.手术治疗

陈旧损伤未复位者可导致爪状趾畸形及创伤性关节炎,这种情况有必要进行手术纠正畸形以利于负重及解除症状。跖趾关节脱位偶有闭合复位不成功,可能是籽骨嵌入关节,应及时进行手术治疗。

4.功能锻炼

早期即可做踝关节屈伸活动。1 周后肿胀消退,可扶拐以足跟负重行走。4 周后可去除外固定逐步练习负重行走。

(杨春辉　李　鑫)

第四章　筋伤

第一节　颈部筋伤

颈部是人体活动范围、活动方向较大的部位，能做前屈、后伸、左右侧屈、左右旋转等活动，且活动频繁，因此，发生损伤的机会也较多。颈部筋肉既是运动的动力，又有保护和稳定颈部的作用，如遭受强大外力或持久外力超越筋肉本身的应力时，便可发生颈部筋伤，严重时可造成骨折、脱位等。

一、颈部扭挫伤

颈部扭挫伤是常见的颈部筋伤。各种暴力引起的颈部扭挫伤，除包括筋伤外，还可能兼有骨折、脱位，严重者伤及颈髓，危及生命，临证时须仔细加以区别，以免误诊。

（一）病因病机

颈部可因突然扭转或前屈、后伸而受伤。如在高速车上突然减速或突然停止时，头部猛烈前冲，打篮球投篮时头部突然后仰，嬉闹扭斗时颈部过度扭转或头部受到暴力冲击时，均可引起颈部扭伤。钝器直接打击颈部引起的挫伤较少见。

（二）诊断

有明显的外伤史。扭伤者可呈现颈部一侧疼痛，头多偏向患侧，颈部活动受限，肌肉痉挛，在痛处可触及肿块或条索状硬结；挫伤者局部轻度肿胀，压痛明显。检查时要注意有无手臂麻痛等神经根刺激症状，必要时摄 X 线片以排除颈椎骨折、脱位。

（三）治疗

以手法治疗为主，配合药物治疗、理疗及功能锻炼等。

1.理筋手法

有消散瘀血、松解肌肉痉挛、通络止痛的作用。常用的手法有点压、按摩、擦法、拿捏、提端摇转法及运动关节类手法等。

患者正坐，术者立于背后，右手扶住患者额部，左手以拇指、中指轮换点压痛点及天柱、风池等穴,继而用左手拇指、示指在患侧做由上而下的按摩,重复进行数遍。对于扭伤者,在压痛点周围可加用滚法和拿捏法,以小鱼际与掌尺背侧在患处做上下来回滚动,再以拇指、示指、中指对提痉挛的颈肌,做拿捏手法。最后视情况加用提端摇转及定点扳法。

筋伤后颈部偏歪者,可做枕布带牵引或手法牵引。

2.药物治疗

内治以祛瘀生新为主,兼有头痛、头晕者可用疏散风邪药物,内服防风归芎汤加减,症状好转后可服小活络丸。外治以祛瘀止痛为主,局部肿胀者外敷祛瘀止痛类药物,无肿胀者可外贴伤湿止痛膏。

3.针刀治疗

患者取俯卧位,胸部垫一软枕,使颈部向前弯曲 $30°\sim40°$。定点于患者上项线、枕外隆凸,以及 $C_4\sim C_5$、$C_5\sim C_6$、$C_6\sim C_7$ 旁开 2cm 处的压痛点或条索状结节定点。操作于定点处平行于肌纤维走行快速进针刀,纵向疏通切割、横向剥离 $2\sim4$ 刀。术毕,针眼处用无菌纱块压迫 $1\sim3$ 分钟,敷输液贴。每周治疗 1 次,2 次为 1 个疗程。

4.功能锻炼

疼痛缓解后练习头颈的前屈后伸和左右旋转动作,以舒筋活络,增强颈部肌肉力量。

5.物理疗法

可选用电疗、磁疗、超声波等,以局部透热,缓解肌肉痉挛。

(四)预防与调护

激烈运动或乘车时要注意自我保护,以防颈部扭伤。伤后应尽量保持头部于正常位置,以松弛颈部肌肉,必要时用颈部围领固定。平时经常做颈部功能锻炼,增强颈部肌力,维持颈椎稳定,增强抗损伤的耐受力。

颈部扭挫伤后,针对患者的工作性质与职业特点加以指导,以减轻韧带的负重与损伤,必要时需改变工作及生活习惯。自行锻炼应在医生的指导下进行,特别是当颈部急性扭挫伤合并颈椎间盘退变、椎体失稳时,如进行旋转或扭动颈椎的操练则会使椎间盘的负荷加大,增加神经根及脊髓的压迫,因而使临床症状加重,应绝对禁止。体育锻炼较好的为打太极拳,因为打太极拳可起到对整个脊柱及颈椎肌肉柔韧性的锻炼及对手功能的锻炼作用。

二、落 枕

落枕又称失枕,多因睡眠姿势不良,睡起后颈部疼痛,活动受限,似身虽起而颈尚留落于枕,故名落枕。好发于青壮年,冬、春季多发。

（一）病因病机

睡眠时姿势不良,头颈过度偏转,或睡眠时枕头过高、过低或过硬,使局部肌肉处于长时间紧张状态,持续牵拉而发生静力性损伤。

颈背部遭受风寒侵袭也是常见因素,如严冬受寒,盛夏负凉,风寒外邪使颈背部某些肌肉气血凝滞,经络痹阻,导致颈部僵凝疼痛、功能障碍。

（二）诊断

晨起突感颈部疼痛不适,出现疼痛,头常歪向患侧,活动欠利,不能自由旋转后顾,如向后看时,须整个躯干向后转动。颈项部肌肉痉挛压痛,触及条索状硬结,斜方肌及大小菱形肌部位也常有压痛。

风寒外束,颈项强痛者,可有渐渐恶风、身有微热、头痛等表证。往往起病较快,病程较短,两三天内即能缓解,1周内多能痊愈。若恢复不彻底,易于复发。若久延不愈,应注意与其他疾病引起的颈背痛相鉴别。

（三）治疗

以手法治疗为主,配合药物、理疗治疗。

1.理筋手法

手法治疗落枕有很好的疗效,可很快缓解肌肉痉挛,消除疼痛,往往经治疗1次后,症状即减轻大半。

(1)患者取端坐位,医者立于患者患侧,先在患侧颈项及肩部用轻柔小鱼际法治疗,同时配合头部轻缓的屈伸和旋转活动,促进局部的气血运行。然后提拿颈部及肩部,并弹拨紧张的肌肉,手法力度宜轻,使颈部痉挛的肌肉逐渐放松,时间约5分钟,以舒筋活血。

(2)继上势,医者用拇指或中指按揉落枕、风池、天柱、天宗、颈夹脊、肩外俞、阿是穴等,以酸胀为度,时间约5分钟,以激发经气、温经通络。

(3)继上势,医者根据压痛点及肌痉挛部位,分别在痉挛肌肉的起止点及肌腹部用按揉法、捏拿法、弹筋法操作,时间约3分钟,以解痉止痛。

(4)继上势,做拔伸摇颈法操作。嘱患者自然放松颈项部肌肉,医者一手托住患者下颌,一手托住后枕部,两手同时用力向上牵拉拔伸片刻,边做拔伸,边做颈部前屈、后伸动作数次,再缓慢左右摇颈10～15次,以通络解痉。

(5)继上势,做旋转提颈法操作。对于颈椎后关节有侧偏、压痛者,在颈部微前屈的状态下,医者以一手拇指按于压痛点处,另一手托住其下颌部,做向患侧的旋转至有一定阻力时,向上提升颈椎,以整复关节错缝。手法要稳而快,切忌暴力蛮劲,以防发生意外。

(6)继上势,医者在患部沿肌纤维方向做擦法、摩肩手法后,再轻轻拍打、叩击肩背部数次。

2.针刀治疗

患者取俯卧位,胸部垫一软枕,使颈部向前弯曲 30°～40°。定点于患者颈椎旁开 2cm 处的压痛点或条索状结节定点。操作于定点处平行于肌纤维走行快速进针刀,纵向疏通切割、横向剥离 2～4 刀。术毕,针眼处用无菌纱块压迫 1～3 分钟,敷输液贴。每周治疗 1 次,2 次为 1 个疗程。

3.药物治疗

治宜疏风祛寒、宣痹通络,内服葛根汤、桂枝汤,或内服独活寄生丸,每次 5 克,每日 2 次。有头痛形寒等表证者,可用羌活胜湿汤加减;外治可贴伤湿止痛膏等。

4.功能锻炼

可做头颈的前屈后伸、左右旋转动作,以舒筋和络。

5.物理疗法

可选用电疗、磁疗、超声波等,以局部透热,缓解肌肉痉挛。

(四)预防与调护

避免不良的睡眠姿势,枕头不宜过高、过低或过硬。睡眠时不要贪凉,以免受风寒侵袭。落枕后尽量保持头部于正常位置,以松弛颈部的肌肉。

1.颈部要防寒保暖

颈部受寒冷刺激会使肌肉血管痉挛,加重颈部板滞、疼痛。冬天出门时,可以围上围巾或披肩不让颈部受凉。夏天打开空调,也不要让冷气直接往颈部吹。

2.选择合适的睡枕

睡枕的高低软硬对颈椎有直接影响,过高的枕头不但使颈部的肌肉和关节不能得到放松,反而会因为颈部肌肉和关节的受压而造成局部的紧张和疲劳,结果就容易造成颈部的损伤,最佳的睡枕应该是能支撑颈椎的生理曲线。枕头要有弹性稳定,可以使用海绵枕、乳胶枕。喜欢仰卧的,枕头的高度为 8cm 左右;喜欢侧卧的,高度为 10cm 左右,视个人体型而定。

3.正确的睡姿

正确睡姿应顺应颈椎的生理弯曲,建议采取仰卧位睡姿。正确睡姿可以减轻颈部负担,使颈部肌肉处于放松状态,避免出现肌肉过度拉伸。

4.纠正站姿及坐姿

不良坐姿及站姿也是颈椎退变的常见诱因,在日常生活中应挺胸、直背,维持正确的颈椎弧度,让身体在舒服的状态。久坐者还可在椅子上加用腰靠,支撑腰部。每隔 1～2 小时需要改变姿势,活动身体。

三、颈椎病

颈椎病是指颈椎骨质增生、颈项韧带钙化、颈椎间盘退行性改变等,刺激或压迫颈部神经、脊髓、血管而产生的一系列症状和体征的综合征。颈椎病是一种常见病,中医学中虽然没有颈椎病的提法,但其相关症状散见于痹证、痿证、项强、眩晕等方面的论述。本病多见于40岁以上中老年患者。

(一)病因病机

颈椎病多因慢性劳损或急性外伤引起。由于颈项部日常活动频繁,活动度较大,易受外伤,因而中年以后颈部常易发生劳损。如从事长期低头伏案工作的会计、誉写、缝纫、刺绣等职业者;或长期使用电脑者;或颈部受过外伤者;或由于年高肝肾不足,筋骨懈惰,引起椎间盘萎缩变性,弹力减小,向四周膨出,椎间隙变窄,继而出现椎体前后缘与钩椎关节增生,小关节关系改变,椎体半脱位,椎间孔变窄,黄韧带肥厚、变性及项韧带钙化等一系列改变。椎体增生的骨赘可引起周围膨出的椎间盘、后纵韧带、关节囊的反应充血、肿胀、纤维化、钙化等,共同形成混合性突出物。当此类劳损性改变影响到颈部神经根、颈部脊髓或颈部主要血管时,即可发生一系列相应的症状和体征。颈椎病常见的基本类型有神经根型、脊髓型、椎动脉型和交感神经型,若同时合并两种或两种以上类型者为混合型。

1.神经根型颈椎病

又称痹痛型颈椎病,是各型中发病率最高、临床最为多见的一种,其主要表现为与脊神经根分布区相一致的感觉、运动障碍及反射变化。神经根症状的产生是由于颈部韧带肥厚钙化、颈椎间盘退变、骨质增生等病变,使椎间孔变窄、脊神经根受到压迫或刺激,即逐渐出现各种症状。第5~6颈椎及第6~7颈椎之间关节活动度较大,因而发病率较其余颈椎关节高。

2.脊髓型颈椎病

又称瘫痪型颈椎病,此型比较多见,且症状严重,以慢性进行性四肢瘫痪为其特征。一旦延误诊治,常发展成为不可逆性神经损害。由于主要是损害脊髓,且病程多呈慢性进展,遇诱因后加重,临床上表现为损害平面以下的感觉减退及上运动神经元损害症状。损害平面以下多表现为麻木、肌力下降、肌张力增加等症状。脊髓型颈椎病患者多有根管狭窄,加之前后方的压迫因素而发病。突出的椎间盘、骨赘、后纵韧带钙化及黄韧带肥厚可造成椎管的继发性狭窄,若合并椎节不稳,更增加了对脊髓的刺激或压迫。

3.动脉型颈椎病

又称眩晕型颈椎病。椎动脉第2段通过颈椎横突孔,在椎体旁走行。钩椎关节增生,可对椎动脉造成挤压和刺激,引起脑供血不足,产生头晕、头痛等症状。当颈椎退变、椎节不稳时,横突孔之间的相对位移加大,穿行其间的椎动脉受刺激机会较多,椎动脉本身可以发生扭曲,以引起脑部不同程度的供血障碍。

4.交感神经型颈椎病

颈椎间盘退变本身及其继发性改变,刺激交感神经而引起相关综合征,称为交感神经型颈椎病。

(二)诊断

1.神经根型颈病

(1)症状:多数无明显外伤史。大多患者渐感到颈部单侧局限性疼痛,颈根部呈电击样向肩、上臂、前臂乃至手指放射疼痛,且有麻木感,或以疼痛为主,或以麻木为主。疼痛呈酸痛、灼痛或电击样痛,颈部后伸、咳嗽,甚至增加腹压时疼痛可加重。上肢沉重,酸软无力,持物易坠落。部分患者可有头晕、耳鸣、耳痛、握力减弱及肌肉萎缩,此类者的颈部常无疼痛感觉。

(2)体征:颈部活动受限、僵硬,颈椎横突尖前侧有放射性压痛,患侧肩胛骨内上部也常有压痛点,部分患者可摸到条索状硬结,受压神经根皮肤节段分布区感觉减退,腱反射异常,肌力减弱。第5~6颈椎间病变时,刺激第6颈神经根引起患侧拇指或拇指、示指感觉减退;第6~7颈椎间病变时,则刺激第7颈神经根而引起示指、中指感觉减退。臂丛神经牵拉试验阳性,颈椎间孔挤压试验阳性。

(3)影像学检查:颈椎X线正位、侧位、双侧斜位或侧位过伸、过屈位片可显示椎体增生,钩椎关节增生,椎间隙变窄,颈椎生理曲度减小、消失或反弓,轻度滑脱,项韧带钙化和椎间孔变小等改变。

(4)鉴别诊断:神经根型颈椎病应与尺神经炎、胸廓出口综合征、腕管综合征等疾病相鉴别。

2.脊髓型颈椎病

(1)症状:缓慢进行性双下肢麻木、发冷、疼痛,走路欠灵、无力,打软腿,易绊倒,不能跨越障碍物。休息时症状缓解,紧张、劳累时加重,时缓时剧,逐步加重。晚期下肢或四肢瘫痪,大小便失禁或尿潴留。

(2)体征:颈部活动受限不明显,上肢活动欠灵活,双侧脊髓传导束的感觉与运动障碍,即受压脊髓节段以下感觉障碍,肌张力增高,腱反射亢进,锥体束征阳性。

(3)影像学检查:X线检查显示颈椎生理曲度改变,病变椎间隙狭窄,椎体后缘唇样骨赘,椎间孔变小。CT检查可见颈椎间盘变性,颈椎增生,椎管前后径缩小,脊髓受压等改变。MRI检查可显示受压节段脊髓有信号改变,脊髓受压呈波浪样压迹。

(4)鉴别诊断:脊髓型颈椎病应与脊髓肿瘤、脊髓空洞症等疾病相鉴别。

3.椎动脉型颈椎病

(1)症状:主要症状为单侧颈枕部或枕顶部发作性头痛,视力减弱,耳鸣、听力下降,眩晕,可见猝倒发作。

(2)体征:常因头部活动到某一位置时诱发或加重,头颈旋转时引起眩晕发作是本病的最大特点。

(3)影像学检查:椎动脉血流检测及椎动脉造影检查可协助诊断,辨别椎动脉是否正常、有无压迫、迂曲、变细或阻滞,X线检查可显示椎节不稳及钩椎关节侧方增生。

(4)鉴别诊断:椎动脉型颈椎病应除外眼源性、耳源性眩晕及脑部肿瘤等疾病。

4.交感神经型颈椎病

(1)症状:主要症状为头痛或偏头痛,有时伴有恶心、呕吐,颈肩部酸困疼痛,上肢发凉发绀,眼部视物模糊,眼窝胀痛,眼睑无力,瞳孔扩大或缩小,常有耳鸣、听力减退或消失。心前区持续性压迫痛或钻痛,心律不齐,心搏过速。

(2)体征:头颈部转动时症状可明显加重,压迫不稳定椎体的棘突可诱发或加重交感神经症状。

(3)鉴别诊断:单纯交感神经型颈椎病诊断较为困难,应注意与冠状动脉供血不全、神经官能症等疾病相鉴别。

(三)治疗

以手法治疗为主,配合药物、牵引、功能锻炼等治疗。

1.理筋手法

理筋手法是治疗颈椎病的主要方法,能使部分患者较快缓解症状。

(1)五线:①督脉线(风府穴至大椎穴一线),用一指禅推法、按揉法往返操作;②夹脊线(风池穴至颈根,左、右各一线),用一指禅推法、按揉法、拿法往返操作;③颈旁线(乳突至颈臂,左、右各一线),用一指禅推法、按揉法、抹法往返操作;治疗时间约5分钟,以疏经通络,理气活血。

(2)五区:①肩胛带区(冈上肌区域,左、右各一区),由肩峰端向颈根部施滚法、拿法交替操作;②肩胛背区(冈下肌区域,左、右各一区),用滚法、按揉法交替操作;③肩胛间区(两肩胛骨内侧之间区域),用滚法、一指禅推法、拨揉法交替操作。治疗时间约5分钟,以舒筋解痉,缓解肌紧张。

(3)十三穴:按揉风府穴、风池穴(双侧)、颈根穴(双侧)、颈臂穴(双侧)、肩井穴(双侧)、肩外俞穴(双侧)、天宗穴(双侧),时间约5分钟,以疏经理气,活血止痛。

(4)其他:①有关节突关节乱者,用旋转提颈板法或颈推定位板法操作,以纠正关节紊乱;②颈项部用直擦法或斜擦法操作,颈肩用横擦法操作,以透热为度。

扳法必须在颈部肌肉充分放松、始终保持头部的上提力量下旋扳,不可用暴力,旋扳手法若使用不当有一定危险,故宜慎用,脊髓型颈椎病禁用,以免发生危险;最后用放松手法,缓解治疗手法引起的疼痛不适感。

2.药物治疗

治宜补肝肾、祛风寒、活络止痛,可内服补肾壮筋汤、补肾壮筋丸或颈痛灵、颈复康、根痛平冲剂等中成药;麻木明显者,可内服全蝎粉,早、晚各 1.5g,开水调服;眩晕明显者,可服愈风宁心片,也可静脉滴注丹参注射液;急性发作,颈臂痛较重者,治宜活血舒筋,可内服舒筋汤。

3.牵引治疗

通常用枕颌布带牵引法。患者可取坐位或仰卧位牵引,牵引姿势以头部略向前倾为宜,牵引重量可逐渐增大到8kg,隔日或每日 1 次,每次 30 分钟,枕颌牵引可以缓解肌肉痉挛,扩大椎间隙,流畅气血,减轻压迫刺激症状。

4.功能锻炼

做颈项前屈后伸、左右侧屈、左右旋转及前伸后缩等活动锻炼。此外,还可以做体操、打太极拳、做健美操等运动锻炼。

(四)预防与调护

合理用枕,选择合适的高度与硬度,保持良好睡眠体位。长期伏案工作者,应注意经常做颈部的功能活动,以避免颈部长时间处于某一低头姿势而发生慢性劳损。急性发作期应注意休息,以静为主,以动为辅,也可用颈围或颈托固定1~2周。慢性期以活动锻炼为主。颈椎病病程较长,非手术治疗症状易反复,患者往往有悲观心理和急躁情绪。因此,要注意心理调护,以科学的态度向患者做宣传和解释工作,帮助患者树立信心,配合治疗,早日康复。

1.日常生活管理注意休息

长期伏案工作者,应定时休息,改变头部体位,做颈肩部肌肉锻炼。注意端正坐姿,保持脊柱的正直。日常使用电子产品时,注意视线与屏幕持平,一定时间后注意活动肩颈。

2.睡觉时应选择合适质地与高度的枕头

避免枕头过高,以维持正常脊柱生理曲度,达到放松关节与肌肉的效果。不枕枕头非但不能保护颈椎,还可以损害颈椎。

3.加强运动

适当参加游泳、羽毛球、排球、网球体育锻炼。中医的太极、八段锦、五禽戏等运动也可用于缓解颈部肌肉紧张状态。

4.饮食调理

平时应多摄取强筋壮骨的食物,包括筋类(如羊筋、牛筋、鹿筋等)、怀山药、豆类、白木耳、菜心、海参、枸杞子、芝麻、黑木耳、番薯、鱼翅、核桃、银鱼、蛋、鱼鳔、海带、乳酪、白瓜子、鸡爪、紫菜、羊奶等。

(杨春辉　刘玉欢)

第二节 肩部筋伤

肩关节是人体活动方向最多、活动范围最大的关节,同时也是容易受到损伤和发生病变的部位。肩部筋伤的常见病因是外伤、慢性劳损、退变、感受风寒湿邪等。筋伤可单独发生,也可合并骨折、脱位。临床诊治时须抓住主症,注重鉴别诊断。如患者素有风寒湿痹,复遭扭挫跌仆,则诸邪合而为病,日久气血不畅可致肩痹伤。

一、肩部扭挫伤

因间接暴力使肩关节过度扭转,或重物直接撞击,引起肩部关节囊、筋膜损伤或撕裂称为肩部扭挫伤。由于肩关节囊松弛,韧带薄弱,关节盂较浅,主要依靠关节附近肌肉维持关节的稳定性,因此,扭挫跌扑易引起肩部扭挫伤。本病可发于任何年龄,部位多在肩部上方或外上侧方,并以闭合伤为其特点。治疗时应力求早期治愈,以防转变为慢性损伤。

(一)病因病机

多因骤然的间接暴力引起肩关节过度牵拉、扭转,或重物直接打击、碰撞肩部,而造成肩部肌肉或关节囊、筋膜等不同程度的损伤或撕裂,致使脉络破裂,气血凝滞,瘀肿疼痛,功能障碍。肩关节处在不同的体位,从不同方向受到不同形式的旋转力、摆动力、冲压力及撞击力等作用,所造成的损伤不同。若碰撞性暴力来自肩关节外侧方,喙锁韧带将首先受到影响;跌仆时来自冠状面的侧向暴力则易伤及肩锁关节;而当上肢处于外展或已上举的状态时,冲击外力突然作用,易产生牵拉性损伤,重者可导致肌腱部分或全部断裂。如损伤严重,治疗不当而转变为慢性过程,可继发肩关节周围炎等。

(二)诊断

有明显的外伤史。伤后肩部肿胀、疼痛逐渐加重,肩关节活动受限。挫伤者皮下青紫、肿痛;扭伤者肿痛一般较轻,但逐渐加重,轻者 1 周内症状明显缓解,重者或伴有组织的部分纤维断裂或并发小的撕脱性骨折,症状可迁延数周。若肩部肿痛范围较大,要查出肿痛的中心点,根据压痛最敏感的部位,判定受伤的准确位置。体征主要表现为压痛、活动痛及运动障碍。

临床检查应注意相鉴别的是,是否合并肌腱断裂,如冈上肌腱断裂,其冈上肌肌力消失,无力外展上臂,帮助患肢被动外展至 60° 以后,就能主动抬举上臂;是否有骨折、脱位,如肱骨外科颈嵌入性骨折、肱骨大结节撕脱性骨折、肩关节脱位及肩锁关节脱位;如外伤暴力不大,但引起严重肿痛,应除外骨囊肿、骨结核等病变。必要时做 X 线摄片等影像学检查,以进一步明确诊断。

（三）治疗

以手法治疗为主,配合药物、固定、功能锻炼、理疗等治疗。

1.理筋手法

患者取坐位,医者立其侧,捏、拿、揉肩部3～5分钟,活动肩部(各方向活动2～3次),弹拨肩部条索和肌腱5分钟。再次捏、拿、揉肩部3～5分钟,点按"肩三针"、肩井、天宗、曲池各1分钟,重拿肩井、三角肌3～5分钟,搓揉肩部2～3分钟。再次活动肩部(各方向活动2～3次),牵抖上肢1～2分钟。

2.药物治疗

损伤初期和中期以散瘀消肿、生新止痛为主,内服舒筋活血汤,疼痛难忍时加服云南白药,外敷消瘀止痛药膏或三色敷药。后期以活血舒筋、通络止痛为主,可内服麻桂温经汤或小活络丸,并配合骨科外洗一方熏洗热敷。

3.固定方法

扭挫伤较重者,应用三角巾将患肢屈肘90°悬挂胸前,以限制患肩活动2～3周。制动时间不宜太长,在病情允许下应尽早进行功能锻炼。

4.功能锻炼

肿痛减轻后,应做肩关节前屈后伸、内外运旋、叉手托上、弓步云手及耸肩等锻炼,动作幅度、速度及力度应循序渐进地进行,以尽早恢复活动功能。

5.物理疗法

物理疗法具有镇痛、缓解肌肉痉挛、促进局部炎症吸收及增强组织代谢的作用,可选择使用。损伤初期可采用冰袋等冷敷疗法,中后期可应用红外线与超声波疗法。

（四）预防与调护

肩部扭挫伤初期,出现瘀肿时局部可冷敷,忌热敷,以减轻疼痛和抑制患部出血。由于肩部急性筋伤易于迁延成慢性筋伤,因此,在治疗过程中自始至终要注意动静结合,制动时间不宜过长,要早期进行功能锻炼,争取及早恢复功能,尽量避免转变为慢性筋伤。

二、肩关节周围炎

肩关节周围炎是指一种以肩痛、肩关节活动障碍为主要特征的筋伤,简称"肩周炎"。其病名较多,因睡眠时肩部受凉引起的称"漏肩风"或"露肩风";因肩部活动明显受限,形同冻结而称为"冻结肩";因该病多发于50岁左右患者,又称"五十肩";还称"肩凝风""肩凝症"。其病理表现主要是肩关节囊及其周围韧带、肌腱慢性非特异性炎症,关节囊与周围组织发生粘连,又称"粘连性关节囊炎"。女性发病率高于男性,多为慢性发病。

（一）病因病机

本病的确切病因未明，但一般认为与以下因素有关。年过五旬，肝肾渐衰、气血亏虚、筋肉失于濡养、局部组织退变，常常是本病的发病基础。加之肩部外伤劳损、外感风寒湿邪或因伤长期制动，易致肩部筋脉不通，气血凝滞，肌肉痉挛，是诱发本病的常见因素。外伤劳损为其外因，气血虚弱、血不荣筋为其内因。西医多认为，这与自身免疫异常有关，因50岁左右是人类更年期阶段，此阶段性激素水平急剧下降，神经、内分泌及免疫功能失调，致使肩袖及肱二头肌长头肌腱磨损部位出现自身免疫反应，并逐渐导致弥漫性关节囊炎。另外，肩周炎发病与甲状腺功能亢进症、冠心病、颈椎病等有关，且与糖尿病在发病上有高度相关性。

肩周炎的主要病理变化为肩关节囊的挛缩或关节外肌腱、韧带的广泛粘连，关节囊明显增厚，滑膜充血水肿，关节腔容量减小，致使肩关节活动发生障碍。患者肩周组织的病理学检查显示，肱骨头周围的关节囊增厚、挛缩；组织学观察为炎症细胞浸润和纤维化，肩周所有组织都有轻度炎性改变，包括肌腱的滑动面。

（二）诊断

多数患者呈慢性发病，隐袭进行，少数有外伤史，多见于中老年人。病症初发时轻微，以后逐渐加重，疼痛一般以肩关节的前、外侧部为重，多为酸痛、钝痛或呈刀割样痛，夜间尤甚，影响睡眠；疼痛可牵涉至同侧的颈背部、肘部或手部，症状可因肩臂运动加重；肩关节各方向运动受限，但以外展、外旋、后伸障碍为著，重者出现典型的"扛肩"现象。

检查肩部无明显肿胀，肩周肌肉痉挛，病程长者可见肩臂肌肉萎缩，尤以三角肌为明显；压痛部位多在肩峰下滑囊、结节间沟、喙突、大结节等处，也常见广泛性压痛而无局限性压痛点；肩关节外展试验阳性。X线检查多无阳性发现，但对鉴别诊断有意义，有时可见骨质疏松、冈上肌腱钙化或大结节处有密度增高的阴影。

本病属自限性疾病，病程一般为数月，但也可长达2年。根据不同病理过程和病情状况，本病可分为急性疼痛期、粘连僵硬期和缓解恢复期。

1.急性疼痛期

主要临床表现为逐渐加重的肩部疼痛，肩关节活动受限，是由疼痛引起的肌肉痉挛，韧带、关节囊挛缩所致，但肩关节本身尚能有相当范围的活动度。此期病程约为1个月，也可延续2～3个月。若积极治疗，可直接进入缓解期。

2.粘连僵硬期

肩部疼痛逐渐减轻，但肩关节因肩周软组织广泛粘连，活动范围严重受限，主动和被动的肩内、外旋和外展活动度全面下降，出现"肩胛联动症""耸肩"现象及肩部肌肉挛缩。一般需要3～6个月，方能缓解而进入恢复期。

3.缓解恢复期

肩部疼痛基本消失,肩关节的挛缩、粘连逐渐消除而恢复正常功能。此期约需6个月。

肩周炎需与神经根型颈椎病、风湿性关节炎、冈上肌肌腱炎、肩袖损伤等疾病相鉴别。

(三)治疗

以手法治疗为主,配合药物、针灸、理疗、封闭及功能锻炼等治疗。

1.理筋手法

对初期疼痛较甚者,可用较轻柔的手法在局部治疗,以舒筋活血,通络止痛,改善局部血液循环,加速渗出物的吸收,促进病变肌腱及韧带的恢复。对于晚期患者,可用较重的手法如扳、拔伸、摇,并配合肩关节各功能位的被动活动,以松解粘连,滑利关节,促使关节功能恢复。

(1)患者仰卧或坐位,医者站(或坐)于患侧,用滚法或一指禅推法施术于患侧肩前部及上臂内侧,往返数次,配合患肢的被动外展、外旋活动。

(2)健侧卧位,医者一手握患肢的肘部,另一手在肩外侧和腋后部用滚法,配合按拿肩髃、肩贞穴,并做患肢上举、内收等被动活动。

(3)患者坐位,点按上述穴位。

(4)医者站在患者的患侧稍后方,一手扶住患肩,另一手握住腕部或托住肘部,以肩关节为轴心做环转运动,幅度由小到大,然后医者一手托起前臂,使患者肘屈,患臂内收,患侧手搭在健侧肩上,再由健肩绕过头顶到患肩,反复环绕5～7次,在此同时拿捏患肩,帮助功能活动恢复。

长期治疗无效、肩关节广泛粘连、活动功能障碍的患者,可以运用扳动手法松解肩部粘连;施法应在臂丛麻醉或全麻下进行,使肌肉放松,避免并发骨折。合并肩关节半脱位或严重骨质疏松症的患者应慎用或禁用。

2.药物治疗

风寒湿阻型治宜祛风散寒、舒筋通络,可内服独活寄生汤或三痹汤等;瘀滞型治宜活血化瘀、行气止痛,方用身痛逐瘀汤加减;气血亏虚型治宜益气养血、舒筋通络,可用当归鸡血藤汤加减。急性期疼痛、触痛敏感,肩关节活动障碍者,可选用海桐皮汤热敷熏洗或寒痛乐热熨,外贴伤湿止痛膏等。

3.功能锻炼

功能锻炼是治疗过程中不可缺少的重要步骤,应鼓励患者做上肢外展、上举、内旋、外旋、前屈、后伸、环转等运动,做"内外运旋""叉手托上""手拉滑车""手指爬墙""体后拉手"等动作。锻炼要酌情而行,循序渐进,持之以恒,久之可见效果。否则,操之过急,有损无益。

4.针灸治疗

取肩髃、肩髎、臂臑、巨骨、曲池等穴,并可"以痛为腧"取穴,常用泻法,或结合灸法,每日1次。

5.封闭疗法

疼痛明显并有固定压痛点者可选用醋酸泼尼松龙25mg加入1%利多卡因4～6mL,行痛点封闭治疗。每周1次,3次为1个疗程。

6.物理疗法

可采用超短波、微波、低频电疗、磁疗、蜡疗、光疗等,以减轻疼痛,促进恢复。老年患者不可长期采用电疗,以防软组织弹性更加减低,反而有碍恢复。

(四)预防与调护

目前临床上一部分患者往往与陈旧性 Colles 骨折有关,因此,上肢创伤后功能锻炼非常重要,应引起重视。肩周炎有自愈倾向,其自然转归期多在数月至2年。初始时疼痛和僵硬缓慢加重,达到某种程度后逐渐缓解,但自然病程长,疗效慢,痛苦大,功能恢复不全,且治愈后有可能复发。因此,要鼓励患者树立信心,配合治疗,加强自主功能锻炼,以增进疗效,缩短病程,加速痊愈。平时要注意肩部保暖,勿受风寒湿邪侵袭,坚持合理的运动,以增强肩关节周围肌肉和肌腱的强度。急性期应减少肩关节活动,减轻持重,必要时采取一些固定和镇痛的措施;慢性期以积极进行肩关节功能锻炼为主。

日常生活可以做肩关节保健操的锻炼,肩部保健操如下。

1.画圈

两肩放松,屈肘,两手分别置于同侧两肩,两臂以肩为轴心而画圈。先画小圈,再逐渐增大,每次画圈20个,顺时针方向做10个,逆时针方向做20个,每日做1～2遍。

2.揉肩

直立,全身放松,右手置于左肩部,轻揉20～30次。将左手置于右肩,轻揉20～30次。揉肩可以使肩部气血疏通,起到行气血、通经络的作用。如按揉后,肩部感觉微微发热,则效果更好。

3.前后摆臂

正立,双臂自然下垂,调匀呼吸;吸气时,两臂逐渐向前平伸、上举,手要尽量举高,达到可能达到的最高处;接着呼气,同时两臂放下,并向身后摆动,后摆时手臂尽量后伸,并连续摆动10～15次,然后恢复原来的姿势,稍停片刻,再继续操作,可做1～3遍。

4.定步推手

两足分开,与肩同宽站好,两臂下垂,呼吸调匀;先两腿屈膝,左手自左股部经下腹、胸前,向上向左画圈,腰也随之左转,身体重心渐渐移至左足。然后右手自右股部经下腹、胸前向右画圈,腰也随之右转,身体重心渐渐移至右足。如此反复做20～30次。注意画圈时,动作尽量大一些,以腰为轴,左右转动。

三、冈上肌腱炎

冈上肌腱炎是指劳损或外伤后逐渐引起的肌腱退行性改变所造成的慢性无菌性炎症反应。冈上肌起于肩胛冈上窝,其肌腱在喙肩韧带及肩峰下滑囊的下面通过,止于肱骨大结节上方。冈上肌有协同肩关节外展的作用,肩峰下滑囊将冈上肌腱与肩峰相隔,以减轻两者之间摩擦,而转变为冈上肌腱炎。

(一)诊断

多数呈缓慢发病,肩外侧渐进性疼痛,肩外展活动受限,肩前方痛,肱骨大结节冈上肌止点处或肩峰下间隙压痛,"疼痛弧"试验阳性。"疼痛弧"现象是冈上肌腱炎的特征。肩外展肌力明显下降,抗阻力开始30°肩外展动作时,肩部疼痛更加明显。X线检查一般无异常征象,冈上肌腱钙化时,可见大结节上方的冈上肌腱内有小的、密度不一致的、不规则的钙化影。

(二)鉴别诊断

冈上肌腱炎应与肩峰下滑囊炎、肱二头肌长头腱鞘炎、肩周炎、肩锁关节半脱位等相鉴别。肩峰下滑囊炎主要表现为肩峰下疼痛、压痛,但当肩外展至90°时,原肩峰下压痛处压痛不明显或消失;肱二头肌长头腱鞘炎疼痛、压痛以肱骨结节间沟为主,肱二头肌抗阻力屈肘时疼痛加重;肩周炎为肩关节主、被动活动均受限,无"疼痛弧"现象;肩锁关节半脱位为肩锁关节处疼痛明显,肩外展大于90°时出现疼痛,继续上举时疼痛加重,最明显的疼痛范围是肩外展120°～180°,X线检查可见异常征象。

(三)治疗

以手法治疗为主,配合药物、固定、功能锻炼、针灸等治疗。

1.理筋手法

手法可起到活血化瘀、消肿止痛、疏通经络、理顺筋结的作用,急性期以轻柔的手法为主,慢性期手法可稍重。患者正坐,术者先用拿法,拿捏冈上部、肩部、上臂部肌肉,自上而下,以疏通经络;然后术者用拇指在冈上肌部位做局部弹拨、按揉、分筋法,以舒筋活络;最后术者一手按肩部,另一手拿腕部,相对用力拔伸肩关节,拿腕之手做肩摇法,再以两手扣住患侧手大、小鱼际部,在向下牵引的同时做上肢的牵抖法,以滑利关节。

2.药物治疗

急性期治宜舒筋活血、通络止痛,内服舒筋活血汤加减,外敷消瘀止痛膏或三色敷药等。慢性期可内服舒筋丸;局部疼痛、畏寒者可内服大活络丸或小活络丸;兼有体弱血虚者可内服当归鸡血藤汤,外贴伤湿止痛膏等,亦可用中药熏洗或腾药热熨患处。

3.封闭疗法

可考虑于肱骨大结节冈上肌腱止点压痛处注入局部麻醉及缓释激素药物。

4.固定方法

急性期局部肿痛难忍者可用三角巾悬吊,做短期制动。

5.功能锻炼

疼痛缓解后进行功能锻炼,如肩外展、前屈、外旋、甩手、上举等活动,以舒筋活络,恢复肩臂活动功能。

6.针灸治疗

取天宗、肩髃、肩髎、臂臑、曲池等穴,用泻法,提插捻转,以肩臂酸麻胀为度,留针20分钟。可加艾灸,以温经通络、散寒止痛。

(四)预防与调护

中老年人,尤其是平时缺乏锻炼者,在肩部活动时要避免突然、强力的动作,特别是在大角度的外展、后伸、上举等动作时更要注意,以防止本病的发生。发病后肩部疼痛明显时,应避免上肢外展、外旋等用力动作,肩部注意避风寒;中、后期肩痛缓解后,逐步开始功能锻炼。

(杨春辉　卢　群)

第三节　肘部筋伤

肘关节是屈戌关节,伸屈在0°～140°的活动范围。肘关节由肱尺、肱桡及上尺桡3个关节组成,共同在一个关节囊内,颇为稳定。前臂的旋转功能由上、下尺桡关节完成,环状韧带使上尺桡关节稳定。肘关节还有内、外侧副韧带及伸肌群、屈肌群的肌肉、肌腱所包裹附着。因为肘关节是活动较多的关节,所以筋伤较多见。

一、肘关节扭挫伤

肘关节扭挫伤是常见的肘关节闭合性损伤,凡使肘关节发生超过正常活动范围的运动,均可引起关节内、外筋伤。

(一)病因病机

多因跌挫、扭转等外力引起。如跌扑滑倒、手掌撑地时,肘关节处于过度外展、伸直或半屈位,均可致肘关节扭伤。因为关节的稳定性主要依靠关节囊和韧带的约束,而侧副韧带又有防止肘关节侧移的作用,所以肘关节扭挫伤常可损伤侧副韧带、环状韧带、关节囊和肌腱,造成肘关节尺、桡侧副韧带,关节囊及肘部肌肉和筋膜撕裂。

(二)诊断

有明显外伤史,伤后肘关节处于半屈曲位,呈弥散性肿胀、疼痛、肘关节活动受限,有的可出现瘀斑。压痛点往往在肘关节的内后方和内侧副韧带附着部。

严重的扭挫伤要注意与骨折相区别,环状韧带断裂常使桡骨头脱位并尺骨上段骨折。在成人,通过 X 线摄片易确定有无合并骨折,在儿童骨骺损伤时较难区别,可与健侧同时摄 X 线片对比,避免漏诊。

部分严重的肘部扭挫伤,有可能是肘关节错缝后已自动复位,只有关节明显肿胀,已无脱位征,易误认为单纯扭伤。在后期可出现血肿钙化,并影响肘关节的伸屈功能。

(三)治疗

以固定、功能锻炼为主,配合药物、手法治疗。

1.理筋手法

伤后即来诊治者,宜将肘关节做一次 $0°\sim140°$ 的被动伸屈,这对于微细的关节错位可起到整复的作用。在触摸到压痛点后,以两手掌环握肘部,轻轻按压 $1\sim2$ 分钟,有减轻疼痛的作用。然后用轻按摩拿捏手法,以患者有舒适感为度。但不宜反复进行,尤其在恢复期,更不能做猛烈的被动伸屈,这样虽能拉开粘连,但同时又引起血肿,以后粘连更加严重,甚至引起血肿钙化。

2.药物治疗

(1)内服药:初期治宜散瘀消肿,可内服七厘散或活血止痛胶囊;后期治宜消肿活络,可内服补筋丸或舒筋丸。

(2)外用药:初期外敷三色敷药或清营退肿膏;后期局部损伤用中药熏洗。

3.固定方法

初期患肢用三角巾悬吊,肘关节置于屈曲 $90°$ 的功能位,以限制肘关节的伸屈活动,并督促患者多做手指伸屈、握拳活动,以利消肿。

4.功能锻炼

肿痛减轻后,可逐步练习肘关节的屈伸功能,使粘连机化逐步松解,以恢复正常。如做被动屈伸活动,必须是轻柔的、不引起明显疼痛的活动,禁止做粗暴的被动屈伸活动。

(四)预防与调护

严重的肘关节扭挫伤治疗不及时或治疗不当,或因进行不适当的反复按摩,都可造成关节周围组织的钙化、骨化,形成骨化性肌炎。因此,肘关节损伤后功能恢复不能操之过急,否则容易遗留关节强直的后患。

二、肱骨外上髁炎

肱骨外上髁炎又称"网球肘"。其临床主要特征是肱骨外上髁处有疼痛和明显的压痛点。本病属于中医"筋痹"范畴。

(一)病因病机

肱骨外上髁是前臂伸肌总腱的附着点,肱骨外上髁炎常因急性损伤或慢性积累性劳损,使腕伸肌腱附着处受到牵拉刺激,前臂伸肌总腱部分撕裂、出血、渗出、粘连等引起炎症,或慢性肱桡关节的滑膜炎症,或桡骨头环状韧带的退行性变等所致,若失治或误治可进一步导致钙化或无菌性坏死等。常发生于从事某种职业或运动而反复屈伸肘关节和旋转前臂者,如瓦工、木工、机械维修工及网球、羽毛球等项目的运动员。

(二)诊断

症状往往逐渐出现。初起时肘外侧疼痛,以后疼痛转为持续性,轻者不敢拧毛巾,重者提物时有突然"失力"现象。休息时疼痛明显减轻,甚至消失。一般在肱骨外上髁和肱桡关节间有局限的压痛点,压痛可向桡侧伸肌腱方向扩散。肘关节屈伸活动一般不受影响,但有时前臂旋前或旋后时局部疼痛;前臂伸肌群抗阻力试验和腕伸肌紧张试验阳性,X线检查一般无异常表现,病程长者在肱骨外上髁附近有钙化沉积现象。

(三)治疗

急性期可用颈腕带悬吊制动休息1~2周。

1.手法治疗

(1)剥筋法:在肱骨外上髁及前臂桡侧用拨法和指揉法刺激桡侧腕伸肌和肱桡肌,如有明显痛点可用拇指拨筋。

(2)弹筋法:患者坐位,术者一手握腕,前臂托于肘下,另一手拇指、示指相对呈钳形,提弹肘桡侧深、浅层筋,先弹深层,再弹浅层各3~5次。

(3)屈肘旋前过伸推肘法:患肢伸直,术者一手虎口对手腕背面,握住腕部;另一手掌心顶托肘后部,拇指置于肱桡关节处。然后,握腕部的手使桡腕关节掌屈并使肘关节做屈曲和伸直相交替的动作,另一手于肘关节由屈曲变伸直时在肘后部向前顶推,使肘关节过伸,此时可听到"咯吱"声,有时发出撕布样声音,患者立即可感轻松。

2.药物治疗

(1)内服药:风寒阻络型治宜温经散寒、通络止痛,方用桂枝汤加减;湿热内蕴型治宜清热利湿、通络止痛,方用加味二妙散等;气血亏虚型治宜补气补血、养血荣筋,用补中益气汤加鸡血藤、桂枝、威灵仙等。

（2）外用药：外敷消炎止痛膏或热醋洗患处，还可用中药离子导入法。

（3）功能锻炼：为防止肘关节僵硬及周围软组织粘连，每日主动进行伸屈肘关节的练习，可配合云手、前推八匹马、倒拉九牛尾等功能锻炼。

3.其他疗法

（1）针灸疗法：取曲池、阳溪、尺泽、阿是等穴强刺激加艾灸。

（2）封闭疗法：用醋酸泼尼松龙注射液 12.5mg 加 1‰ 普鲁卡因胺注射液 2～4mL 做局部痛点封闭。

（3）小针刀疗法：症状严重者可采用小针刀治疗，一般平行肌纤维方向进针刀，纵行疏通剥离。

（4）手术疗法：仅适用于长期非手术疗法无效而症状严重者，一般行肱骨外上髁上前臂伸肌总腱附着处剥离手术。

（杨春辉　段长伟）

第四节　腕部筋伤

腕关节位于手与前臂之间，是由桡尺骨的远端、远近两排的腕骨、三角软骨盘及关节囊构成，具有背伸、侧倾、旋转、环转等功能。腕关节周围无肌肉组织，有众多肌腱通过，因此，在遭受外力时，腕关节容易损伤。

一、腕部扭挫伤

腕部扭挫伤是指外力作用造成的腕部韧带、筋膜损伤。间接外力所致为扭伤，直接外力所致为挫伤。临床较多见。

（一）病因病机

摔倒时手部着地，致使腕部过度屈伸，超越了腕部的正常活动范围，引起相应的韧带、筋膜、关节囊等组织损伤。直接暴力打击可致腕部挫伤。

（二）诊断

有明显的外伤史，伤后腕部肿胀、疼痛，活动时加剧，局部压痛，腕关节活动受限。桡骨茎突疼痛和压痛，多为桡侧副韧带损伤；尺骨茎突疼痛和压痛，多为尺侧副韧带损伤；腕部掌屈时疼痛，多为腕背侧韧带损伤；腕部背伸时疼痛，多为腕掌侧韧带损伤；腕部酸痛无力，尺骨小头异常突起，按之有松动感，多为下尺桡关节韧带损伤。

X线检查：一般无异常发现。

（三）鉴别诊断

腕部挫伤要与无移位的桡骨远端骨折、腕舟骨骨折相鉴别。无移位的桡骨远端骨折肿胀多不明显,压痛局限在桡骨远端;腕舟骨骨折时,肿胀和压痛点局限在阳溪穴部位,并有第1掌骨和第2掌骨纵向叩击痛。摄腕关节X线片可加以鉴别。

(四)治疗

腕关节扭挫伤后应制动休息,必要时行石膏托外固定1～2周。早期可给予冷敷,忌用热敷及局部按摩。以手法治疗为主,配合药物、固定治疗。

1.理筋手法

根据其腕部所伤部位和程度的不同,采用不同的理筋手法。

2.药物治疗

贯彻内外兼治的原则。

(1)内服药:早期肿痛并见,治宜活血祛瘀、消肿止痛,方用虎力散胶囊。后期肿胀消退,关节活动尚僵硬者,方用小活络丹或伸筋胶囊。

(2)外用药:早期外敷三色敷药、双柏散或伤痛膏,后期用苏木合剂熏洗。

3.物理治疗

腕关节扭挫伤后期可用中频理疗治疗,以缓解疼痛和肌痉挛,加快局部组织代谢。

4.水针疗法

曲安西龙20mg、1%利多卡因溶液2mL加生理盐水2mL混合后痛点及其周围封闭治疗。

5.固定方法

损伤较重者可用两块夹板将腕关节固定于功能位2周。去除固定后,可用弹力护腕保护。

(五)预防与调护

伤后早期宜冷敷,有韧带撕裂者需予以固定。腕部扭挫伤后期容易发生腕部韧带挛缩,出现腕部关节、掌指关节僵硬,应主动进行活动,如揉转金属球、核桃,以锻炼手腕部屈、伸和桡、尺侧偏斜及环转。

二、腕三角软骨损伤

腕三角纤维软骨又称腕关节盘,是位于尺骨和三角骨之间的纤维软骨,呈三角形。三角形较厚的尖端借纤维组织附着于尺骨茎突桡侧及其基底小窝,三角纤维软骨较薄的底附着于桡骨远端的尺骨切迹,与桡骨远端关节面相平行。三角纤维软骨掌背侧与腕关节囊及桡尺远侧关节的掌背韧带紧密相连。腕关节盘横隔于桡尺远侧关节与桡腕关节之间,将两关节腔完全隔开。为增强关节的滑动性并防止在回旋时的损伤,有囊状隐窝借以缓冲和限制前臂过度旋转的功能。三角纤维软骨是腕关节尺侧的缓冲垫,是桡尺远侧关节的主要稳定结构。腕三角纤维软骨无直接的血液供应,仅在周围与关节囊和骨的附着处有少量的血液供应,大部分依赖关节腔的滑液营养。

(一)病因病机

腕三角纤维软骨对维持桡尺远侧关节的稳定起到非常重要的作用,限制了前臂过度旋转。先天、创伤、退变等因素均可引起腕关节三角纤维软骨损伤。损伤处多发生在三角纤维软骨与桡骨远端尺侧边缘处。一般腕关节在工作时多呈旋前位,此时桡腕关节呈尺倾和背伸,三角骨紧压腕三角纤维软骨的远侧关节面上,在一定程度上限制了它的活动;同时在三角纤维软骨的尺骨面因随同桡骨旋转,需要在尺骨头上滑动,此时三角纤维软骨的上下关节面因受力不平衡发生扭曲损伤。当前臂旋前、桡腕关节尺屈、背伸及在手部被固定时,三角纤维软骨发生撕裂。此外,桡骨远端骨折等损伤也可造成腕关节盘破裂。因此,腕三角纤维软骨损伤的早期症状往往被其他严重损伤掩盖而忽略。

(二)诊断

患者有腕部扭转、牵拉、跌打等外伤史。伤后局部肿胀,腕尺侧疼痛伴有腕部无力,腕关节功能受限,前臂旋转活动及抗旋转活动时引起局部疼痛,尤以旋后时疼痛加重。检查可见尺骨小头移动度增大。后期肿胀基本消退,但尺骨小头部仍有微肿及压痛,酸楚乏力。腕尺侧、桡尺远侧关节压痛,腕部屈伸、旋转活动受限,握力下降,关节弹响。如伴有周围韧带损伤可发生腕关节不稳定,晚期可出现腕关节创伤性关节炎的表现。腕三角纤维软骨挤压试验阳性,将腕关节尺偏,并做纵向挤压,可引起局部疼痛。

X线检查:可见下尺桡关节间隙增宽,尺骨小头向背侧移位。腕关节碘油或空气造影可以根据对比剂的流向判断三角纤维软骨损伤的位置。MRI检查不仅可以直接显示三角纤维软骨的损伤撕裂部位,还可以显示与其相关的骨与软组织的异常改变,有助于诊断及鉴别诊断。

关节镜检查:为最为可靠的方法。腕关节镜可以直接了解三角纤维软骨损伤的大小、形状和位置,软骨损伤的程度,关节内韧带损伤的情况,发现损伤后可以直接进行修复或行其他治疗。

(三)鉴别诊断

本病应注意与月骨无菌性坏死相鉴别。月骨无菌性坏死同样有外伤史,但压痛点在腕正中部。

(四)治疗

以手法治疗为主,配合药物、固定、功能锻炼等治疗。

1.手法治疗

(1)合筋法:患者前臂旋前,掌心向下。术者一手托握伤腕,并用中指扣在伤处

（阳谷穴），另一手握住示指、中指、无名指、小指，顺时针、逆时针环转摇晃6次或7次，然后拔伸。在保持拔伸力量的同时，使腕部向桡侧屈，而后再快速向尺侧屈，同时托握腕之手的中指向桡侧戳按。

（2）屈转法：患者前臂旋后，掌心向上。术者一手托握伤腕，并用中指扣住伤处（神门穴）。另一手自小指侧拿住示指、中指、无名指、小指，由外向里环转摇晃6次或7次，然后向桡侧斜上方拔伸，再向尺侧屈，同时托握腕之手的中指向下戳按。

2.药物治疗

贯彻内外兼治的原则。

（1）内服药：初期可选用虎力散，治宜活血、消肿、止痛；后期治宜舒筋活络，方选小活络丹或伸筋胶囊。

（2）外用药：早期外用伤痛膏，后期外用海桐皮汤煎水熏洗。

3.水针疗法

曲安西龙20mg、1%利多卡因溶液2mL加生理盐水2mL混合后做痛点及其周围封闭。

4.固定方法

损伤初期，手法捺正下尺桡关节后，将腕关节固定于功能位4～6周；损伤中、后期如症状加重，也可做短期的固定制动。

5.功能锻炼

在无痛的情况下，逐步进行腕部功能活动。

6.手术治疗

根据损伤程度的不同，可选择不同的术式，如尺骨缩短术、三角纤维软骨部分切除术、尺骨头切除术等。手术切口可选腕尺侧背侧切口。

（五）预防与调护

损伤早期尽量避免腕部活动，并佩戴护腕保护，在固定期间可做伸直握拳动作。功能活动在不引起尺骨小头周围疼痛的情况下进行。

三、腱鞘囊肿

腱鞘囊肿是发生于关节部腱鞘内的囊性肿物，是一种关节囊周围结缔组织退变所致的病症。囊肿内含有无色透明或橙色、淡黄色的浓稠黏液，多发于腕背和足背部。患者多为青壮年，女性多见。本病属中医学"筋结""筋瘤"范畴。

（一）病因病机

外伤筋膜，邪气所居，郁滞不畅，水液积聚于骨节经络而成。多因患部关节过度活动、反复持重、经久站立等，劳伤经筋，以致气津运行不畅，凝滞筋脉而成。此外，骨关节炎、一些系统免疫疾病，甚至是感染也有可能引起。常见患处有手腕、手指、肩部等位置,这与关节囊、韧带、腱鞘中的结缔组织营养不良,发生退行性变有关。糖尿病患者较易发生。

(二)诊断

腱鞘囊肿最常见于腕背部,腕舟骨及月骨关节的背侧,拇长伸肌腱及指伸肌腱之间。起势较快,增长缓慢,多无自觉疼痛,少数有局部胀痛。局部可见一个半球形隆起,肿物突出皮肤,直径一般不超过2cm,表面光滑,皮色不变,触之有囊性感,与皮肤不相连,周围边界清楚,基底固定或推之可动,压痛轻微或无压痛。部分患者囊肿经长期的慢性炎症刺激,囊壁肥厚变硬,甚至达到与软骨相似的程度。多数病例有局部酸胀或不适,影响活动。还可见于踝关节背部和腘窝部。发生于腘窝部者,伸膝时可见如鸡蛋大的肿物,屈膝时则在深处,不易触摸清楚。必要时可行B超检查,帮助确定肿块的性质。

(三)治疗

以手法治疗为主,配合针灸、药物治疗,必要时可行手术治疗。

1.手法治疗

对于发病时间短,囊壁较薄,囊性感明显者,可用按压法压破囊肿,用弹力绷带加压包扎1周。

2.药物治疗

囊壁已破,囊肿变小,局部仍较肥厚者,可搽茴香酒或展筋丹,也可贴万应膏,并用绷带加压包扎2~3日,使肿块进一步消散。

3.三棱针加水针疗法

局部常规消毒,用三棱针在囊肿边缘平行向中央快速进针,刺至囊肿中央即退针。退针时,用一手拇指按住与针眼相对的侧面,向针眼方向挤压,边挤压边退针,囊肿内容物即随针外溢,至溢尽为止。然后从原针眼进针,注入泼尼松12.5~25mg、0.5%普鲁卡因溶液2mL,注完药液后,再向多方向刺破囊壁。出针后稍加按揉,加压包扎,以减少复发。1周后如仍有囊肿残留或复发,可重复使用上法。

4.手术治疗

对于反复发作者,可手术切除。仔细分离并完整切除囊壁,如囊壁与关节相通者,应用细针线,缝合关节囊,再将筋膜下左右两侧组织重叠缝合,术毕加压包扎。

(四)预防与调护

囊壁挤破后,在患部放置半弧形压片(如纽扣等),适当加压保持1~2周,以使囊壁间紧密接触,形成粘连,避免复发。注意休息,避免过量的手工劳动。

四、桡骨茎突狭窄性腱鞘炎

桡骨茎突腱鞘为拇长展肌肌腱和拇短伸肌肌腱的共同腱鞘。在日常的劳作中,拇指的对掌和伸屈动作较多,使拇指的外展肌和伸肌不断收缩,以致该部位发生无菌性炎症,造成狭窄性腱鞘炎。

(一)病因病机

多为慢性积累性损伤所引起。手腕部长期过度劳累可导致本病的发生,如家庭妇女、手工劳动者、文字誊写员等所从事的工作,使拇长展肌及拇短伸肌的肌腱在共同的腱鞘中频繁地来回磨动,日久劳损,即可使腱鞘发生损伤性炎症,造成纤维管充血、水肿、鞘壁增厚、管腔变窄、肌腱变粗,肌腱在管腔内滑动困难而产生相应的症状。

体弱血虚、血不荣筋者更易发生本病。若局部病变迁延日久,腱鞘纤维化和挛缩,腱鞘腔越变狭窄,使症状更为顽固。

(二)诊断

本病多见于中年妇女,发病缓慢,腕部桡侧疼痛,提物乏力,尤其不能做提壶倒水等动作。桡骨茎突处有隆起,或可有结节,在桡骨茎突及第1掌骨基底部之间有压痛。部分患者局部有微红、微肿、微热,疼痛可放射至手部。

握拳试验阳性,即将患者拇指尽量屈曲握于掌心,同时将腕关节尺偏,可引起桡骨茎突患处剧痛。

(三)治疗

以手法治疗为主,配合针灸、小针刀、药物等疗法,必要时行松解术。

1.理筋手法

患者正坐,术者一手托住患手,另一手于腕部桡侧疼痛处及其周围做上下来回的按摩、揉捏;然后按压手三里、阳溪、合谷等穴,并弹拨肌腱4～5次;再用左手固定患肢前臂,右手握住患手,在轻度拔伸下缓缓旋转及伸屈腕关节;最后用右手拇指、示指捏住患手拇指末节,向远心端拉伸,起舒筋解粘、疏通狭窄的作用,结束前再按摩患处1次。理筋手法每日或隔日进行1次。

2.药物治疗

(1)内服药:治宜调养气血、舒筋活络,可用桂枝汤加当归、何首乌、威灵仙等。

(2)外用药:外用海桐皮汤熏洗。

3.针灸治疗

取阳溪为主穴,配合谷、曲池、手三里、列缺、外关等穴,得气后留针15分钟,隔日1次。

4.小针刀疗法

小针刀刀口线和桡动脉平行,在鞘内纵行疏剥,病情严重者也可刺穿腱鞘使刀口接触骨面,刀身倾斜,将腱鞘从骨面上剥离铲起,出针,针孔按压至不出血为止。注意勿伤桡动脉和神经支。

5.腱鞘松解术

以上方法治疗未见效果者,可在局麻下纵行切开腕背韧带和腱鞘(不缝合),解除对肌腱的卡压,缝合皮肤切口。有时拇长展肌与拇短伸肌肌腱各有一个腱鞘,此种解剖变异,术中应探查清楚。

(四)预防与调护

患者平时做手部动作要缓慢,尽量脱离手腕部过度活动的工作,少用凉水,以减少刺激。疼痛严重时,可用夹板或硬纸板将腕关节固定于桡偏、拇指伸展位3~4周,以限制活动,可缓解症状。

五、腕管综合征

腕管是指腕掌侧的掌横韧带与腕骨所构成的骨—韧带隧道。腕管中有正中神经、拇长屈肌肌腱和4个手指的指深屈肌肌腱、指浅屈肌肌腱。正中神经居于浅层,处于肌腱与腕横韧带之间。腕管综合征是由于正中神经在腕管中受压,而引起的以手指麻痛、乏力为主的综合征。

(一)病因病机

腕部的创伤,如桡骨下端骨折、腕骨骨折脱位、腕部扭挫伤、腕部慢性损伤,或腕管内有腱鞘囊肿、脂肪瘤等原因,致腕管内容积减少。由于腕管内腔缩小,指屈肌腱和正中神经与腕横韧带来回摩擦,引起肌腱、肌腱周围组织及滑膜水肿、肿胀、增厚,使管腔内压力增高,压迫正中神经,发生腕管综合征。

(二)诊断

腕管综合征主要表现为正中神经受压后,引起腕以下正中神经支配区域内的感觉、运动功能障碍。患者桡侧3个半手指麻木、刺痛或烧灼样痛、肿胀感。患手握力减弱,拇指外展、对掌无力,握物、端物时偶有突然失手的情况。夜间、晨起或劳累后症状加重,活动或甩手后症状可减轻。寒冷季节患指可有发冷、发绀等改变。病程长者大鱼际萎缩,患指感觉减退,出汗减少,皮肤干燥脱屑。

屈腕压迫试验,即掌屈腕关节的同时压迫正中神经1分钟,患指症状明显加重者为阳性。叩击试验,即叩击腕横韧带的正中神经处,患指症状明显加重者为阳性。肌电图检查可见大鱼际出现神经变性,可协助诊断。

(三)鉴别诊断

本病应注意与颈椎病、多发性神经炎等疾病相鉴别。颈椎病引起神经根受压时,则麻木区不单在手指,往往前臂也有痛觉减退区,并且运动、腱反射也出现某一神经根受压的变化,同时有颈部的症状和体征。多发性神经炎症状常为双侧性,并不局限在正中神经,桡尺神经也受累,呈手套状感觉麻木区。

（四）治疗

以手法治疗为主,配合功能锻炼、药物、针灸治疗,必要时行手术治疗。

1.理筋手法

先在外关、阳溪、鱼际、合谷、劳宫等穴位处及痛点,施以按压、揉摩手法;然后将患手在轻度拔伸下,缓缓旋转、屈伸腕关节数次;将术者左手握于患手腕上,右手拇指、示指捏住患手拇指、示指、中指、环指远节,向远心端迅速拔伸,以发生弹响为佳。以上手法可每日做1次,局部不宜过重过多施用手法,以减少已增加的腕管内压。

2.药物治疗

(1)内服药:治宜祛风通络,内服大活络丹。

(2)外用药:外贴宝珍膏或万应膏,并用八仙逍遥汤或海桐皮汤熏洗。

3.针灸治疗

取阳溪、外关、合谷、劳宫等穴,得气后留针15分钟,每日或隔日1次。

4.功能锻炼

练习手指、腕关节的屈伸及前臂的旋转活动,防止失用性肌萎缩和粘连。

5.手术治疗

对于症状严重的患者,经治疗无效时,可考虑切开腕横韧带以缓解压迫。

（五）预防与调护

对腕部的创伤要及时、正确地处理,尤其是腕部的骨折、脱位,要对位良好。已发生腕管综合征者,施行理筋手法后要固定腕部,可用纸壳夹板,也可以将前臂及手腕部悬吊,不宜做热疗,以免加重病情。经保守治疗无效者,应尽快决定手术治疗,防止正中神经长时间严重受压而变性。

（杨春辉　李寒露）

第五节　手指筋伤

一、指关节扭挫伤

手指指间关节及掌指关节因各种暴力而过度掌屈、背伸和扭转所导致的关节囊、侧副韧带等软组织损伤称为指关节扭挫伤。临床各指均可发生,但以无名指多见。发病人群中以青壮年多见。

（一）病因病机

掌指关节、指间关节均有关节囊,其两侧有侧副韧带加强,限制其侧向活动。当掌指关节屈曲时,侧副韧带紧张,而指间关节的侧副韧带则在手指伸直时紧张,屈曲时松弛,可见手指在伸直位时最容易遭受损伤。因此,当手指受到撞击压轧,或间接暴力而过度背伸、掌屈和扭转时均可引起损伤。如各种球类运动员,当手指受到侧向的外力冲击,迫使手指远端向侧面过度弯曲,可引起关节囊及侧副韧带撕裂,甚至掌指、指间关节发生错缝、脱位、骨折等。

(二)诊断

有明显外伤史。伤后患指关节剧烈疼痛,并迅速肿胀,手指屈伸活动障碍。若侧副韧带损伤,可在一侧有疼痛,并有侧向活动及侧弯畸形。若指伸肌肌腱断裂,则手指不能主动伸直而屈曲畸形,出现在末节手指时,可出现锤状畸形。严重者伴有撕脱骨折或脱位,X线检查可明确诊断。

(三)治疗

1.手法治疗

术者右手拇指及示指握住患指末节向远端牵引,轻轻推揉挤压,将弯曲的患指伸直,使筋膜舒顺,继续将患处轻揉屈伸、旋转,以滑利关节。筋伤断裂者还可顺筋的方向轻轻推压,将分离的组织推复原位,使其接续,并需轻轻按压片刻,再在局部做推揉按摩,以局部舒适为度。如患指正直,为理筋手法成功。

2.固定治疗

对于单纯扭挫伤及错缝有侧副韧带损伤的患者,可用铝板或硬纸板将患指固定于屈曲35°~45°位3~4周。对于末节指伸肌肌腱断裂及伴有撕脱小骨折者,则将患者近侧指间关节尽量屈曲,远端指间关节过伸位固定4~6周。

3.功能锻炼

去除外固定后,主动练习指关节的屈伸活动。

4.药物治疗

初期宜活血祛瘀、消肿止痛,内服活血止痛汤加减,外用消肿止痛膏;后期加海桐皮汤熏洗或热敷。

二、指伸、指屈肌腱断裂

外伤引起的手部指伸肌、指屈肌肌腱部分或完全断裂在临床中并不少见,早期而有效的治疗是恢复手指功能的关键。指伸肌肌腱从前臂起始,止于远节指骨的背侧,位于皮下,只在腕背韧带下有一段包在腱鞘内。指深屈肌肌腱从前臂起,经腕管、手掌、指屈肌腱鞘止于手指远节的掌侧。

(一)病因病机

手部肌腱的断裂大多由撕裂伤、切割伤、戳伤等引起。锐器切割伤或手指在伸直位时突然受到暴力冲击指端,指伸肌、指屈肌肌腱强烈收缩,可造成指伸肌、指屈肌肌腱的断裂。在正常情况下,手指充分伸屈时,肌腱滑动的范围较小,随着不同区域的肌腱断裂,其临床表现也不尽相同。指伸肌肌腱断裂时,常将其止点所附着的骨骼撕脱。指屈肌肌腱断裂后,若失去早期修复的机会,近端回缩较多。

(二)诊断

有明显的外伤史。指深、浅屈肌肌腱均断裂时,指骨间关节处于伸直位,做伸腕试验时,手指不能屈曲。指深屈肌肌腱断裂时,指深屈肌试验阳性,固定患指中节,远侧指间关节不能屈曲;指浅屈肌肌腱断裂时,指浅屈肌试验阳性,固定除患指外的其他3个手指于伸直位,患指近侧指间关节不能屈曲。X线检查可以排除指骨骨折、指间关节脱位。

指伸肌腱止点断裂表现为"锤状指"畸形,部分患者伴有撕脱骨折。伸肌腱中央束断裂,若不及时修复中央束,可形成典型的"钮孔"畸形。X线检查常可见末节指骨基底部背侧有小骨片被撕脱。

(三)治疗

可采取手术、固定、药物、功能锻炼等方法进行治疗。

1.手术治疗

新鲜的手指肌腱完全断裂时,应力争进行一期手术缝合。晚期由于肌腱断端的粘连及回缩等,会给手术增加困难。不整洁的肌腱伤(断、碎、缺损)或合并软组织血运障碍,不宜进行一期缝合。屈肌损伤手术复杂,易粘连,宜进行二期缝合。陈旧伤宜进行二期修复,视功能要求而定,多采用游离肌腱移植术、肌腱移位术、肌腱粘连松解术等。

2.固定方法

对于闭合性手指远节伸肌肌腱全断者,术后可用铝板条或指骨夹板,将患指近侧指骨间关节尽量屈曲,远侧指骨间关节过伸位固定4~6周(带有撕脱小骨片者,固定方法相同)。对于指浅、深屈肌肌腱全断者,术后患指固定于屈曲位4~6周。对于手指肌腱部分断裂者,可按上述方法做适当固定。

3.药物治疗

损伤早期及术后治宜清热解毒、活血化瘀,内服五味消毒饮或桃红四物汤;后期因指节损伤,气血运行不畅,或气血凝滞,内服麻桂温经汤。后期可配合外用中药熏洗,如苏木合剂。

4.功能锻炼

解除制动后开始练习手指的伸屈活动,1周后逐渐加大活动量。

(四)预防与调护

指伸肌、指屈肌肌腱断裂无论手术与否,都应将患手或患指固定,固定的体位很重要,关系到指伸肌肌腱的两端能否相互贴近。固定的时间也很重要,原则上应达4周以上,以保证两断端之间充分黏合。肌腱断裂后,手指的功能恢复时间比较长,易引起指间关节僵硬,解除外固定后应积极、主动进行活动,尽早恢复功能。

三、指屈肌腱腱鞘炎

指屈肌腱腱鞘炎又称"扳机指"或"弹响指",是指屈肌腱在肥厚的腱鞘内受到摩擦与卡压,手指屈曲时出现弹响及疼痛的病症。本病可发生于不同年龄,多见于妇女及手工劳动者。也可见于婴儿及老年人。任何手指均可发生,但多发于拇指、中指及无名指,少数患者为多个手指同时发病。

(一)病因病机

本病因手部劳作过度,积劳伤筋,或遭受寒凉,气血凝滞,气血不能濡养经筋则发病。手指频繁的伸屈活动,使屈肌腱与骨性纤维管反复摩擦、挤压;长期用力握持硬物,使骨性纤维管受硬物与掌骨头的挤压,致骨性纤维管发生局部充血、水肿,继之纤维管变性,管腔狭窄,指屈肌肌腱在狭窄的管腔内受压而变细,两端膨大呈葫芦状。屈指时,膨大的肌腱部分通过腱鞘狭口受到阻碍,使屈伸活动受限,勉强用力伸屈患指或被动伸屈时,便出现扳机样的弹跳动作,并伴有弹响声。小儿屈肌肌腱狭窄性腱鞘炎多为先天性。

(二)诊断

起病多较缓慢,早期在掌指关节掌侧局限性酸痛,晨起或工作劳累后加重,活动稍受限,逐渐发展,疼痛可向腕部及手指远侧放散。随着腱鞘狭窄和肌腱变性增粗的发展,肌腱滑动时通过越来越困难,手指屈伸时便产生扳机样动作及弹响。检查所见,患指掌骨头掌侧皮下可触及一结节状物,手指屈伸时可感到结节状物滑动及弹跳感,有时有弹响。局部明显压痛。如狭窄严重,手指多固定于伸直位不能屈曲或固定于屈曲位不能伸直。

(三)治疗

采取手法、药物、针灸、小针刀、手术等方法治疗。

1.手法治疗

术者左手托住患侧手腕,右手拇指在结节部做按揉弹拨、横向推动、纵向拨筋等动作,最后握住患指末节向远端迅速拉开,如有弹响声则效果较好。每日或隔日1次。

2.药物治疗

初期宜活血祛瘀、消肿止痛,内服活血止痛、跌打七厘散等。后期或解除固定后,外用中药熏洗,如海桐皮汤等。

3.针灸治疗

取结节部及周围痛点针刺,隔日1次。

4.水针疗法

腱鞘内注射糖皮质激素等,注射时需严格无菌操作。一般只注射1次或2次,不可多次注射,以免发生广泛粘连。早期病例一次注射即可治愈,如未痊愈,间隔1周后再注射1次。

5.小针刀疗法

局麻后,用小针刀平行于肌腱方向刺入结节部,沿肌腱走行方向做上下挑割,不要向两侧偏斜,否则可损伤肌腱、神经和血管。如弹响已消失,手指活动恢复正常,则表示已切开腱鞘。若创口小者可不缝合,以无菌纱布加压包扎即可。

6.手术治疗

非手术治疗无效者或反复发作腱鞘已有狭窄者,应采用指屈肌腱腱鞘切开手术疗法。

（四）预防与调护

患者平时做手部动作要缓慢,避免劳累,用温水洗手,养成劳作后用温水洗手的习惯,适时活动手,并自行按摩。发病时间短、疼痛严重的患者更要充分休息,有助于损伤筋腱的恢复。施用理筋手法要适当。晚期硬结明显者尽量不用理筋手法,可采用手术治疗。

（杨春辉　吕　佳）

第六节　髋部筋伤

髋关节是由股骨头与髋臼构成,属于杵臼关节。髋臼内仅月状面被覆关节软骨,髋臼窝内充满脂肪,可随关节内压的增减而被挤出或吸入,以维持关节内压的平衡。髋关节的活动范围大,能做屈伸、内收、外展、内旋、外旋和环转等动作。但髋关节周围的肌肉和韧带比较坚实稳固,故筋伤的发生率比较低。

一、髋部扭挫伤

髋部扭挫伤是指髋关节遭受外力后发生的筋伤。由于高处坠下或不正确姿势而致使髋部周围的肌肉、韧带和关节囊发生撕裂、水肿等现象,而出现一系列症状。本病以青壮年较多见。

（一）病因病机

多因间接暴力使髋关节过度展、收、屈和伸,致其周围肌肉和韧带撕伤或断裂,关节囊损伤,滑膜充血、水肿等。直接暴力致髋部挫伤相对少见。

（二）诊断

多有创伤史或过度运动史。受伤后髋部疼痛、肿胀或有瘀斑、跛行、活动或负重功能障碍。髋部疼痛活动时加重,休息静止时疼痛明显减轻。

髋关节内侧的内收肌处于腹股沟处有明显的压痛和肿胀,患膝微屈,骨盆向患侧倾斜,患肢呈假性变长,患髋各方向运动受限并现疼痛加剧,托马斯征阳性。X线检查多无异常发现。

(三)鉴别诊断

若经久不愈,髋关节功能进行性障碍,或伴有低热,须与髋关节结核相鉴别。髋关节结核有结核病史或与结核病患者接触史,有低热、盗汗、食欲差和消瘦等中毒症状,X线检查可显示髋臼或股骨头有骨质破坏,关节间隙狭窄等改变。

(四)治疗

以手法、药物治疗为主,或可配合理疗等方法。

1.手法治疗

患者俯卧位,术者在髋部痛点做按压揉摩;然后改仰卧位,在髋部痛处做按摩揉拿等理筋活络手法;最后一手固定骨盆,另一手握膝在屈膝屈髋下边摇转边下压,并外展外旋伸直髋关节数次,可使嵌顿的圆韧带或关节囊松解,消除肌肉痉挛,恢复髋关节活动度。

2.药物治疗

初期治宜活血祛瘀、消肿止痛、舒筋通络,内服桃红四物汤、舒筋丸,外贴消肿止痛膏、宝珍膏;后期患者给予中药如海桐皮汤外洗、热敷,以促进血液流通,解除肌肉挛缩。

3.针灸治疗

针刺对侧合谷,得气后用泻法。令患者做屈髋位活动,以促进局部气血运行,经络畅通。留针30分钟,每10分钟行针1次,每日1次。

4.物理治疗

可采用超短波、脉冲电疗和离子透入疗法等,可减轻疼痛、促进炎症吸收。

(五)预防与调护

无须严格的固定,但患者应卧床休息,避免患肢负重,以利早日恢复。

二、髋关节暂时性滑膜炎

本病是一种非特异性炎症所引起的短暂的以急性疼痛、肿胀和跛行为主的病症。目前,对其发病机制尚无统一认识,故临床病名称谓很多,如暂时性滑膜炎、单纯性滑膜炎和小儿髋关节半脱位等。多见于3~10岁儿童,女略多于男。本病发生后,有些患儿可以自行恢复,多数患儿需针对性治疗方可痊愈,否则有继发股骨头无菌性坏死,所以早期诊断、及时治疗是本病的关键。

（一）病因病机

可能与创伤或细菌、毒素及过敏反应有关。当跳跃、滑倒和跳皮筋等使下肢过度外展或内收时，由股骨头与髋臼的间隙增宽，关节腔内的负压力将关节滑膜或韧带嵌夹所致。患儿发病前多有上呼吸道感染、痢疾史。中医学认为是正气受损，卫外不固，风寒湿毒乘虚而入，致使关节脉络不通，气血运行受阻而致。

（二）诊断

患儿多有蹦、跳、滑和跌等伤史及有上呼吸道感染、痢疾史。多数患儿发病急，表现为髋关节疼痛、肿胀和跛行，可伴有同侧大腿内侧及膝关节疼痛，个别患儿出现发热，持续数日。检查可见髋关节处于屈曲、内收及内旋位，运动受限并有肌痉挛，拒绝移动患肢；身体摆正可见骨盆倾斜，两腿长短不齐。X线表现为髋关节囊肿胀，关节间隙稍增宽，无骨质破坏。髋关节穿刺检查为穿刺液透明，细菌培养阴性。关节囊滑膜组织检查为非特异性炎症变化。实验室检查白细胞总数可升高，红细胞沉降率略快。

（三）鉴别诊断

本病应与以下疾病鉴别。

1.髋关节滑膜结核

髋关节滑膜结核有明显的结核中毒症状，初起症状为髋痛，患儿多诉膝内侧痛，患髋活动受限，行走跛行，托马斯征阳性。X线检查可见关节囊肿胀，关节间隙稍宽或窄，晚期可发展为骨关节结核，骨质破坏明显，甚者可形成死骨及窦道，或有脱位征象。

2.化脓性髋关节炎

化脓性髋关节炎起病急，高热，寒战，白细胞总数及中性粒细胞计数升高，红细胞沉降率加快，有败血症表现。髋痛、活动受限，患肢短缩屈曲畸形，关节穿刺可抽出脓液，培养可得化脓菌。

3.股骨头缺血性坏死

股骨头缺血性坏死髋关节活动轻、中度受限，X线检查示股骨头骨骺密度增高或碎裂，股骨颈变短而宽。

（四）治疗

治疗在于避免负重和限制活动，髋关节伸展和内旋可增加关节囊内压力而危及股骨头血供。中医认为，本病进行手法治疗，配合内服及外用中药，能获得满意的效果。

1.手法治疗

患者仰卧床上，术者立于患侧，一手握踝部，另一手握膝部，先轻轻做屈髋屈膝，无痛下加以摇髋，腿长者做屈髋内收内旋患肢，腿短者做屈髋外展外旋，随即伸直患腿,手法即完毕。卧床休息。

2.药物治疗

一般初期可内服活血祛瘀中药肢伤一方,病久者可服用舒筋汤;也可口服少量水杨酸制剂,以止痛。患髋周围可外敷消肿止痛药膏。

3.牵引治疗

多采用皮肤牵引,重量为体重的1/7,维持牵引时间2～3周。

（刘　东　李　莹）

第七节　膝部筋伤

一、膝关节侧副韧带损伤

膝关节的内侧及外侧各有坚强的副韧带附着,是膝关节组织的主要支柱。内(胫)侧副韧带起于股骨内侧髁结节,止于胫骨内髁的侧面,其浅层是一条上窄下宽呈扇形、坚韧的宽带,深层是关节囊的增厚部分,与内侧半月板相连。其前缘与股四头肌扩张部分和髌韧带相接,后缘与关节囊相连。它的主要作用是防止膝外翻,同时还具有限制膝关节外旋的作用。外(腓)侧副韧带起于股骨的外侧髁结节,止于腓骨小头,呈条索状,韧带与外侧半月板之间有腘肌腱和滑液囊相隔,其主要作用是防止膝内翻。屈膝时侧副韧带较松弛,使膝关节有轻度的内收、外展和旋转活动;伸膝时侧副韧带较紧张,膝关节无侧向和旋转运动。

膝关节侧副韧带损伤有部分和完全性损伤之分。内侧副韧带损伤较常见,若与交叉韧带损伤和半月板损伤同时发生,称为膝关节损伤三联征。

膝关节内、外侧副韧带损伤,中医分别称为"虎眼里缝伤筋"(内侧副韧带损伤)、"虎眼外缝伤筋"(外侧副韧带损伤)。

(一)病因病机

膝关节轻度屈曲时,膝或腿部外侧受到暴力打击或重物压迫,迫使膝关节做过度的外翻动作时,可使膝内侧间隙拉宽,内侧副韧带发生扭伤或断裂。如为强大的旋转暴力,则易合并内侧半月板或前交叉韧带的损伤,其病理变化分为韧带扭伤,部分断裂或完全断裂。在少见的情况下,外力迫使膝关节过度内翻,可发生外侧副韧带的损伤或断裂。若暴力强大,损伤严重可伴有关节囊撕裂,腘绳肌及腓总神经损伤。

(二)临床表现

膝关节内侧副韧带损伤后,膝关节呈半屈曲位135°左右,主动、被动活动都不能伸直或屈曲,局部肿胀,皮下瘀血,继而出现广泛性的膝及膝下部位瘀斑,压痛明显。内侧损伤时,压痛点在股骨内上髁;外侧损伤时,压痛点在腓骨小头或股骨外上髁。若合并半月板损伤,膝出现交锁痛。如合并半月板和前交叉韧带或胫骨棘撕脱骨折伤,则膝部严重损伤,即膝关节损伤三联症。膝关节侧向试验检查有重要意义。一般外侧副韧带损伤不合并外侧半月板损伤,而易合并腓总神经损伤,临床可见足下垂及小腿外下 1/3 及足背外侧皮肤感觉障碍。

X 线检查:患膝的内侧(或外侧)在局麻后置双关节于外翻(或内翻)位,X 线正位片可发现韧带损伤处关节间隙增宽,若有骨折撕脱,膝关节内可见骨碎片。

(三)诊断

多发生于体力劳动中工伤及体育运动伤。有小腿急骤外展或内收的创伤史。膝关节内侧或外侧副韧带处肿胀疼痛,膝关节功能障碍,膝关节呈半屈曲位。若有腓总神经损伤,可伴有足下垂。膝关节内外侧副韧带处有固定压痛点。由于损伤部位不同,压痛点可位于副韧带的起点或止点。压痛点位于韧带中部者,可用内收外展试验与半月板破裂鉴别。若侧副韧带破裂,可在破裂处触及一裂隙。

X 线外翻(或内翻)位检查可见关节间隙增宽。

(四)治疗

1.手法治疗

侧副韧带部分撕裂者,初诊时应予伸屈一次膝关节,以恢复轻微的错位,并可以舒顺筋膜,但手法不可多做,以免加重损伤。晚期,手法可解除粘连,恢复关节功能。具体操作是以内侧副韧带损伤为例,患者仰卧,伤肢伸直并外旋,医者先点按血海、阴陵泉和三阴交等穴。然后在损伤局部及其上下施以揉、摩和擦等法。新鲜损伤肿痛明显者手法宜轻,日后随着肿胀消退,手法可逐渐加重。

2.固定方法

先将膝关节内血肿抽吸干净,用弹力绷带包扎,再以石膏托固定膝关节于功能位 4～5 周,解除后进行功能锻炼。

3.功能锻炼

损伤轻者在 2～3 日后鼓励患者作股四头肌的功能锻炼,以防止肌肉萎缩和软组织粘连。膝关节的功能锻炼对于消除关节积液有好处。后期或术后患者,膝关节功能未完全恢复,可做膝关节伸屈运动及肌力锻炼,如体疗的蹬车或各种导引的功能疗法。

4.药物治疗

(1)内服药:具体如下。

1)瘀血阻络证:伤后肿胀严重,剧烈疼痛,皮下瘀斑,膝关节松弛,屈伸障碍。舌暗瘀斑,脉弦或涩。治宜活血化瘀、消肿止痛,方用桃红四物汤加牛膝、桑枝之类。

2)筋脉失养证:伤后迁延,肿胀未消,钝痛酸痛,喜揉喜按,肌肉萎缩,膝软无力,上下台阶有错落感。舌淡无苔,脉细。治宜养血壮筋,方用壮筋养血汤加减。

3)湿阻筋络证:伤后日久,肿胀反复,时轻时重,酸楚胀痛,或见筋粗筋结,屈伸不利。舌淡胖,苔白滑,脉沉弦或滑。治宜除湿通络,方用羌活胜湿汤、薏苡仁汤之类。

(2)外用药:局部瘀肿者,可外敷消瘀止痛药膏或三色敷药。伤后日久者,局部用四肢损伤洗方或海桐皮汤熏洗患处,洗后贴宝珍膏。

5.手术疗法

侧副韧带损伤,若出现内或外侧副韧带断裂者,或合并有交叉韧带损伤,或半月板损伤,一般应进行手术治疗,对断裂的韧带及破损的关节囊进行修补,而半月板的损伤则应切除。若外侧副韧带损伤合并有腓总神经损伤,并已确定为断裂者,应尽早进行手术探查,行神经端端吻合术。若合并有胫骨棘撕脱骨折,或韧带附着部撕脱骨折,应进行固定术。尤其属关节内骨折,折端应达到解剖对位,才能避免韧带发生松弛现象。

对陈旧性内侧副韧带断裂的治疗,如已超过2周的断裂韧带,主要应行重建手术。可选用股薄肌腱、半腱肌腱修补法。外侧副韧带因有股二头肌和髂胫束的保护,不影响膝关节的稳定,所以修补术少用。

二、膝关节半月板损伤

半月板为位于股骨髁与胫骨平台之间的纤维软骨,附着于胫骨内外髁的边缘,因边缘较厚而中央部较薄,故能加深胫骨髁的凹度,以适应股骨髁的凸度,使膝关节稳定。半月板可分为内侧半月板与外侧半月板两部分,内侧较大,弯如新月形,前后长,左右窄,其后半部与内侧副韧带相连,故后半部固定;外侧半月板稍小,似"O"形,前后角距离较近,不与外侧副韧带相连,故外侧半月板的活动度比内侧大。外侧半月板常有先天性盘状畸形,称为先天性盘状半月板。半月板具有缓冲作用和稳定膝关节的功能。

一般情况下,半月板是紧粘合在胫骨平台的关节面上,膝关节在运动的过程中是不移动的,只有在膝关节屈曲135°位时,关节做内旋或外旋运动,半月板才有轻微的移动,故在此体位时容易造成半月板损伤。

(一)病因病机

膝关节在屈曲135°位左右做强力外翻或内翻,内旋或外旋,半月板上面粘住股骨髁部随之活动,下面与胫骨平台之间形成旋转摩擦剪力。若动作突然,力量很大,关节面之间对半月板的压力也加大,当旋转碾挫力超过了半月板所能允许的活动范围,即可引起半月板损伤。如篮球运动员的转身跳跃、铁饼运动员的旋转动作,都是在瞬间完成,具有强大的爆发力。某些长期蹲位工作的人,可劳损致伤,使半月板的后角破损。

半月板损伤有边缘性破裂、中心性纵向破裂,犹如"桶柄式"破裂,其破裂可套住股骨髁发生交锁。此外,尚有前角及后角撕脱或瓣状破裂,其根部以蒂相连,游离于关节间隙。横形破裂多见于半月板中央部,但不易发生交锁。

半月板血运较差,除边缘性损伤有部分可获愈合外,一般是不易治愈的。青年发病多。

(二)临床表现

患者多有膝关节突然旋转,或跳跃落地时扭伤史,或有多次膝关节扭伤肿痛史。

患者一般诉关节一侧痛或后方痛,位置较固定。股四头肌力减弱,膝关节控制乏力。上、下楼梯时会发生突然伸直障碍,经别人或自己将患肢旋转摇摆后,突然弹响或弹跳,即可恢复。

体征可见股四头肌萎缩,关节间隙压痛,压痛点较之局限固定。膝关节过伸过屈试验可引起疼痛。

半月板弹响试验阳性(麦氏征)可决定半月板破裂的诊断,确定部位和侧别。患者仰卧位,屈膝到最大限度。术者一手放于患膝前侧,另一手持足跟外旋足部,内收小腿,做伸屈膝活动,如有弹响则为内侧半月板破裂的指征。反之,内旋其足部,外展小腿,同样地伸屈其膝关节,如有弹响,则为外侧半月板破裂(图4-1)。膝全部屈曲时发生弹响可考虑为后角破裂,90°屈曲时,为中央性破裂,至于前角破裂原则上应置于膝伸直位,但麦氏认为此法只能测出后角与中央性破裂,对前角破裂不能测定。

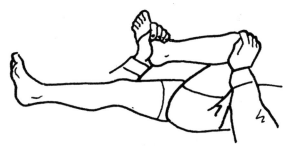

图4-1 膝关节仰卧旋转检查

膝关节旋转提拉或旋转挤压试验阳性患者俯卧位,术者将自己的膝关节前部压于患者大腿的后部,两手持足部向上提拉膝关节,并向外或内侧旋转,如发生疼痛表示韧带扭伤。反之,双手持患侧足跟及足跖向下挤压膝关节,再向外或内侧旋转,同时屈到最大限度再继续伸直,如发生疼痛,则证实内侧或外侧半月板破裂;并依疼痛发生时的角度确定破裂所在部位。屈曲最大限度时疼痛,怀疑为后角破裂,90°时为中央性破裂,伸直时为前角破裂。

(三)诊断

有膝关节创伤史。局限性疼痛,膝关节间隙压痛,膝关节过伸或过屈、被动内收、外展可引起膝关节间隙位置固定的局限性疼痛;部分患者有膝关节交锁和关节滑落感。麦氏征多数阳性,膝关节旋转挤压试验阳性者,即可诊断。

X线检查对半月板损伤诊断意义不大,但可排除其他疾病,故仍不失为常规检查的方法之一。

膝关节充气造影和碘水造影或充气和碘水混合造影在诊断上有一定价值,且可以确定半月板损伤部位。

膝关节镜检查对关节内结构可提供直观形象,但不能以它来完全代替其他检查。对于半月板损伤,只有在临床上高度怀疑而经体检、X线造影均无法肯定或排除,或体检与X线造影有矛盾,或不能肯定何侧半月板损伤,以及半月板切除术后长期原因不明疼痛,或遗留其他症状时,才需要关节镜检查。

(四)治疗

1.手法治疗

嘱患者仰卧,放松患肢,术者左手拇指按摩痛点,右手握踝部,徐徐屈曲膝关节并内外旋转小腿,然后伸直患膝,初期可在膝关节周围和大腿前部施以滚、揉等法,以促进血液循环,加速血肿消散。

膝关节交锁患者也可采用屈伸手法解除交锁。患者仰卧,屈膝屈髋90°,一助手握持股骨下端,术者握持踝部,二人相对牵引,术者可内外旋转小腿几次,然后使小腿尽量屈曲,再伸直下肢,即可解除交锁。

2.固定方法与功能锻炼

急性损伤期可用夹板或石膏托固定于膝关节于170°休息位3～4周,并鼓励患者同时进行下肢肌肉的主动收缩锻炼,防止肌肉萎缩。去除固定后,可指导进行膝关节的伸屈活动和步行锻炼。边缘(型)损伤大部分可以自行愈合。

3.药物治疗

(1)内服药。

1)血瘀气滞证:膝关节疼痛肿胀明显,关节交锁不易解脱,局部压痛明显,动则痛甚。舌暗红,脉弦或细涩。治宜活血化瘀、消肿止痛,方用桃红四物汤或舒筋活血汤。

2)痰湿阻滞证:损伤日久或术后膝关节肿胀明显,酸痛乏力,屈伸受限。舌淡胖,苔腻,脉滑。治宜温化痰湿,方用二陈汤。

3)肝肾亏损证:无明显的创伤史或轻微扭伤,肿痛较轻,静时反痛或损伤日久萎缩,膝软无力,弹响交锁频作。舌红或淡,少苔,脉细或细数。治宜补益肝肾,方用补肾壮筋汤或健步虎潜丸。

(2)外用药:早期局部瘀肿者可外敷三色敷药、消炎散。局部红肿者,可敷以清营退肿膏。后期可用四肢损伤洗方或海桐皮汤熏洗患膝。

4.手术治疗

经非手术疗法无效的半月板损伤应尽量早期手术切除。手术时膝关节屈曲位,根据内(外)侧半月板损伤,切口可从髌韧带内外侧缘、胫骨前缘斜向后上方。切除半月板一定要尽量完整,特别注意后角的切除,并要检查是否有交叉韧带损伤。术后止血要彻底,并要做石膏托固定。术后1周左右指导患者进行股四头肌锻炼。肢体肿胀者可服用三妙丸、五皮饮,以促进肿胀消退。若关节内有积液,可穿刺抽吸之后加压包扎。一般应于术后3周扶拐不负重行走。局部配合理疗,中药外洗。

近年来,在半月板切除的手术方法上,有不少的学者主张部分切除术,但不是所有撕裂的半月板都具备部分切除的条件;如果处理不当,留下质量不好的半月板,则可能发生再撕裂,往往需二次手术。随着关节镜技术的发展,在关节镜直视下将半月板破裂游离的部分切除,保留完整部分,其手术创伤小,可减少骨关节病的提早发生,较符合关节的生理状态。术后患者复原快,可早期起床活动,且膝部不留切口。

三、膝关节交叉韧带损伤

膝交叉韧带位于膝关节之中,有前后两条,交叉如十字,常称十字韧带,相当于中医骨骺的"内连筋"。前交叉韧带起于股骨髁间窝的外后部,向前内止于胫骨髁间隆突的前部,能限制胫骨前移位。后交叉韧带起于股骨髁间窝的内前部,向后外止于胫骨髁间隆突的后部,能限制胫骨向后移位。因此,交叉韧带对稳定膝关节有重要作用。

(一)病因病机

交叉韧带位置深在,非强大的暴力不易引起交叉韧带损伤或断裂。一般单纯的膝交叉韧带损伤少见,多伴有侧副韧带及半月板损伤。

当暴力撞击小腿上端的后方时,胫骨可向前方移位,造成前交叉韧带损伤,有时伴有胫骨隆突撕脱骨折;当暴力撞击小腿上端的前方时,胫骨可向后移位,造成后交叉韧带损伤。甚者可伴有后关节囊破裂、胫骨隆突撕脱骨折和外侧半月板损伤。

(二)临床表现

交叉韧带损伤常是复合损伤的一部分,自觉受伤时关节内有撕裂感,关节即觉松弛并失去稳定。由于组织撕裂,关节内积血,膝关节干特别肿胀,关节疼痛,功能障碍,一般膝关节呈半屈曲状态。

进行膝关节抽屉试验(推拉试验)时,应先抽出关节内积血或积液,并在局麻下进行检查。患者仰卧,屈膝90°,足平放床上,检查者以一肘压住患者足背做固定,两手环握小腿上段做向前拉及向后推的动作。当前交叉韧带断裂或松弛时,胫骨向前移动度明显增大;当后交叉韧带断裂或松弛时,胫骨向后移动度明显增大。

(三)诊断

膝关节受伤后关节内有撕裂感,关节松弛,失去原有的稳定性。膝关节明显肿胀,关节内积血,疼痛,活动功能丧失。抽屉试验阳性。X线检查有时可见胫骨棘撕脱的骨片。施行膝关节镜检查,在冲净关节腔的积血后,可见前交叉韧带断裂端出血或小血块凝集。滑膜下韧带损伤,在关节镜下貌似正常,但其长度及张力异常,可提示此类损伤的可能性。

(四)治疗

对于单纯的不完全性交叉韧带损伤,可抽净积血后夹板或石膏固定膝关节功能位。对于完全性交叉韧带损伤和伴有侧副韧带、半月板损伤者,宜早期手术治疗。

1.手法治疗

膝关节交叉韧带损伤后期,有关节屈伸功能受限者,可采用手法松解粘连,恢复膝关节活动范围。

(1)拔伸归挤法:患者正坐床边,助手用双手固定患肢大腿下端,术者一手由内侧握住小腿下端,另一手虎口拿住膝关节,用拇指、示指捏住膝关节两侧。施术时与助手同时用力相对拔伸,并内、外转动小腿,拿膝之拇指、示指用力归挤(图4-2)。

(2)拔伸屈膝法:将小腿夹于术者两腿之间,与助手相对拔伸。术者双手拇指在上,余四指在下,合掌拿住患膝,使膝关节逐渐尽量屈曲(图4-3)。

(3)按摩膝部法:将患肢拔直,用捋顺、揉捻和散法按摩膝部。

2.固定方法与功能锻炼

没有完全断裂的膝交叉韧带损伤,可先行非手术治疗,以石膏托或夹板固定膝关节于20°～40°位6周,使韧带处于松弛状态,以便修复,并指导患者早期进行股四头肌的功能锻炼,防止肌肉萎缩。去除外固定后,可练习膝关节屈曲,并逐步练习扶拐行走。

3.药物治疗

(1)内服药:具体如下。

1)瘀血留滞证:伤后膝关节肿胀严重,疼痛剧烈,皮下瘀斑,膝关节松弛,屈伸障碍。舌暗瘀斑,脉弦或涩。治宜活血化瘀、消肿止痛,方用桃红四物汤加味。

2)筋脉失养证:伤后迁延,肿胀未消,钝痛,喜按喜揉,肌肉萎缩,膝软无力,上下台阶有错落感。舌淡少苔,脉细。治宜养血壮筋,方用壮筋养血汤或补筋丸。

3)湿阻筋络证:伤后日久,反复肿胀,时轻时重,重坠胀痛,屈伸不利。舌淡胖,苔白滑,脉沉弦或滑。治宜除湿通络、佐以祛风,方用羌活胜湿汤、薏苡仁汤。

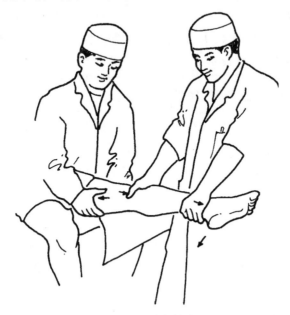

图 4-2　拔伸归挤法

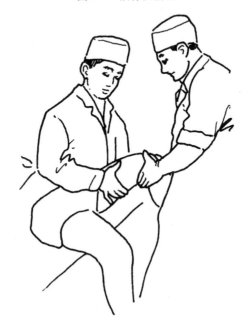

图 4-3　拔伸屈膝法

（2）外用药：局部瘀肿者，可外敷消瘀止痛药膏或清营退肿膏。伤后日久关节活动不利者，可用四肢损伤洗方或海桐皮汤熏跳患膝，洗后外贴宝珍膏。

4.其他疗法

手术治疗：膝交叉韧带急性完全断裂者，应尽早修复。对于陈旧性交叉韧带损伤而膝关节有明显前后移动，并有响声、关节积液和关节不稳定者，应行交叉韧带重建术。可利用髂胫束、半腱肌、股薄肌或半月板修复前交叉韧带，以及利用股薄肌、半腱肌、腘肌腱或半月板修复后交叉韧带。

四、膝关节创伤性滑膜炎

膝关节创伤性滑膜炎是指膝关节受创伤刺激，引起滑膜充血、渗出，形成关节积液的一种滑膜无菌性反应。膝关节滑膜面积广泛，构成多个滑囊，并有滑液分泌以滑利关节。正常状态下各滑囊无明显积液，但在创伤、炎症和风湿等各种病理情况下，可形成滑膜炎，产生积液。临床上分急性创伤性和慢性劳损性炎症两种。

（一）病因病机

急性创伤性炎症是由于外力打击、扭伤、关节附近骨折或手术创伤等，使滑膜受伤充血，产生大量积液，滑膜损伤破裂则大量血液渗出，积液、渗血可增加关节内压力，阻碍淋巴系统的循环。由于关节内酸性代谢产物的堆积，碱性关节液可变成酸性。如不及时清除积液或积血，则关节滑膜在长期慢性刺激和炎性反应下逐渐增厚、纤维化，并引起关节粘连，影响关节功能活动。多发生于爱好运动的青年人，以关节腔内积血为主。

慢性损伤性滑膜炎是由于慢性积累性损伤导致滑膜产生炎症渗出、关节积液，也可由急性创伤性滑膜炎失治转化而成。多发于中老年人，身体肥胖者或过用膝关节负重的人。以渗出为主。

风寒湿邪侵袭，或湿热流注关节，即可直接致病，又可诱发本病加重。

（二）诊断

急性滑膜炎有明确的创伤史，可见关节肿胀，轻度憋胀疼痛，屈伸功能受到限制等症状。肤温可略增高，膝部肿胀出现在髌骨周围，浮髌试验阳性。如行膝关节穿刺，可抽出血性液体。膝关节创伤性滑膜炎可以单独发病，但更多并发于膝部其他损伤，如膝关节脱位、髌骨骨折和侧副韧带断裂等。

慢性滑膜炎较多见，肿胀持续不退，休息后减轻，过劳后加重，虽无明显疼痛，但胀满不适，皮肤温度正常，股四头肌可有轻度萎缩。病程久则滑膜囊壁增厚，摸之可有韧厚感。对于积液多、浮髌感明显者，可在无菌操作下，抽出关节淡黄色清亮的渗出液，对诊断其性质及治疗有一定意义。

X线检查显示膝关节结构无明显异常,可见关节肿胀,中老年患者可见骨质增生。

(三)治疗

1.手法治疗

急性期应将膝关节伸屈一次。先伸直膝关节,然后充分屈曲,再自然伸直,可使局部血肿消散,疼痛减轻。慢性期可在肿胀处及其周围做按压、揉摩和拿捏等手法,以疏通气血,温煦筋膜,消散肿胀。

2.药物治疗

根据辨证论治的原则,急性期滑膜损伤,瘀血积滞,治宜散瘀生新,内服桃红四物汤加三七粉 3g,外敷消瘀止痛膏。慢性期水湿稽留,肌筋弛弱,治宜祛风燥湿、强壮肌筋,内服羌活胜湿汤加减或健步虎潜丸,外贴万应宝珍膏或用熨风散热敷。中药熏洗热敷有较好的疗效,可用四肢损伤洗方、海桐皮汤熏洗患处。

3.水针疗法

对于膝关节积液较多者,严格无菌消毒穿刺抽除积液后,注入复方倍他米松 1mL 或泼尼松龙 25mg 加 1%利多卡因溶液 2mL,然后用弹力绷带加压包扎,以促进消肿和炎症的吸收,防止纤维化和关节粘连。

4.固定方法

急性期应将膝关节固定于伸直位 2 周制动,卧床休息,抬高患肢,并禁止负重,以减轻症状。

5.功能锻炼

早期应卧床休息,抬高患肢,并避免负重;膝关节制动期间进行股四头肌舒缩锻炼,防止肌肉萎缩。后期加强膝关节的伸屈锻炼。

五、髌骨软骨软化症

髌骨软骨软化症是髌骨软骨面因慢性损伤,软骨发生退行性改变而形成的骨关节病。又称髌骨软骨病、髌骨劳损,是膝部较常见的疾病。其患病率达 36.2%,该病可见任何年龄,多见于 30~40 岁,女性发病率高于男性。

(一)病因病机

髌骨的后侧面大部分为软骨结构,与股骨两髁和髁间窝形成髌股关节。当膝伸直而股四头肌松弛时,髌下部与股骨髁间窝轻轻接触;当膝关节屈曲 90°时,髌上部与髁间窝接触;当膝关节完全屈曲时,整个髌骨关节面紧贴髁间窝。膝关节在长期屈伸中,髌股之间反复摩擦,互相撞击,致使软骨面磨损而致本病。如田径、登山运动员、舞蹈演员膝部的过度屈伸活动,使髌股之间长期剧烈摩擦而引起劳损。与此同时,关节滑膜及髌韧带也可有一定程度的充血,渗出增加等变化。

（二）诊断

患者常有膝部创伤史。起病缓慢,患者自觉膝部疼痛或疲软无力,以上、下楼梯最为明显,尤以下楼最困难。休息后症状消失,活动则加重。严重者影响步行。

检查膝部无明显肿胀,髌骨两侧偏后部有压痛。患膝伸直,用拇指、示指将髌骨向远端推压,嘱患者用力收缩股四头肌,此时会引起髌骨部疼痛者为阳性。此项伸膝位抗阻试验为"挺髌试验",髌骨劳损者多为阳性。

X线检查早期未见明显改变,后期的侧位及切线位片可见髌骨边缘骨质增生,髌股关节面粗糙不平、囊性变,软骨下骨硬化,髌骨关节间隙变窄等改变。

（三）治疗

1.手法治疗

患者仰卧,患肢伸直,股四头肌放松。术者用手掌轻轻按压髌骨体做研磨动作,以不痛为度,每次5～10分钟;然后用拇指、示指扣住髌骨的两侧,做上下捋顺动作,以松解髌骨周围组织,减轻髌股之间的压力和刺激;再于膝关节周围施以按法、揉捻法和捋顺法等舒筋手法。

2.药物治疗

内服药治宜补肝肾、温经通络止痛,可选用健步虎潜丸或补肾壮筋汤。外用熨风散局部热熨或海桐皮汤等熏洗膝部。

3.物理治疗

如超短波、中药离子导入等。

4.固定方法

疼痛较轻者可佩戴护具;较重时可将膝关节固定于伸直位制动,卧床休息,以减轻症状。

5.功能锻炼

加强股四头肌舒缩锻炼和空蹬自行车活动。

（李　海）

第八节　踝部筋伤

踝关节是人体关节面积小、承重功能大、活动较频繁的一个关节。踝关节的骨性结构中,内踝位置高,外踝位置低,内翻幅度大,所以内翻损伤较常见。

一、踝关节扭挫伤

踝关节扭挫伤是指踝关节突然受到内翻或外翻暴力引起局部肿胀、疼痛的病变。临床甚为常见,可发生于任何年龄,但以青壮年较多见。

踝关节周围主要的韧带有内侧副韧带、外侧副韧带和下胫腓韧带。内侧副韧带又称三角韧带,起于内踝,自下呈扁形附于跗舟状骨、距骨前内侧、下跟舟韧带和跟骨的载距突,是一条坚韧的韧带,不易损伤;外侧副韧带起自外踝,止于距骨前外侧的为腓距前韧带,止于跟骨外侧的为腓跟韧带,止于距骨后外侧的为腓距后韧带;下胫腓韧带又称胫腓联合韧带,为胫骨与腓骨下端之间的骨间韧带,是保持踝关节稳定的重要韧带。

(一)病因病机

多因踝关节突然受到过度的内翻或外翻暴力引起,如行走不平道路,上、下楼时不慎,或骑车跌倒时,若踝关节处于跖屈,因距骨体部进入踝穴而使踝关节不稳定,可引起损伤。临床上分为内翻扭伤和外翻扭伤,以前者多见。跖屈内翻时,容易损伤外侧的腓距前韧带;单纯内翻损伤时,容易损伤外侧的腓跟韧带;受外翻暴力时,由于三角韧带比较坚强,较少发生损伤,但可引起下胫腓韧带撕裂。直接的外力打击,除韧带损伤外,多合并骨折和脱位。

(二)诊断

有明显的创伤史。受伤后踝部立即出现肿胀、疼痛,不能走路或尚可勉强走路,伤后两三日局部可出现瘀斑。内翻扭伤时,外踝前下方肿胀、压痛明显,若将足部做内翻动作,则外踝前下方发生剧痛;外翻扭伤时,内踝前下方肿胀、压痛明显,若将足部做外翻动作,则内踝前下方发生剧痛。

严重扭伤疑有韧带断裂或合并骨折脱位,应做与受伤姿势相同的内翻或外翻位X线检查。一侧韧带撕裂往往显示患侧关节间隙增宽,下胫腓韧带断裂,可显示内外踝间距增宽。

(三)治疗

采用手法、药物治疗为主,适当固定为受伤组织的修复创造条件,合理的功能锻炼可促进功能早日恢复。

1.手法治疗

对单纯韧带扭伤或韧带部分撕裂者,可进行理筋手法。患者平卧,术者一手托住足跟,另一手握住足尖,缓缓做踝关节的背伸、跖屈及内翻、外翻动作,然后用两掌心对握内外踝,轻轻用力按压,有散肿止痛的作用,并由下而上理顺筋络,反复进行数遍,再在商丘、解溪、丘墟、昆仑、太溪和足三里等穴按摩。瘀肿严重者可采用顺筋手法,不宜采用重手法。

2.药物治疗

早期治宜活血祛瘀、消肿止痛,内服七厘散及舒筋丸,外敷五黄散或三色敷药。后期治宜舒筋活络、温经止痛,内服活血酒或小活络丹,并可用四肢损伤洗方熏洗。

3.固定方法

固定的基本原则是内翻扭伤应外翻固定,外翻扭伤应内翻固定。早期敷药后用绷带包扎,保持踝关节于受伤韧带松弛的位置,并暂时限制行走,并抬高患肢以利于消肿。根据损伤程度不同而选用绷带、胶布或夹板固定踝关节于中立位,一般固定3周左右。韧带完全断裂者固定4～6周。

4.功能锻炼

固定期间作足趾屈伸活动。解除固定后,开始锻炼踝关节的屈伸功能,并逐步练习走路。

(四)预防与调护

踝部扭挫伤早期,瘀肿严重者可局部冷敷,忌手法按摩。良好的固定和功能锻炼是踝扭伤完全愈合的保证,否则易形成关节不稳。踝关节的严重扭伤、韧带撕裂伤,修复不良,易造成韧带松弛,要注意避免反复扭伤以免形成习惯性踝关节扭伤。

二、跟腱损伤

跟腱是人体最强有力的肌腱之一,由小腿的腓肠肌与比目鱼肌腱联合组成,止于跟骨结节,能使踝关节做跖屈运动。在行走、奔跑、跳跃等活动中,跟腱承受很大的拉力。

(一)病因病机

跟腱损伤可由直接暴力或间接暴力导致,临床上分为完全断裂与不完全断裂。

直接暴力损伤常发生于锐器切割伤,因此,多为开放性损伤,其断面较整齐,腱膜也同时受到损伤。在跟腱处于紧张状态时,受到垂直方向的外力,如被踢伤或器械击伤也可发生断裂,多为横断,局部皮肤挫伤较严重,周围血肿较大。

间接暴力损伤常发生于活动量较大的青壮年、运动员、演员或搬运工人等,在剧烈运动或劳动时,由于小腿三头肌的突然收缩,使跟腱受到强力牵拉,而引起跟腱部分撕裂或完全断裂,此种撕裂伤的断面参差不齐,其主要断面多在跟腱附着点上方3～4cm处,腱膜可以完整,少数有断裂在跟腱附着部或近于肌腹部。

(二)诊断

有明显创伤史。跟腱断裂时,可有断裂声,跟腱部疼痛、肿胀、压痛和有瘀斑。足跖屈无力,活动受限,跛行,但由于足趾的屈肌和胫后肌腱的代偿,跖屈功能不一定丧失。如为完全断裂,断裂处可摸到凹陷空虚感;如为陈旧伤,因跟腱撕裂时腱鞘多数仍完整,腱鞘内积血机化时,空虚感可不明显。跟腱部分撕裂者,各项症状均较轻。开放性跟腱断裂者,在检查创口时要注意回缩的跟腱。

(三)治疗

跟腱部分撕裂可用非手术治疗,完全断裂应尽早手术修复。

1.手法治疗

将患足跖屈,在肿痛部位做较轻的按压、揉摩,并在小腿三头肌肌腹处做揉摩,使肌肉松弛以减轻近段跟腱回缩,促进功能恢复。也可用于术后期的恢复。

2.药物治疗

初期治宜活血祛瘀止痛,内服续筋活血汤、舒筋丸等;后期治宜补益肝肾、强壮筋骨,内服壮筋续骨丸,外用四肢损伤洗方、海桐皮汤熏洗。

3.固定方法

跟腱部分撕裂损伤者在理筋手法后,可用夹板或石膏托在膝关节屈曲、踝关节跖屈位固定3~4周。跟腱修补缝合术后,应用石膏管型将膝关节在上述位置固定4~6周。

4.手术治疗

适用于新鲜的跟腱完全断裂或开放性断裂,宜早期施行手术修补缝合。

(四)预防与调护

固定期间抬高患肢以利消肿,禁止踝部背伸活动。解除固定后,改穿高跟鞋,使跟腱处于松弛状态,开始锻炼踝关节伸屈功能,并逐步练习行走,半年内不做足踝部剧烈运动。

三、跟痛症

跟痛症主要是指跟骨底面由于慢性损伤所引起的疼痛,常伴有跟骨结节底部前缘骨刺。

(一)病因病机

跟痛症多发生于40~60岁体质肥胖者。老年人肝肾不足或久病体虚,气血衰少,筋脉懈惰,久行久站造成足底部皮肤、皮下脂肪、跖腱膜负担过重。《诸病源候论》说"夫劳伤之人,肾气虚损,而肾主腰脚",说明劳累过度与肾气不足可引起腰脚痛。跖腱膜自跟骨跖面结节起,向前伸展,止于5个足趾近侧趾节的骨膜上,如果长期、持续的牵拉,可在跖腱膜的跟骨结节附着处发生慢性损伤,脂肪垫肥厚,或骨质增生致使局部无菌性炎症刺激引起局部疼痛。

(二)诊断

起病缓慢,多为一侧发病,可有数月或几年的病史。早晨起床后站立时疼痛较重,行走片刻后疼痛减轻,但行走过久疼痛又加重。局部检查未见红肿,在跟骨跖面的跟骨结节处压痛,如跟骨刺较大时,可触及骨性隆起。

X线检查可帮助诊断,但临床表现常与X线征象不符,有骨刺者可无症状,有症状者也可无骨刺。

（三）鉴别诊断

本病应与足跟部软组织化脓性感染和骨结核鉴别。足跟部软组织化脓性感染虽有跟痛症状。但局部有红、肿、热及痛，严重者有全身症状。跟骨结核多发于青少年，局部微热，肿痛范围大。

（四）治疗

1.手法治疗

在跖腱膜的跟骨结节附着处施按压、推揉手法，以温运气血，使气血疏通，减轻疼痛。

2.药物治疗

内治法宜养血舒筋、温经止痛，内服当归鸡血藤汤或补益肝肾，强壮筋骨，内服六味地黄丸、金匮肾气丸。外用药宜八仙逍遥汤熏洗患足或用熨风散进行热熨。

3.其他疗法

如小针刀、水针和射频等。

（五）预防与调护

急性期宜休息，并抬高患肢。症状缓解后仍宜减少负重，穿高跟鞋以宽松为宜，或在患足鞋内放置海绵垫或空心垫，以减少足部压力。

四、跗管综合征

跗管综合征是指胫后神经在胫骨内踝后下方的跗管内被压而引起的一组综合征。跗管为足内踝后下方与距骨、跟骨和屈肌支持带所构成的一个缺乏弹性的骨纤维管，由后上向前下走行长为 $2 \sim 2.5 cm$，跗管的深面为跟骨、距骨及关节囊，跗管的浅面为跨于胫骨内踝及跟骨结节的分裂韧带，管内有胫后肌腱、屈趾长肌腱、胫后神经、胫后血管及屈蹈长肌腱。

本病主要发生于青壮年男性，年龄在 $15 \sim 30$ 岁，多数为体力劳动者或体育运动者。

（一）病因病机

主要病因是踝部扭伤、骨折畸形愈合，或局部的慢性劳损，产生腱鞘炎或由于足的外翻畸形，以及分裂韧带紧张性增加，加深了对胫后神经、肌腱等的压迫。上述各种原因均可造成腱鞘水肿、充血，鞘壁增厚，使管腔相对变窄，压迫管内胫后神经而产生跗管综合征。

（二）诊断

主要症状为足底和足跟内侧疼痛、麻木，劳累后明显，休息后减轻。甚者足底灼痛，皮肤干燥，无汗或足内在肌萎缩。跗管部叩击痛，踝关节过度背伸或足外翻时可使疼痛加剧。晚期X线检查可在距骨内侧有骨刺形成。

（三）治疗

1.手法治疗

早期可在内踝后部做推揉、分筋、理筋和按压手法，能起到活血通络止痛作用。可教给患者自行操作。

2.药物治疗

治宜活血化瘀、舒筋通络和消肿止痛，内服药可选舒筋活血汤、大活络丸；外用药可选宝珍膏、万应膏外敷，或用骨科外洗二方熏洗热敷。

3.封闭治疗

可选用泼尼松龙12.5mg加1‰普鲁卡因4mL，做跖管内注射，每周1次，共4～5次。

4.手术治疗

经过上述等保守治疗1个月后仍无好转者，可考虑手术治疗。手术切除造成卡压的纤维带，探查胫后神经，如有骨疣或囊肿，应一并切除。

（刘　东　朱雪娇）

第九节　腰部筋伤

腰部脊柱是一独立的支柱，位于活动很少的胸椎和固定于骨盆的骶骨之间，前方为松软的腹腔，附近只有一些肌肉、筋膜和韧带等软组织，而无骨性结构保护，既承受着人体1/2的重力，又从事着各种复杂的运动，故腰部在承重和运动时，过度的负重、不良的弯腰姿势所产生的强大拉力和压力，容易引起腰段脊柱周围的肌肉、筋膜、韧带、小关节突和椎间盘损伤，产生相应的临床征象。

腰部筋伤主要和肾虚、外伤劳损、感受风寒湿邪及脏腑经络有关，临证治疗时应重视对上述致病因素的辨证论治。

一、急性腰肌扭伤

急性腰肌扭伤是指腰骶、骶髂及腰背两侧的肌肉、筋膜、韧带、关节囊及滑膜等软组织的急性损伤，从而引起腰部疼痛及活动功能障碍的一种病症。本病俗称"闪腰岔气"，是腰痛疾病中最常见的一种。多发生于青壮年体力劳动者，以长期从事弯腰工作和平时缺乏锻炼，肌肉不发达者易患此病。如治疗及时，手法运用恰当，疗效极佳。若治疗不当或失治，可致损伤加重而转变成慢性腰痛。

（一）病因病机

腰部急性扭伤多发生在腰骶、骶髂关节、椎间小关节或两侧竖脊肌等部位。多因猝然遭受暴力，或由于腰部活动时姿势不正确，用力不当，或用力过度，或搬运抬扛重物时,肌肉配合不协调,以及跌仆闪挫,使腰部肌肉和筋膜受到过度牵拉、扭曲、韧带撕裂、关节错缝、滑膜嵌顿等所致。

(二)诊断

有明显外伤史。伤后腰部疼痛剧烈,不能伸直,活动明显受限,仰卧转侧均感困难,患者常以两手撑腰,以免加重疼痛。严重时不能坐立和行走,有时可伴下肢牵涉痛,咳嗽、喷嚏、用力排便时可使疼痛加剧,脊柱多呈强直位。

检查:可见腰背部肌紧张,局部肿胀、时有瘀斑,腰椎生理前凸改变。腰肌及筋膜损伤时,腰部各方向活动均受限,动则疼痛,有局限性压痛,以棘突旁竖脊肌、髂嵴后部或腰椎横突处为多见,并可触及肌紧张。髂腰韧带损伤时,腰椎前屈旋转受限明显,压痛多在髂嵴后部与第5腰椎间三角区。棘上或棘间韧带损伤时,压痛多在棘突上或棘突间,脊柱弯曲时疼痛加剧。椎间小关节损伤时,腰部被动旋转活动受限,尤其后伸活动受限,并可引起剧烈疼痛;脊柱可有侧凸,损伤棘突可出现偏歪,棘突两旁有深压痛。

腰部急性扭伤一般无下肢痛,如伴有下肢牵涉痛多为屈髋时臀大肌痉挛,骨盆出现后仰活动,牵动腰部肌肉、韧带所致。所以直腿抬高试验阳性,但加强试验为阴性,此可与腰椎间盘突出症相鉴别。

X线检查:正位片主要显示腰椎生理前凸消失和肌性侧凸,必要时让患者腰椎屈曲位摄侧位和斜位片,以显示病理改变。如棘上、棘间韧带断裂,则可见棘突间隙加宽。

(三)鉴别诊断

本病应与严重的棘上、棘间韧带断裂,棘突、关节突骨折,椎体压缩性骨折及腰椎间盘突出症相鉴别。

(四)治疗

急性腰肌扭伤治疗以理筋手法治疗为主,辅以药物治疗,同时配合针灸等其他方法综合治疗。

1.手法治疗

患者俯卧位,肢体放松,术者用两手拇指指腹或手掌,自大杼穴开始由上而向下按揉,同时用拇指点压手法依次点压肾俞、命门、腰阳关、志室、大肠俞、环跳及阿是等穴,在点压时加以按揉或弹拨,以产生酸、胀、麻感为度。可调和气血,提高痛阈,从而减轻疼痛。再在腰背部两侧运用攘法,着重在腰段操作3~4次。然后术者以左手压住腰部痛点,用右手托住患侧大腿,同时用力反向扳动,并可摇晃拔伸数次,如腰双侧疼痛,可将两腿同时托起向背侧扳动。最后用全掌按揉、拍、击法等放松手法结束治疗。

棘上、棘间韧带损伤:除上述手法外,可用按摩手法理筋通络,术者先在脊柱两侧用按揉手法,再用一手拇指在患部棘上韧带行弹拨手法,并沿棘上韧带方向上下揉捻,然后直擦腰部督脉,以透热为度。

腰椎小关节错缝、关节滑膜嵌顿:除舒筋活血、解痉止痛按摩松解手法外,主要是采用复位手法,纠正关节错缝,解除滑膜嵌顿。常采用以下两种方法。①腰部斜扳法:患者侧卧,患侧在上,髋膝关节屈曲,健侧伸直。术者立于患者前侧,一手置于肩部,另一手置于臀部,两手相对用力扳动腰部。往往可以听到清脆的弹响声,腰痛随之立即缓解。②腰部牵抖法:患者俯卧位,一助手双手拉住患者腋下,或嘱患者两手拉住头侧床沿,术者握患者双踝关节,做对抗牵引,持续1分钟后,再慢慢松开,如此重复数次。最后用力将下肢快速上下抖动数次,使牵引力传递至腰部,使其复位。临床上也可用脊柱旋转复位法、背法等手法进行治疗。

2.固定治疗

急性期应适当卧硬板床休息1～2周,以减轻疼痛,必要时佩戴腰围或宽布带固定站立行走。

3.功能锻炼

疼痛缓解后做腰部各种功能锻炼,以增强腰部免疫力。注意棘上或棘间韧带损伤时应避免过度前屈活动。

4.药物治疗

早期治宜活血化瘀、行气止痛,挫伤偏重于活血化瘀,用复元活血汤加减;扭伤侧重于行气止痛,方用舒筋汤加枳壳、香附、木香等。若便秘明显,治宜通里攻下,方用桃仁承气汤加减。若伴有气血虚弱,不宜攻之过猛,可加补气行气、补血活血之药,或适当加服六味地黄丸。后期治宜补益肝肾、活血强筋,方用补肾壮筋汤加减。

5.其他疗法

(1)针灸治疗:局部取穴或循经取穴。常用肾俞、命门、腰阳关、志室、委中、承山、昆仑、阿是穴等穴,多用强刺激手法。

(2)封闭治疗:用醋酸泼尼松龙注射液12.5mg加2％普鲁卡因注射液2mL行痛点封闭。

二、第3腰椎横突综合征

第3腰椎横突综合征是以第3腰椎横突明显压痛为特征的慢性腰痛,临床又称"腰三横突周围炎"或"腰三横突滑囊炎"。本病多见于青壮年,男性多于女性,大多数患者有扭伤史,多见于长期从事弯腰工作的人。

(一)病因病机

多因急性腰部损伤未及时处理或长期慢性劳损所致筋膜损伤,气滞血瘀,经络痹阻,不通则痛。风寒湿邪侵袭可诱发或加重局部疼痛。

第3腰椎两侧的横突最长,是腰肌和腰方肌的起点,并有腹横肌、背阔肌的深部筋膜附着其上。第3腰椎为5个腰椎的活动中心,其活动度较大,易使肌肉附着处发生撕裂性损伤。

急性损伤或慢性劳损使局部发生炎性肿胀、充血、渗出等病理变化,而引起横突周围瘢痕粘连,筋膜增厚,肌腱挛缩,以及骨膜、纤维组织、纤维软骨增生等病理改变。臀上皮神经发自第1~3腰椎脊神经后支的外侧支,穿横突间隙向后,再经过附着于第1~4腰椎横突的腰背筋膜深层,分布于臀部及大腿后侧皮肤。故第3腰椎横突处周围组织损伤可刺激该神经纤维,日久神经纤维可发生变性,导致臀部及腿部疼痛。

(二)诊断

有腰部扭伤史或慢性劳损史。多表现为腰部疼痛及同侧肌紧张或痉挛,腰部及臀部弥散性疼痛,有时可向大腿后侧乃至腘窝处放射,竖脊肌外缘第3腰椎横突尖端处(有的可在第2腰椎或第4腰椎横突尖端处)有明显压痛,压迫该处可引起同侧下肢反射痛,但反射痛的范围多不过膝。腰部活动时或活动后疼痛加重,晨起或弯腰时疼痛加重,但与咳嗽、打喷嚏时腹压增高无关。部分患者可出现直腿抬高不同程度受限,但踝背伸试验多为阴性。患者可能有代偿性脊柱侧凸或腰椎生理弧度变直。

X线检查可见一侧或双侧第3腰椎横突过长。

第3腰椎横突综合征应注意与腰椎间盘突出症、急性腰骶关节扭伤及臀上皮神经损伤等相鉴别,压痛点的部位具有鉴别诊断意义。

(三)治疗

1.手法治疗

患者俯卧位,术者在脊柱两侧的竖脊肌、臀部及大腿后侧,以按、揉、推、搋手法理筋,并按揉腰腿部的膀胱经腧穴,理顺腰、臀、腿部肌肉,解除痉挛,缓解疼痛。再以拇指及中指分别挤压、弹拨、按揉第3腰椎横突尖端两侧,以利于剥离粘连、活血散瘀、消肿止痛。

2.药物治疗

药物治疗分内、外用药。根据辨证论治的原则,内服药依据常见的肾阳虚治宜温补肾阳,方用补肾活血汤;肾阴虚治宜滋补肾阴,方用知柏地黄丸或大补阴丸加减;瘀滞型治宜活血化瘀、行气止痛,方用地龙散加杜仲、续断、桑寄生、狗脊;寒湿型治宜宣痹温经通络,方用独活寄生汤或羌活胜湿汤;外用药可局部外敷狗皮膏、南星止痛膏等。也可配合中药热熨或熏洗。

3.针灸治疗

多取阿是穴针刺治疗,深度至横突骨膜为宜,强刺激泻法,可留针 10～20 分钟。每日 1 次,10 次为 1 个疗程。

4.水针疗法

局部封闭可用曲安奈德 2mL 或倍他米松 1mL 加 1％利多卡因溶液 2mL 行第3腰椎横突痛点封闭,要求定点准确。每周 1 次,可连续 2～3 次,效果良好。

5.小针刀治疗

在局部麻醉下,用小针刀直接刺入达第 3 腰椎横突尖部,在其周围进行剥离松解,要求穿刺部位准确,掌握适宜深度,以免伤及血管、神经。

6.物理治疗

中药离子导入是药电结合的特色疗法,对第 3 腰椎横突综合征的治疗有较好的效果。其他如红外线、频谱照射、超短波等理疗方法也可选择应用。

7.功能锻炼

患者身体直立,两足分开,与肩同宽,两手叉腰,两手拇指向后挺压第 3 腰椎横突,进行揉按。然后旋转、后伸和前屈腰部,以利于舒筋活络、放松腰肌、解除粘连、消除炎症。

8.手术治疗

大多数患者通过以上综合治疗可使症状获得缓解或治愈。症状严重、反复发作、久治不愈、影响工作者可考虑手术治疗,一般行第 3 腰椎横突剥离或切除术。

(四)预防与调护

平时要经常锻炼腰背肌,要注意腰部的保暖,勿受风寒。疼痛明显时应卧硬板床休息,起床活动时可用腰围保护,以减轻疼痛,缓解肌肉痉挛。

三、腰椎间盘突出症

腰椎间盘突出症是指由于某些原因造成腰椎纤维环破裂,髓核突出,压迫或刺激神经根或硬膜囊产生的以腰痛及下肢放射痛为主要症状的病症。本病是临床上常见的腰腿痛疾病,多见于 20～50 岁的青壮年。近年来,中老年人的发病率呈逐步上升趋势,男性多于女性,多发生在第 4～5 腰椎、第 5 腰椎至第 1 骶椎椎间隙。

(一)病因病机

椎间盘是连接各椎体的主要结构,又是脊柱活动的枢纽,位于相邻两个椎体之间,由纤维环、髓核和软骨板 3 部分组成,有增加椎间隙、稳定脊柱、缓冲震荡等作用。随着年龄的增长,以及不断受到挤压、牵引和扭转等外力作用,椎间盘逐渐发生退化,髓核含水量逐渐减少,失去弹性,继之使椎间隙变窄,周围韧带松弛或产生裂隙,这是造成腰椎间盘突出症的内因。在外力作用下,如弯腰提取重物时,椎间盘后部应力增加,容易发生纤维环破裂和髓核向后外侧突出。少数患者腰部着凉后,引起肌肉张力增高,导致椎间盘内压增高,而促使已有退行性变的椎间盘突出。椎间盘突出症之所以易于发生于腰部,是由于腰椎的负重量及活动度较胸椎为大,尤以第 4 与第 5 腰椎及第 5 腰椎与第 1 骶椎之间,故最易发病。突向椎管内的髓核或纤维环裂片若未压迫神经根,只有后纵韧带受刺激,而以腰痛为主。若突破后纵韧带而压迫神经根,则以下肢痛为主。

本病多数患者可因腰扭伤或劳累而发病,少数既无明显外伤史,也无劳累而发病,多为纤维环过于薄弱所致。椎间盘退变是本病发生的基本要素,在此基础上受到其他诱因,如外伤、慢性劳损及感受寒湿等因素的作用,使纤维环在薄弱的部位发生破裂,髓核由破裂处突(脱)出,突(脱)出的髓核和碎裂的纤维环组织进入椎管,压迫脊髓圆锥、脊神经根或马尾神经,引起坐骨神经痛或股神经痛。

腰椎间盘突出后产生症状的机制主要有 3 种:机械压迫学说、化学性神经根炎学说、自身免疫学说。

中医学将腰椎间盘突出症归属于"腰痛"或"痹证"的范畴。病证具有本虚标实的临床特点。引起腰痛的原因有风、寒、湿、热、闪挫、瘀血、气滞、痰饮等,而其根本在于肾虚。因此,本病的病因病机在于肝肾不足,筋骨不健,复受扭挫,骨节错落;或风寒湿邪侵袭,经络痹阻,气滞血瘀,不通则痛。病延日久,则气血已虚,肝肾益亏,瘀滞凝结,而反复发作,缠绵难已。

(二)诊断

大多数患者具有"腰痛加腿痛,压痛放射痛"。一般情况下,结合病史、依据临床主要症状与体征,可以初步考虑腰椎间盘突出症的可能,再配合 X 线片、CT 或 MRI、肌电图、脊髓造影所见作出诊断,突出的间隙也易于定位诊断。

1.主要症状

腰痛和下肢坐骨神经放射痛。腰腿疼痛可因咳嗽、打喷嚏、用力排便等腹腔内压升高时加剧,步行、弯腰、伸膝起坐等牵拉神经根的动作也使疼痛加剧,腰前屈活动受限,屈髋屈膝、卧床休息可使疼痛减轻。病程较长者下肢感觉麻木、冷感、无力。中央型突出造成马尾神经压迫症状包括会阴部麻木、刺痛、大小便功能障碍、阳痿或双下肢不全瘫痪。

2.主要体征

(1)腰部畸形:腰肌紧张、痉挛,腰椎生理前凸减少或消失,甚至出现后凸畸形。有不同程度的脊柱侧凸,突出物压迫神经根内下方时(腋下型),脊柱向患侧弯曲,突出物压迫神经根外上方(肩上型),则脊柱向健侧弯曲。

(2)腰部压痛和叩击痛:突出的椎间隙棘突旁有压痛和叩击痛,并沿患侧的大腿后侧向下放射至小腿外侧、足跟部或足背外侧,并沿坐骨神经走行有压痛。

（3）腰部活动受限：急性发作期腰部活动可完全受限，绝大多数患者腰部伸屈和左右侧弯功能活动呈不对称性受限。

（4）皮肤感觉障碍：受累神经根所支配区域的皮肤感觉异常，早期多为皮肤过敏，渐而出现麻木、刺痛及感觉减退。第 3～4 腰椎椎间盘突出，压迫第 4 腰椎神经根，引起小腿前内侧皮肤感觉异常；第 4～5 腰椎椎间盘突出，压迫第 5 腰椎神经根，引起小腿前外侧、足背前内侧和足底皮肤感觉异常；第 5 腰椎至第 1 骶椎椎间盘突出，压迫第 1 骶椎神经根，引起小腿后外侧、足背外侧皮肤感觉异常；中央型突出则表现为马鞍区麻木，膀胱、肛门括约肌功能障碍。

（5）肌力减退或肌萎缩：受压神经根所支配的肌肉可出现肌力减退，肌萎缩。第 4 腰椎神经根受压引起股四头肌（股神经支配）肌力减退、肌肉萎缩；第 5 腰椎神经根受压引起伸足母肌肌力减退；第 1 骶椎神经根受压引起踝跖屈和立位单腿翘足跟力减弱。

（6）腱反射减弱或消失：第 4 腰椎神经根受压，引起膝反射减弱或消失；第 1 骶椎神经根受压，引起跟腱反射减弱或消失。

（7）神经紧张试验。

1）直腿抬高试验阳性，加强试验阳性。

2）屈颈试验阳性，即头颈部被动前屈，使硬脊膜囊向头侧移动，牵张作用使神经根受压加剧，而引起受累的神经痛。

3）仰卧挺腹试验与颈静脉压迫试验阳性，即压迫患者的颈内静脉，使其脑脊液回流暂时受阻，硬脊膜膨胀，神经根与突出的椎间盘产生挤压，而引起腰腿痛。

4）股神经牵拉试验阳性，为上腰椎间盘突出的体征。

3.辅助检查

（1）X 线检查：正位片可显示腰椎侧凸，椎间隙变窄或左右不等，患侧间隙较宽。侧位片显示腰椎前凸消失，甚至反张后凸，椎间隙前后等宽或前窄后宽，椎体可见施莫尔结节等改变，或有椎体缘唇样增生等退行性改变。腰椎 X 线检查除可为腰椎间盘突出症的诊断提供间接依据外，还可据此排除或与腰椎疾病相关的疾病进行鉴别诊断，如结核、原发肿瘤、转移癌、腰椎滑脱等。

（2）脊髓造影检查：造影检查对腰椎间盘突出症的诊断符合率较高，能显示椎间盘突出的具体情况，可观察蛛网膜下腔充盈情况，较准确地反映硬脊膜受压程度和受压部位，以及椎间盘突出部位和程度，可描绘硬脊膜外腔轮廓和神经根的走向，反映神经根受压的状况。因为碘油遗留在蛛网膜内或多或少要引起一些症状，有一定的不良反应，故脊髓的碘油造影不宜对所有患者普查，只有对不典型的坐骨神经痛或定位诊断较困难、比较明确属于椎管内病变者进行脊髓造影。

（3）CT 或 MRI 检查：近年来，CT 和 MRI 广泛运用于临床。CT 可直接显示椎间盘突出物的位置、大小、形状及其与周围结构的关系,可显示硬膜囊和(或)神经根受压变形、移位、消失的压迫征象,还可显示黄韧带肥厚、椎体后缘骨赘、小关节突增生、中央椎管及侧隐窝狭窄等伴发征象。MRI 对软组织的分辨率较 CT 高,可清楚地显示椎间盘退变、突出状态和椎管内硬膜囊神经根受压状态,对腰椎间盘突出症的诊断价值较大。

(4)肌电图检查:对诊断有重要参考价值。根据异常肌电图的分布范围,可以判定受累神经根的节段及其对所支配肌群影响的程度。

(三)治疗

治疗应以非手术治疗为首选方法。主要适用于初次发作、病程短的患者或症状、体征较轻的患者。非手术治疗包括手法、卧床休息、骨盆牵引、推拿手法、针灸疗法、封闭疗法、药物及功能锻炼等。同时,强调积极的功能锻炼,以增强脊柱的稳定性,减少各种后遗症的发生。10%～20%的患者需手术治疗。

1.手法治疗

手法治疗本病并非将退变突出的椎间盘完全复位,而是改变和调整突出的椎间盘组织与受压神经根的相对位置关系,减轻对神经根的压迫,松解粘连,消除神经根的炎症反应,从而使突出的髓核趋于“无害化”,达到治愈和缓解症状的治疗目的。常用的推拿手法有 8 个。

(1)循经按揉法:患者取俯卧位,术者先以㨰法沿脊柱两侧自上而下数次放松骶棘肌,力度适中,侧重腰部肌肉的放松;继以大鱼际或掌根循两侧足太阳膀胱经反复按揉 3 次;再以双手叠掌,掌根自胸腰椎督脉经向下逐次移动按压,以患者能耐受为度。

(2)穴位点压法:以两手拇指指腹对应,在第 3 腰椎横突上及秩边、环跳、殷门、承山等穴按压,至患者感觉酸胀时止,再以掌根轻柔按摩。

(3)脊柱斜扳法:患者取侧卧位,术者面向患者,一手按肩后部,另一手按髂前上棘,两手同时做相反方向斜扳。通常可听到一清脆的弹响声。

(4)拔伸按腰法:患者取俯卧位,双手上举拉住床头边,一助手双手握患者双踝做拔伸牵引,术者叠掌按压突出部位棘突,在助手持续拔伸牵引下骤然向上抖动时用力下压掌根,配合默契,动作协调。

(5)屈膝屈髋法:患者仰卧位屈膝屈髋,术者两手扶患者双膝关节做正、反方向环转后用力下按,尽量使膝关节贴近胸壁,然后将患肢由屈膝屈髋位拉向伸直位,反复 3 次。

(6)俯卧扳腿法:患者俯卧位,术者一手按压突出部位棘突,另一手托住患者对侧膝部,使下肢尽量后伸,双手同时协调用力,左右各 1 次。

(7)直腿抬高法:患者仰卧位,尽量抬高患侧下肢,术者以一手握小腿远端,另一手足前部,使踝关节内、外旋位背屈各 1 次。

(8)坐位旋转法:患者取坐位,下肢相对固定,术者一手拇指按压突出部位偏歪棘突旁,另一手穿偏歪一侧的腋下按颈后部,双手相对用力,使脊柱做顺时针或逆时针方向旋转。

上述手法可根据病情需要及患者的具体情况有针对性地选用。中央型突出者,骨质增生明显、突出物有钙化者,骨质疏松者,病程长、反复发作及已经多次推拿治疗效果欠佳者不宜采用以上手法治疗。

2.药物治疗

药物治疗是临床常用方法之一。在辨证论治原则的指导下,初期可选用活血化瘀、祛风通络、温经利湿的方药;后期症状缓解后宜补益肝肾,宣痹活络。中药注射制剂可选用丹红注射液、血栓通等。中成药可用腰痹通、益肾蠲痹丸、大活络丹等。

3.针灸治疗

侧重于循经取穴与局部取穴,也可取患椎旁华佗夹脊穴(棘突下旁开 0.5 寸)。常用穴位有腰阳关、肾俞、腰夹脊、八髎、环跳、承扶、殷门、风市、阳陵泉、委中、承山、昆仑及悬钟等穴。

4.水针疗法

具有活血止痛、营养保护神经的作用。常用方法有痛点封闭、硬膜外封闭、神经根注射及骶管阻滞等。

5.牵引治疗

主要采用骨盆牵引法,适用于初次发作或反复发作的急性期患者。

6.功能锻炼

腰腿痛症状减轻后,应积极进行腰背肌的功能锻炼,可采用飞燕点水、五点支撑方法,经常后伸、旋转腰部,直腿抬高或压腿等,以增强腰腿部肌力,有利于腰椎的平衡稳定。

7.手术治疗

病程超过半年、反复发作、经 2~3 个月系统保守治疗无效者,急性髓核突出、虽初次发作但症状较重、出现马鞍区麻木等神经受压症状并影响生活或工作者可选择手术治疗,解除突出的髓核对受压的硬膜囊或神经根的刺激,从而解除腰腿痛等临床症状。

(四)预防与调护

本病应以非手术治疗方法为主,80%~90%的患者经过系统的综合治疗可以获得临床满意疗效,预后良好。10%~20%的病例需行外科手术治疗。为巩固疗效,防止复发,减少各种后遗症,无论手术治疗还是非手术治疗均强调积极合理的功能锻炼，以减少瘢痕组织粘连，预防肌肉萎缩，恢复肌肉张力，维护脊柱的稳定性，防止椎间盘组织再突出。

合理的功能锻炼可以增强腰背肌和脊柱稳定性。久坐、久站时可佩戴腰围保护腰部，避免腰部过度屈曲或劳累或受风寒。弯腰搬物姿势要正确，避免腰部扭伤。

四、腰椎椎管狭窄症

腰椎椎管狭窄症是指腰椎椎管、神经根管及椎间孔变形或狭窄，引起马尾及神经根受压，产生相应临床表现的综合征。又称腰椎椎管狭窄综合征。多发于 40 岁以上的中年人。好发部位为第 4、第 5 腰椎，其次为第 5 腰椎、第 1 骶椎，男性较女性多见，体力劳动者多见。

(一)病因病机

腰椎椎管狭窄症的病因主要分为原发性和继发性两种。

原发性多为先天所致，是椎管本身由先天性或发育性因素而致的腰椎椎管狭窄，表现为腰椎管的前后径和横径均匀一致性狭窄。此类型临床较为少见。

继发性多为后天因素所致。其中退行性变是主要发病原因，中年以后腰椎发生退行性改变，如腰椎骨质增生，黄韧带及椎板肥厚，小关节突增生或肥大，关节突关节松动，椎体间失稳等均可使腰椎椎管内径缩小，椎管容积变小，达到一定程度后可引起脊神经根或马尾神经受挤压而发病。

原发性和继发性两种因素常常相互联系，相互影响。即在先天发育不良，椎管较为狭小的基础上再发生各种退变性因素，使椎管容积进一步狭小而导致本病。这种混合型的腰椎椎管狭窄症临床比较多见。

此外，如陈旧性腰椎间盘突出、脊椎滑脱、腰椎骨折脱位复位不良、脊柱融合术后或椎板切除术后等因素也可引起腰椎椎管狭窄。

腰椎椎管狭窄症属中医"腰腿痛"范畴。中医认为，本病发生的主要内因是先天肾气不足、后天肾气虚衰及劳役伤肾等。而反复外伤、慢性劳损和风寒湿邪的侵袭则为其常见外因。其主要病理机制是肾虚不固，邪阻经络，气滞血瘀，营卫不和，以致腰腿筋脉痹阻而产生疼痛。

(二)诊断

主要症状为缓发性、持续性下腰痛和腿痛，间歇性跛行，腰部过伸行动受限。腰痛在下腰部、骶部，腿痛多为双侧，可左右交替出现，或一侧轻一侧重。疼痛性质为酸痛、刺痛或灼痛。间歇性跛行是其特征性症状，即当站立和行走时，出现腰腿痛或麻木无力，跛行逐渐加重，甚至不能继续行走，下蹲休息后缓解，若继续行走其症状又出现，骑自行车无妨碍。

临床检查可见腰部后伸受限,背伸试验阳性,可引起后背与小腿疼痛,这是本病的一个重要体征。部分患者可出现下肢肌肉萎缩,以胫前肌及拇伸肌最明显,足趾背伸无力。小腿外侧痛觉减退或消失,跟腱反射减弱或消失。直腿抬高试验可出现阳性。但部分患者可没有任何阳性体征,其症状和体征不一致是本病的特点之一。病情严重者可出现尿频、尿急或排尿困难,两下肢不完全瘫痪,马鞍区麻木,肛门括约肌松弛、无力或阳痿。

X线检查显示,椎体骨质增生,小关节突增生、肥大,椎间隙狭窄,椎板增厚、密度增高,椎间孔前后径变小,或见椎体滑脱、腰骶角增大等改变。

脊髓造影检查,碘柱可显示典型的"蜂腰状"缺损、根袖受压及节段性狭窄等影像,甚至部分或全部受阻。完全梗阻时,断面呈梳齿状。

CT、MRI有助于明确诊断及量化标准,可显示椎体后缘骨质增生呈骨唇或骨嵴,椎管矢径变小;关节突关节可增生肥大向椎管内突出;椎管呈三叶形,中央椎管、侧隐窝部狭窄及黄韧带肥厚等。

本病应与血栓闭塞性脉管炎、腰椎间盘突出症相鉴别。血栓闭塞性脉管炎是属于缓慢性进行性动脉、静脉同时受累的全身性疾病,表现为下肢麻木、酸胀、疼痛和间歇性跛行,足背动脉和胫后动脉搏动减弱或消失,后期可产生肢体远端溃疡或坏死;腰椎椎管狭窄症患者的足背、胫后动脉搏动是良好的,不会发生坏死。腰椎间盘突出症多见于青壮年,起病较急,有反复发作病史,腰痛和放射性腿痛,体征上多有脊柱侧凸、平腰畸形,下腰部棘突旁压痛,并向一侧下肢放射,直腿抬高试验和加强试验阳性;腰椎椎管狭窄症多见于40岁以上中年人,起病缓慢,与中央型椎间盘突出症的常为突然发病不同,主要症状是腰腿痛和马尾间歇性跛行,腰部后伸受限,并引起小腿疼痛,其症状和体征往往不相一致。

(三)治疗

以手法治疗为主,配合药物、功能锻炼等治疗,必要时行手术治疗。

1.理筋手法

一般可采用按揉、擦、点压、提拿等手法,配合斜扳法,以舒筋活络、疏散瘀血、松解粘连,使症状得以缓解或消失。手法宜轻柔,禁止用强烈的旋转手法,以防病情加重。

患者俯卧位,术者从腰骶部沿督脉、膀胱经向下,经臀部、大腿后部、腘窝部至小腿后部上下往返用掌根按揉、擦法;然后点按腰阳关、肾俞、大肠俞、次髎、环跳、承扶、殷门、委中、承山等穴,弹拨、提拿腰骶部两侧的骶棘肌及腿部肌肉。

患者仰卧位,术者从大腿前、小腿外侧直至足背上下往返用掌揉、攘法,再点按髀关、伏兔、血海、风市、阳陵泉、足三里、绝骨、解溪等穴,弹拨、提拿腿部肌肉。

一助手握住患者腋下,另一助手握住患者两踝部,两人对抗牵引,术者两手交叠在一起置于腰骶部行按压抖动,一般要求抖动 20～30 次。

2.药物治疗

中医认为,本病主要是由于肾气亏虚,劳损久伤,或外邪侵袭,以致风寒湿邪瘀积不散所致。

肾气亏虚者治宜补肾益精,偏于肾阳虚者治宜温补肾阳,可用右归丸或补肾壮筋汤加减;偏于肾阴虚者治宜滋补肾阴,可用左归丸、大补阴丸。

外邪侵袭型属寒湿腰痛者治宜祛寒除湿,温经通络。风湿盛者以独活寄生汤为主,寒邪重者以麻桂温经汤为主,湿邪偏重者以加味术附汤为主。属湿热腰痛者治宜清热化湿,方用加味二妙汤。

3.功能锻炼

腰腿痛症状减轻后,应积极进行腰背肌的功能方法,可采用飞燕点水、五点支撑方法,以增强腰部肌力;练习行走、下坐、蹬空、侧卧外摆等动作,以增强腿部肌力。

4.手术治疗

经上述治疗无明显效果,或典型的严重病例,如疼痛剧烈、下肢肌无力和肌萎缩、行走或站立时间不断缩短、影响日常生活者应手术治疗。常用的手术方式为椎板切除、神经根减压,以解除椎管内、神经根管内或椎间孔内神经组织和血管的压迫。

(四)预防与调护

急性发作时应卧床休息 2～3 周。症状严重者可使用腰围,以固定腰部,减少后伸活动。腰部勿受风寒、勿劳累。后期要行腰背肌、腰肌及腰屈曲功能锻炼,以增强腰椎稳定性,改善症状。行手术治疗者,术后卧床休息 1～2 个月,行植骨融合术者应待植骨愈合后进行腰部功能锻炼,以巩固疗效。

五、梨状肌综合征

梨状肌损伤、炎症刺激或压迫坐骨神经引起臀腿痛的综合征称为梨状肌综合征。为临床常见的筋伤疾病之一。

梨状肌起始于第 2、第 3、第 4 骶椎前面骶前孔外侧和坐骨结节韧带,肌纤维穿出坐骨大孔后,抵止于股骨大转子。梨状肌是股骨外旋肌,主要协同其他肌肉完成大腿的外旋动作,受骶丛神经支配。梨状肌把坐骨大孔分成上、下两部分,称为梨状肌上孔和梨状肌下孔,坐骨神经大多从梨状肌下孔穿出骨盆到臀部,但有的发生解剖变异,坐骨神经由梨状肌内穿过。

梨状肌的体表投影为尾骨尖至髂后上棘作连线,此线中点与股骨大转子顶点的连线刚好为梨状肌下缘。

（一）病因病机

梨状肌综合征多由间接外力所致,如闪、扭、跨越、反复下蹲等动作及慢性劳损,感受风寒侵袭等引起。腰部遇有跌闪扭伤时,髋关节急剧外展、外旋,梨状肌猛烈收缩;或髋关节突然内旋,使梨状肌受到牵拉,均可使梨状肌遭受损伤。有坐骨神经走行变异者更易发生。梨状肌的损伤可能为肌膜破裂或部分肌束断裂,导致局部充血、水肿,肌肉痉挛,肥大或挛缩,常可压迫、刺激坐骨神经而引起臀部及大腿后外侧疼痛、麻痹。久之可引起臀大肌、臀中肌萎缩。某些妇女由于盆腔炎、卵巢或附件炎等波及梨状肌,也可引起梨状肌综合征。

（二）诊断

大多数患者有过度旋转髋关节的病史,有些患者有夜间受凉病史。主要症状是臀部疼痛,可向小腹部、大腿后侧及小腿外侧放射。疼痛多发生于一侧臀腿部,髋内旋、内收活动时疼痛加重。严重者自觉臀部有"刀割样"或"烧灼样"疼痛,排尿、排便或大声咳嗽等引起腹内压增高时可使疼痛加剧,睡卧不宁,甚至走路跛行。偶有会阴部不适,小腿外侧麻木。

检查患者腰部无明显压痛和畸形,活动不受限。梨状肌肌腹有压痛,可触及条索状隆起的肌束或痉挛的肌肉,有钝厚感,或者肌腹呈弥散性肿胀,肌束变硬、坚韧,弹性减低,臀肌可有轻度萎缩,沿坐骨神经可有压痛。直腿抬高试验在小于60°时,梨状肌被拉紧,疼痛明显,而大于60°时,梨状肌不再被拉长,疼痛反而减轻。加强试验阴性。梨状肌紧张试验阳性,即髋关节内旋、内收活动疼痛加重。梨状肌局部采用2％利多卡因封闭后,疼痛可消失。

梨状肌综合征应与腰椎间盘突出症、椎管狭窄症等出现腰、臀、腿部疼痛等鉴别。

（三）治疗

以手法治疗为主,配合药物、针灸等治疗。

1.理筋手法

患者俯卧位,术者先按摩臀部痛点,使局部略有发热的舒适感,然后术者以双手拇指相重叠,触摸钝厚变硬的梨状肌,用力深压并用弹拨法来回拨动梨状肌,弹拨方向应与肌纤维相垂直,对较肥胖患者力度不够时,可用肘尖部深压弹拨。弹拨10～20次后,再做痛点按压。最后由外侧向内侧顺梨状肌纤维走行方向作推按捋顺,两手握住患肢踝部牵抖下肢而结束。手法每周2～3次,连续2～3周。

2.药物治疗

急性期筋膜扭伤,气滞血瘀,疼痛剧烈,动作困难,治宜化瘀生新、活络止痛,可用桃红四物汤加减;慢性期病久体亏,经络不通,痛点固定,臀肌萎缩,治宜补养气血、舒筋止痛,可用当归鸡血藤汤加减;兼有风寒湿痹者,可选用独活寄生汤、祛风胜湿汤、宣痹汤等加减。

3.针灸治疗

取阿是、环跳、殷门、承扶、阳陵泉、足三里等穴,用泻法,以有酸麻感向远端放散为宜。针感不明显者,可加强捻转。急性期每日针刺1次,好转后隔日1次。

(四)预防与调护

急性期疼痛严重者应卧床休息,将患肢保持在外旋、外展位,避免髋关节的旋转动作,使梨状肌处于松弛状态。疼痛缓解后,应加强髋关节及腰部活动和功能锻炼,以减少肌肉萎缩,促进血液循环。

(刘 东 李 雪)

第五章　内伤

第一节　损伤内证

一、损伤出血

外力作用于人体，引起经脉破损，导致血液离经妄行，溢出体外或积于体内，称为损伤出血。

损伤出血有几种分类方法。

按出血来源，可分为动脉出血、静脉出血、毛细血管出血和内脏（多为肝、脾、肾等实质性脏器）出血。

按出血的部位，可分为外出血和内出血。外出血可见血液自伤口向外流出；内出血指血液流入体腔，形成颅、胸、腹腔积血，或停积于筋肉之间形成血肿；五官和二阴出血又称九窍出血，有些内出血可通过九窍溢出体外，如目衄、耳衄、脑衄等。

按出血时间，可分为原发性出血和继发性出血。原发性出血是受伤当时出血；继发性出血是受伤后一段时间内所发生的出血，多因堵塞血管破口的血凝块被冲开或伤口感染所引起。

按出血的多少，可分为少量、中量和大量出血。少量出血不引起明显的全身证候；中量出血可引起明显的全身证候，如治疗及时，大多可得救；大量出血是危重证候，如抢救不及时，可迅速死亡。

（一）病因病机

直接暴力或间接暴力作用于人体均可导致出血。

1.钝器损伤

由钝器打击、重物挤压、车轮压轧、高处堕坠、跌仆等原因导致出血。出血分为开放性和闭合性两种。有时外观出血较轻，但内在出血却甚重，这种潜在的危险应引起警惕。

2.利器损伤

因刀剑、玻璃、弹片等锐利器械割伤肌肤，损伤血管导致出血，常在损伤后发生,多为开放性损伤。如伤及主要血管,出血势猛、量多,危害性甚大,须立即止血。

(二)诊断

1.病史

有外伤史。

2.临床表现

(1)全身表现:全身症状的轻重与出血量和出血速度有关。慢性少量出血可有面色苍白,头晕目眩,心悸气短,舌质淡白,脉微细数。若大量出血,早期头晕眼花,面色苍白,脉细数或芤。随着出血量的增多,患者血压下降,四肢厥冷,唇甲青紫,表情淡漠,尿量减少。继而意识模糊,意识不清,目合口张,手撒遗尿,舌质淡白,脉微欲绝。

(2)局部表现:动脉出血,色鲜红,势凶猛,出血量随心脏的搏动而呈喷射状,多发生于断裂血管的近端。在肢体内大动脉出血形成的血肿可呈搏动性,若大动脉断裂则可使肢体远端急性缺血或坏死。静脉出血,色暗红,势稍缓,持续溢出,多发生于断裂血管的远端。毛细血管出血,色虽鲜红,但来势较缓,多从伤口组织中缓慢渗出;若出血而表皮未破裂,可形成血肿,局部出现肿胀、疼痛、瘀斑。头皮血肿的中央,扪之可有波动感而周围硬实;头部损伤、颅骨骨折可致眼、耳、鼻等出血;胸部损伤常可见咯血;上腹部损伤常可见吐血;腹内损伤常可见便血;伤及肾、膀胱,常可见尿中带血。

(三)治疗

1.局部急救止血

局部急救止血的原则是立即压迫止血,堵住伤口,根据不同的解剖位置和情况选择相应的止血方法。用手压迫伤口近侧的动脉干,或直接压迫伤口出血处,是最方便快捷的止血法,但不能持久,随后应用敷料覆盖伤口,再用绷带加压包扎。四肢大出血的有效止血方法是采用止血带,因为它完全阻断肢体的血液循环,有增加感染和坏死的危险,所以需要定时放松,以防肢体坏死。急救止血后,对大血管出血应争取时间尽早结扎或修补断裂的血管,以彻底止血。

2.药物止血

对于大出血的危候,须补血与止血并用,除用独参汤、参附汤或当归补血汤外,常需输血输液,以补充血容量,并选用止血药,如大蓟、小蓟、仙鹤草、白及、白茅根、地榆等。对于积瘀生热、血热妄行的出血,治宜凉血止血。上部诸窍出血,可用犀角地黄汤,吐血咯血可用四生丸,尿血可用小蓟饮子,便血可用槐花散。伤后血虚、面色苍白、心悸气短、少气懒言、头晕眼花、舌质淡白、脉微细数者可用四物汤加减,气虚者加黄芪、党参、白术,阴虚者加阿胶、龟板、鳖甲等。使用止血药物不宜过于寒凉或干燥,同时应注意配伍活血药,防止寒凝瘀留,使止血而不留瘀。此外,还可外用十灰散、云南白药等止血。

二、损伤瘀血

损伤瘀血又称蓄血、留血、恶血、败血,是由损伤而血液离开经脉,滞留于脏腑、肌肤腠理及体腔之间,未能排出所致。

(一)病因病机

1.直接暴力

由打击、碰撞、挤压、跌仆等导致脉络受损,血离经脉。

2.强力负重

如举重、挑担、抬重物用力过度而导致胸胁损伤,血蓄胸胁。

3.血液流注

他处损伤因血液流注而导致瘀血,如脊柱或骨盆骨折可引起腹部瘀血,颅底骨折可引起眼部周围瘀血等。

(二)诊断

1.病史

有外伤史。

2.临床表现

大量瘀血可出现头晕目眩、面色苍白、耳鸣健忘、心烦神疲、脉微弱等出血症状;皮下瘀血先呈现暗红色,数日后呈青紫色,以后逐渐消退成黄色;因瘀血部位不同出现不同的症状。

(1)颅脑瘀血:头昏头痛,昏迷时短即醒,或清醒后再度晕厥,恶心呕吐,烦躁不安,睡卧不宁,甚则昏不识人,此为危重之象。

(2)胸胁瘀血:气急,气促,不能平卧,胸部刺痛,压痛明显,呼吸加剧,局部饱胀,叩诊浊音或实音,呼吸音减低,语颤减弱,可有发热、纳差、舌紫黯、脉弦或弦涩。

(3)腹部瘀血:腹胀,腹痛,腹硬、压痛、叩击痛及反跳痛,恶心,呕吐,便血,大汗淋漓,面色苍白,舌黯,苔薄腻,脉弦涩或虚数无力。

(4)肌肤瘀血:局部肿痛、刺痛,青紫瘀斑,压痛点明显,范围局限,部位固定,患部功能障碍,舌紫黯,脉沉涩。

(三)治疗

1.颅脑瘀血

治法:祛瘀行气,启闭开窍。

方药:苏合香丸灌服,后用通窍活血汤。

颅脑瘀血严重者常需配合手术治疗。

2.胸胁瘀血

治法:活血化瘀,疏肝理气。

方药:血府逐瘀汤、复元活血汤等加减。

3.腹部瘀血

治法:活血祛瘀,行气通利。

方药:膈下逐瘀汤、少腹逐瘀汤、桃仁承气汤、鸡鸣散等加减。

4.肌肤瘀血

治法:行气活血,通络止痛。

方药:活络效灵丹加减。

实证者治宜行气活血、祛邪通络;虚证者治宜益气养血、通络止痛;虚实夹杂者治宜攻补并用。

三、损伤血虚

损伤血虚是损伤后出血过多或久病气血亏耗、脏腑虚衰引起的血虚。

(一)病因病机

1.损伤失血

损伤后大出血或出血时间较长,或内出血未能及时发现而出现血虚。

2.伤久耗血

损伤日久不愈,气血耗损,或积瘀化热,伤津耗血所致。

3.素体虚弱

平素体弱,肝肾不足,损伤之后,多易伤及肝肾,肝气不舒,气血失调,血不归肝,肾火衰弱,气化无权,血气愈加虚弱。

4.生化不足

脾胃为后天之本,气血生化之源。损伤后脾胃功能受扰,运化失常,气血化生不足,导致血虚。

(二)诊断

1.病史

有外伤史。

2.临床表现

(1)气虚血脱:损伤较重,大出血及持续内出血,心悸气短,肢冷汗出,或口张手撒,大小便失禁,昏迷,脉微细或浮大无根。

(2)气血两虚:头昏目眩,视物模糊,心悸气短,少气懒言,面色苍白,或有微热,喜静少动,倦卧嗜睡,舌淡白无华,脉缓小。

(3)肝肾不足:胁肋隐痛,腰膝酸软,面红目赤,耳鸣,日晡发热,或骨蒸潮热,盗汗,舌红少苔,脉细数。

(4)脾不生血:胃纳不佳,饮食减少,便溏,面色萎黄,四肢疲乏,肌肉消瘦,舌淡,苔薄,脉细缓。

(三)治疗

1.气虚血脱

治法:益气固脱。

方药:独参汤合生脉散。

及时局部急救止血非常关键。

2.气血两虚

治法:补气养血。

方药:八珍汤。

3.肝肾不足

治法:补肾益肝。

方药:大补阴丸。

4.脾不生血

治法:补脾生血。

方药:归脾汤或补中益气汤加减。

四、损伤发热

损伤发热又称伤后发热,主要是指受伤积瘀或感受邪毒而生热,体温超过正常范围。

(一)病因病机

1.瘀血热

伤后脉络破裂,离经之血瘀滞于体腔、管道、皮下、肌肤之中,壅遏积聚,郁而发热。

2.邪毒热

皮肤破损后,若污浊之物染触伤口而致外邪侵入机体,可产生发热;或因伤后气滞血凝,经络壅塞,积瘀成痈而发热。例如,创伤感染、开放性骨折感染、血肿感染引起的发热。

3.血虚热

若出血过多而致阴血亏虚,阴不制阳,虚阳外越而成血虚热。

(二)治疗

1.瘀血热

一般在损伤24小时后出现,体温常在38~39℃,无恶寒,并有心烦、夜寐不宁、不思饮食、口渴、口苦等证候,舌质红有瘀点,苔白厚或黄腻,脉多弦数、浮数或滑数。损伤轻者,热度低,可持续 1 周左右;损伤重者,发热较高,可持续 1～2 周。瘀血热亦可出现自觉发热而体温不高或脉证不一致的现象,如《金匮要略》所说:"患者如热状,烦满,口干燥而渴,其脉反无热,此为阴伏,是瘀血也。"

新伤瘀血发热并有局部肿胀、疼痛者治宜祛瘀活血,瘀去则热自清,方用肢伤一方加丹皮、栀子;伤后瘀积发热,热邪迫血妄行而有咯血、呕血、尿血者治宜清热凉血祛瘀,方用犀角地黄汤、小蓟饮子或圣愈汤;瘀血积于阳明之府的实热证者有胸腹满痛、大便秘结等,治宜攻下逐瘀泻热,方用桃仁承气汤;瘀血积于胸胁,证见两胁胀痛、呼吸不舒者,为肝经瘀血,治宜祛瘀活血、疏肝清热,方用丹栀逍遥散。

2.邪毒热

初起证见发热、恶寒、头痛、全身不适、苔白微黄、脉浮数者,治宜疏风清热解毒,方用银翘散;如病势进一步发展,毒邪壅于肌肤积瘀成脓,见局部掀红、肿胀、灼热、疼痛者,治宜清热解毒、消肿溃坚,方用仙方活命饮;若脓肿穿溃,流出黄白色稠脓,伴有全身发热、恶寒、头痛、周身不适等证时,方用透脓散;若伤部疼痛日益剧烈,体温较高,口渴,大汗,烦躁,苔黄,脉洪大,为阳盛实热证,治宜清热解毒泻火,方用黄连解毒汤或五味消毒饮加味;若大便秘结的实热证,方用内疏黄连汤或栀子金花丸;若身热滞留,一身重痛,口渴不欲饮,胸脘满闷,呕恶便溏,苔黄腻,脉滑数或濡数,治宜清泄湿毒,方用龙胆泻肝汤;若热入营血,出现高热,神昏谵语,夜间尤甚,烦躁不安,夜卧不宁或出现斑疹,舌质红绛或紫暗,脉细数或滑数者,治宜清营凉血,方用犀角地黄汤合化斑汤或用安宫牛黄丸清热开窍。

3.血虚热

一般有出血过多的病史。常有头晕目眩,视物模糊,或时有眼发黑,或眼前冒金花,头闷痛,肢体麻木,喜热畏寒,得热则减,日晡发热,倦怠喜卧,面色无华,脉虚细或芤等证候,治宜补气养血,方用八珍汤或当归补血汤;若血虚阳浮,精髓亏耗而发热者,可滋阴潜阳,方用大补阴丸;若伤后血虚兼有遍身作痒搔抓不停之症,此乃血虚不能养营肌肤,血虚生风所致,治宜养血祛风,用四物汤加首乌、蝉蜕、防风等。

五、损伤晕厥

因损伤引起的意识障碍或意识丧失称为晕厥。又称昏愦、昏厥、刀晕、昏迷、迷闷、昏死等,但都是以昏沉不省人事为特点。多见于脑震荡、脑挫伤、脂肪栓塞综合征、出血过多等。本证为损伤内证的危重症,应及时正确处理。

(一)病因病机

1.气闭晕厥

从高处坠下或受外力打击,脑受震荡,气为震激,心窍壅闭,可致猝然晕倒。

2.瘀滞晕厥

多由头部外伤引起。脑为元神之府,伤后颅内积瘀,元神受损而致晕厥;或伤后瘀血攻心,心者,神明之府也,神明受扰后则晕厥;肺主气,若伤后瘀血乘肺,则气机受阻,清气不入,浊气不出,宗气不能生成而致晕厥。

3.血虚晕厥

若大失血后,血不养心,心神失养,神魂散失,而成晕厥。晕厥浅者仅意识障碍,昏不识人;深者不省人事,知觉障碍,甚至造成死亡。

(二)治疗方法

1.气闭晕厥

伤后即出现暂时昏迷,但时间一般不长,一般在半小时以内可以苏醒,醒后常有头晕、头痛、恶心、呕吐诸证,但无再晕厥。治宜通闭开窍,可用苏合香丸或苏气汤。

2.瘀滞晕厥

若元神受损或神明受扰后,可出现头痛呕吐,肢体瘫痪,烦躁扰动,神昏谵语或昏迷不醒,有些患者偶可清醒,但片刻后可再昏迷,甚则呼吸浅促,尿便失禁,瞳孔散大,舌质红绛,或有瘀点,苔黄腻,脉弦涩。若瘀血乘肺,急者在伤后数小时,慢者在伤后1周可出现意识不清,昏睡,昏迷,发热,大小便失禁,偏瘫,瞳孔大小不等,呼吸促,脉弦数等。治宜逐瘀开窍,方用黎洞丸。

3.血虚晕厥

伤后失血过多,又未能及时补充,亡阴血脱,阴阳离绝,表现为表情呆滞,面色瓜甲苍白,目闭口张,四肢厥冷,倦卧气微,大小便失禁,舌淡唇干,脉细微。治宜补气固脱固阳,急用独参汤以益其元,并可用参附汤合生脉散加当归、黄芪、牡蛎等。

六、伤后癃闭

伤后癃闭是指排尿困难,甚至小便闭塞不通的一种证候。点滴短小,病势较缓称为癃;小便不通,欲解不得,病势危重称为闭。《类证治裁》说"闭者,小便不通,癃者,小便不利""闭则点滴难通,……癃为滴沥不爽"。临床上一般均合称为癃闭。

(一)病因病机

1.瘀阻经络

严重外伤或脊柱骨折脱位合并截瘫,瘀血遏阻于经脉之间,致经络闭阻,膀胱气化功能障碍,使窍隧不通,产生癃闭。

2.尿路破损

骨盆骨折合并膀胱破裂、尿路破裂后,可造成癃闭。

3.津液亏损

伤后出血量多或者疼痛剧烈,精神紧张,大汗淋漓,阴液大耗,化水之源枯竭,水道通调不利,不能下输膀胱,也可造成本证。

4.下焦湿热

损伤之后,湿热之邪蕴结膀胱,或逆行感染,酿成湿热,湿热阻遏膀胱,致使气化失常,小便滴沥难行。

(二)治疗

癃闭的临床表现主要是小便点滴而下或点滴全无,少腹胀或不胀。严重者常表情呆滞,甚或晕厥,面色苍白,肢体厥冷,脉象细数,或有恶心呕吐,腹胀腹泻,头晕目眩,或心悸怔忡,喘促,或四肢肿满,身重无力等,甚则视物模糊,循衣摸床,昏迷抽搐。

1.瘀阻经络

经络瘀滞者,伤后腹胀满,烦躁,渴不思饮,漱水不欲咽,小便不利,脉细或涩。治宜逐瘀利水,活血通闭,用代抵当丸。对脊柱骨折脱位合并截瘫的癃闭可结合本病辨证论治。

2.尿路破损

膀胱破裂的癃闭,尿液流入腹腔,可有腹膜刺激征;若尿道破裂,有膀胱膨胀、排尿困难、会阴部血肿及尿外渗等症,宜请专科会诊。

3.津液亏损

津亏液耗者,汗出,亡血,渴而能饮,口咽干燥。治宜补气生津,用生脉散。

4.下焦湿热

湿热下注,小便不通者,或滴沥尿少,小腹胀满,或热赤尿血。治宜清利湿热、通利小便,用八正散或小蓟饮子。

七、伤后便秘

便秘是指排便间隔时间延长,或有便意而排便困难。损伤较重,常可出现便秘。脊柱损伤者,便秘尤其多见。

(一)病因病机

1.瘀血蓄结

胸、腹、脊柱、骨盆等损伤,瘀血蓄积腹中,由于血瘀气滞,肠道传导功能失常,而致便秘。

2.血虚肠燥

伤后失血过多或亡血,或伤久阴液耗损,血虚肠燥,而致便秘。

3.热盛津枯

伤后发热,出汗,津液干枯,而致便秘。

4.气虚失运

损伤后期,气血大衰,中气不足,脾胃运化无权,肠道传导功能衰退,致成便秘。

(二)治疗

1.瘀血蓄结

胸、腹、脊柱等损伤后腹满腹胀,腹中坚实,疼痛拒按,按之痛甚,舌质红,苔黄厚而腻。治宜攻下逐瘀,伤在脊柱、胸部,用鸡鸣散;伤在骨盆、腹部,用桃仁承气汤;伤在四肢,用当归导滞汤。还可用番泻叶3～6g泡饮,有良好的泻下作用。

2.血虚肠燥

伤后内外出血过多,血虚阴亏,不能滋润大肠,常有头晕、心悸气短、面色㿠白、唇淡苔薄、脉沉细弱等表现。治宜养血润燥,用润肠丸或五仁丸。

3.热盛津枯

伤后常多发热,热烁津耗,阴液亏损;或因伤后卫气不固,自汗盗汗,汗出过多,亦伤津液。常有口渴唇燥、舌苔黄燥、脉洪或滑数等症。治宜清热润肠,用增液承气汤。

4.气虚失运

久病气虚,或损伤后期,正气虚衰,中气不足,脾胃运化无权,表现为食欲不佳,胃纳甚少,精神倦怠,多卧少动,大便并不干结,便意甚弱,排便努挣乏力,甚至汗出短气,面色㿠白,苔白质淡,脉细而弱。治宜益气升阳,用补中益气汤加麻仁、白蜜、郁李仁等。也可用推拿疗法,在腹部由上向下按推,反复进行。能促进肠道运行,增进脾胃运化。

八、损伤腹胀

正常人胃肠道内存在100～150mL气体,分布于胃及结肠部位。损伤后,胃肠道内存在过量气体时,即可出现腹胀。《素问·缪刺论》说"人有所堕坠,恶血留内,腹中满胀,不得前后",这里所说的满胀就是指损伤腹胀。

(一)病因病机

1.瘀血内蓄

脊柱骨折脱位、骨盆骨折时,瘀血停蓄于腹后壁;腹部挫伤,肝、胃、脾、肠出血,血蓄腹腔之中或肠道之内。不论腹中蓄血还是腹后瘀血,遏久生热产气,浊气积聚,腑气不通,则发为腹胀。

2.肝脾气滞

肝气宜舒不宜郁,脾气宜运不宜滞。损伤肝脾,致使两经气滞郁结,脏腑功能紊乱。脏以藏为正，腑以通为顺。伤后脏腑气机逆乱，升降失常，清浊不分，致脏不能藏谷纳新，腑不能推陈去腐。久之，气滞则壅，气壅则胀矣。

3.脾虚气弱

内伤之后，气血耗损，阴血亏耗，元阳亦伤。脾胃之气需肾阳温煦，若平素脾胃健运乏力，加之伤后出血、瘀血，或过用寒凉、滋腻，克伐脾胃，运化无权，可致腹胀。

（二）治疗

1.瘀血内蓄

瘀血腹胀，多在伤后1～2日逐渐发生，症见腹胀满，伤处疼痛难忍，大便不通，舌红苔黄干，脉数。治宜攻下逐瘀，对腰伤瘀停腹后壁者，用桃仁承气汤；对瘀停腹中者，用鸡鸣散合失笑散。

若腹腔或后腹膜大出血，可见腹胀，或脏腑破裂时，腹部胀痛欲死，呕吐，发热，烦躁，不能屈伸，不能转侧，腹壁板硬，腹部压痛、反跳痛，后期可腹大如鼓，甚则危及生命。应速请专科会诊。

2.肝脾气滞

若胸腹挫伤后，肝脾气滞，证见胸胁疼痛，腹胀满痛，入夜痛甚，嗳气，大便不通，舌黯苔白，脉弦。治宜理气消滞，不宜峻泻猛攻或一味用破散之剂。因伤后气机已乱，脾胃运化已弱，中气不足，肝木乘之，若再攻伐，则虚者愈虚，滞者愈滞，反添其胀。用柴胡疏肝散。

3.脾虚气弱

腹胀喜按，按之则舒，面色萎黄，四肢无力，饮食减少，大便溏软，舌淡，脉虚细。治宜健脾和胃，兼益中气，可选用香砂六君子汤、补中益气汤、归脾汤。

九、痿软麻木

痿软是指筋骨痿废失用、肌肉瘦削无力，运动功能障碍。麻木是指肢体触觉、痛觉、温觉障碍。《杂病源流犀烛·麻木源流》说："麻木，风虚病亦兼寒湿痰血病也。麻非痒非痛，肌肉之内，如千万小虫乱行，或遍身淫淫如虫行有声之状，按之不止，搔之愈甚，有如麻之状。木不痒不痛，自己肌肉如人肌肉，按之不知，掐之不觉，有如木之厚。"

（一）病因病机

1.经脉瘀阻

多由经脉遭受震荡或伤后积瘀，或陈伤残留，瘀血未散，停滞凝结，闭阻经脉，或骨折、脱位移位压迫、阻滞经脉，导致经脉功能障碍，产生痿软麻木。如肱骨中下1/3骨折后，桡神经挫伤或受压，伸直型肱骨髁上骨折合并神经、血管的受挫、受压，都可引起前臂及手部的麻木痿软。

2.气血虚亏

气有温煦、熏肤、充身、泽毛的作用,血有营养、滋润、灌溉一身的作用。若损伤出血过多,耗血损气;或长期卧床,久卧则伤气;或脾胃素虚,致元气不足,影响温煦、熏肤、濡养、灌溉的作用,而发生麻木。《素问·逆调论》说:"荣气虚则不仁,卫气虚则不用,荣卫俱虚则不仁,且不用,肉如故也。"《景岳全书·非风》又说:"气虚则麻,血虚则木。"可见气血虚可造成麻木,甚则兼见肢体痿软无力。气血虚后,风、寒、湿邪可乘虚而入,致气血涩滞,壅滞经络而产生慢性腰腿痛,引起麻木。

3.筋骨不用

筋骨关节,以刚为正,以柔为顺,以用为常。若损伤后,患肢固定时间过长,或卧床过久,或缺乏功能锻炼,久之则肌肉萎缩,肌腱挛缩、关节强直,产生痿软麻木。

4.脊髓神经损伤

若脊柱骨折、脱位而伤及脊髓神经系统或脊髓断裂,则损伤平面以下肢体痿软麻木,或称截瘫;若周围神经断裂后,其所支配的肢体范围可发生感觉、运动障碍,倦怠乏力、痿软麻木。

(二)治疗

1.经脉瘀阻

患肢麻木不仁,新伤多伴有局部疼痛、肿胀、瘀斑,陈伤多伴疼痛、麻木固定。治宜逐瘀通络。颈肩上肢麻木者用舒筋丸;腰臀下肢麻木者用活络效灵丹加减。若神经、血管受压、受挫引起痿软麻木,宜结合其病因辨证论治。

2.气血虚亏

多见于颈椎病、慢性腰腿痛。临床表现为四肢不知痛痒,或如虫蚁行走,重则痿软、拘挛。若经脉受累,则阳经行走区域可出现麻木或放射痛,并见少气懒言,乏力,自汗,面色苍白或萎黄,舌淡而嫩,脉细弱等。治宜补气血、通经脉,用人参养荣汤加减。若兼风寒湿邪之痿软麻木,可佐以驱风、散寒、祛湿之品。

3.筋骨不用

表现为肌肉萎缩,肌筋挛缩,关节活动受限,病程久者,可出现畸形。治宜加强功能锻炼,并配合按摩、针灸、药物熏洗等。

4.脊髓神经损伤

若脊髓断裂后,损伤平面以下肢体运动、感觉完全消失,按之不知,掐之不觉,腹胀,体温升高,大便秘结,小便癃闭。治宜活血祛瘀、疏通督脉,用活血祛瘀汤加减。后期脾肾阳虚者,宜补脾肾、温经络,用补肾壮阳汤。

(刘 东 贾 力)

第二节 头部内伤

头颅内部由内向外,分软脑膜、蛛网膜和硬脑膜 3 层包裹头部内容物。软脑膜紧贴于脑表面且深入脑沟内,有丰富的血管网。蛛网膜是一层无血管的透明膜,覆盖于软脑膜表面,但不伸入脑沟内。蛛网膜和软脑膜之间的腔称为蛛网膜下腔,其内充满脑脊液。硬脑膜为一层厚而坚韧的纤维膜,是保护脑组织抵抗外来直接伤害的屏障。硬脑膜与蛛网膜之间的潜在间隙称为硬脑膜下腔,硬脑膜下积液或血肿即位于此腔。硬脑膜在颅腔内形成隔膜,将颅腔分为若干部分。

头颅内部主要由 3 种内容物构成,即脑组织、脑脊液和血液,它们相互之间保持着一定的比例,且占满了颅腔,除脑脊液可以有所变动外,其他内容物都无法伸缩和改变。脑组织是中枢神经系统的主要组成部分,可分为左、右大脑半球,以大脑纵裂为分界,每一大脑半球分为额叶(主管运动)、颞叶(主管听觉、嗅觉和味觉)、顶叶(主管感觉)和枕叶(主管视觉)。小脑由左、右小脑半球与中间的小脑蚓部所组成,主要作用是调节和维持身体在各种姿势中的平衡,使身体在运动时保持平稳。脑干是脑部所有重要神经传导束的共同通道,含有除嗅、视两脑神经以外所有脑神经的核,是重要的中枢神经枢纽。它可以分为中脑、脑桥和延髓 3 部分,延髓支配呼吸、循环、心脏、胃肠道、吞咽、发音等功能,是一个重要的生命中枢。脑神经共 12 对,除嗅神经、视神经进入大脑,副神经由延髓和上颈髓前角共同发出外,其余均发自中脑、脑桥与延髓的同名神经核。

头部内伤可发生在头皮无损伤或颅骨完整的患者。按伤势轻重可分为脑震荡和脑损伤(脑挫裂伤、颅内血肿和脑干损伤)。头部损伤的发病率仅次于四肢损伤,其严重者多有后遗症,病死率也较高。

一、脑震荡

脑震荡又称"脑气震动""脑海震动",是指头部受到暴力伤害,大脑功能发生一过性功能障碍而产生的临床症候。

(一)病因病机

头部一旦受到外力的震击,如直接受到钝器的打击(拳击、棒击等)或头部碰撞(跌仆、交通事故等),脑和脑气必然受损,扰乱宁静之府,出现神不守舍,心乱气越。同时头部脉络受损,血离经隧而渗溢,气滞血瘀,阻于清窍,压迫脑髓,使清阳不得上升,浊阴不能下降,气机逆乱,神明昏蒙,脑的功能发生障碍或紊乱,使诸症皆发。

脑震荡后期主要病机为气血虚、肝肾虚。《灵枢》曰:"上气不足,脑为之不满,耳为之苦鸣,头为之苦倾,目为之眩。"头晕、耳鸣、目眩等主要症状为脑气血虚、肝肾虚不能养髓、生髓所致。

西医认为,头部被暴力打击后,中枢神经系统遭受过强的刺激,神经细胞震荡而功能障碍,发生了超常抑制,但在病理解剖上,无明显形态上的变化和器质性损害。

(二)诊断

(1)意识障碍:损伤后有短暂的昏迷,持续时间可数秒或数分钟,一般不超过30分钟,意识清醒后可以恢复正常。

(2)近事遗忘症:清醒后不能回忆受伤之时或受伤前后的情况,但对往事却能清楚回忆,故又称逆行性遗忘症。

(3)清醒后可有头痛、头晕、目眩、耳鸣等症状,搬动头部或坐起时症状加重。

(4)神经系统检查无阳性体征,体温、呼吸、脉搏和血压在意识障碍期间可出现变化,清醒后恢复正常,脑脊液检查、头颅X线摄片均正常。

(5)可做头颅CT或MRI以排除颅内血肿、脑组织挫裂伤、颅底骨折等。

(三)治疗

脑震荡轻者大多可以自愈,一般无须特殊治疗;症状较重者应及时治疗,使之迅速恢复,减少或消除后遗症。在急性期可用中药、针灸等对症治疗。

1.药物治疗

(1)昏迷期:脑震荡昏迷不醒、阻气闭者,宜宗《内经》"其实者,散而泻之"之意,以开窍通闭为主,方药可选用苏合香丸灌服。

(2)苏醒期:脑震荡苏醒后,初期主要症状是头痛、头晕、恶心,时有呕吐,夜寐不宁,治应疏肝活血安神,方药用柴胡细辛汤,并可随症加减。头痛较剧者加丹参、川芎、藁本、蔓荆子,头晕较甚者加白蒺藜、双钩藤、龙齿、明天麻,恶心呕吐者可加紫丁香、姜竹茹、半夏,夜寐不宁者加夜交藤、炒枣仁、炙远志。

(3)恢复期:10日后,主要症状基本消失,但尚感头微晕、疲怠、精神不振,治应益气补肾健脑,方药用可保立苏汤,或归脾汤,杞菊地黄汤。如因外伤而致脑外伤性神经官能症(脑外伤综合征),可按脑挫裂伤后期辨证方法施治。

2.针灸治疗

(1)昏迷:针人中、十宣、酒泉等穴。

(2)眩晕:针内关、百会、足三里,配风池、三阴交等穴。

(3)头痛:①偏头痛,针太阳、外关穴,配风池、四渎穴;②前头痛,针印堂、合谷穴,配上星、列缺穴;③后头痛,针哑门、后溪穴,配昆仑、风池穴;④顶头痛,针涌泉穴,配太冲、百会穴;⑤全头痛:针印堂、哑门穴,配足三里、合谷、四渎穴。

(4)呕吐:针内关穴,配足三里、天突穴。

(5)呃逆:针天突穴,配内关、中腕穴。

(6)失眠:针足三里、哑门或神门穴,配内关、三阴交穴。

(四)预防与调护

脑震荡系突然发生,只有注意各种安全防范才能避免。一旦发生,除适当的药物治疗和绝对卧床休息外,护理是治疗的重要环节,需要安静的环境和合理的饮食调养,同时可进行心理咨询及安慰,以解除患者对脑震荡的恐惧心理,促使患者早日康复。在治疗过程中还需警惕发生颅内血肿的可能。

注意休息,根据患者症状严重程度不同,可考虑卧床休息1~2周;保持安静和良好舒适的睡眠环境,光线不可过强,减少脑力和体力劳动,也应避免长时间接触电脑和手机等;避免过度疲劳及头部剧烈活动,保持情绪稳定,避免外界刺激;适当地参加娱乐活动或进行体育锻炼,这样不但可以增强体质,还可以分散对脑震荡的注意力,促进疾病的康复;正常饮食,注意营养均衡。

二、脑损伤

脑损伤又称脑髓损伤,是头部内伤的重症,包括脑挫裂伤、颅内血肿、脑干损伤等。脑挫裂伤是暴力打击致脑组织的器质性损伤,由于损伤部位、范围和程度的差异,轻者的临床表现及预后同脑震荡,重者则治疗颇为棘手。颅内血肿多因脑膜血管损伤或原发性脑损伤继发形成,关键在于早期明确诊断,若及时处理(包括手术)则预后良好。脑干损伤是指中脑、脑桥和延髓损伤,涉及生命中枢,故预后极差。

(一)病因病机

1.病因

(1)直接暴力:头部直接受到暴力作用,如拳头、石块、木棒等打击,或头部碰撞在坚硬物体上,或子弹、骨折片贯穿所致。

(2)间接暴力:身体其他部位受到力的冲击,如高处坠下,足部、臀部着地,力量经脊柱传至颅底;或行驶中的车辆突然急刹车,脑受到惯性的冲力而受伤,使脑组织在一定范围内发生出血和破坏。

2.病机

脑挫裂伤是脑组织的实质性损伤,按其病理形态改变,可分为脑挫伤和脑裂伤。前者只有脑皮质表面散在出血点,局部静脉瘀血和水肿;后者在损伤部位还可见到软脑膜和脑组织断裂及严重出血。因挫伤、裂伤可同时存在,故常称为脑挫裂伤。由于脑组织挫裂出血,故脑脊液内混有血液。由于脑挫裂伤是器质性损害,因此,不论其损害程度如何,随着时间推移,在损害部位都将出现一系列继发性病理过程,包括神经细胞变性、坏死,脑组织出血、水肿、液化及神经胶质增生等,最后在脑内遗留固定的痕迹,甚者可出现神经损伤的定位症状。其中脑组织出血、水肿又可引起颅内压增高。颅内压增高首先压迫脑部的静脉窦,使脑部的静脉回流减慢,造成脑组织瘀血及轻度缺氧。缺氧情况不严重,兴奋延髓中枢,产生心脏与血管运动的代偿性反应,使周围血管收缩,心搏加快,脉搏减慢,血压上升,以克服颅内循环存在的障碍,这一时期称为代偿期。如果脑的损害不严重,通过这一代偿作用,矛盾得以解决。此后随着脑水肿消退,颅内压又恢复正常,伤情就逐渐恢复。如果脑的损害严重,脑水肿继续发展,虽然通过上述代偿作用,但由于血压升高,反而助长了颅内压增高,于是构成一种恶性循环,最后使颅内压超过颅内动脉压力,脑的血液供应濒于停止,就会出现中枢衰竭现象。此时病情突变,患者自动呼吸骤停,接着血压下降,心搏增快,脉搏细弱,最后循环衰竭而死亡,这一时期称为瘫痪期。

颅内血肿形成初期,人体有一定的代偿能力,早期表现为颅内血管收缩,脑血流量减少,脑脊液产生速度减慢,脑室排空,脑脊液经脑池、蛛网膜下腔的吸收速度加快,使脑的体积相应缩小,此时颅内压可无显著升高。若血肿进一步发展,必然导致代偿性功能失调,造成颅内压增高,脑静脉回流阻滞,严重时脑脊液循环通路梗阻,脑组织受压移位进入颅脑裂隙,形成脑疝,压迫脑干,并使颅内压进一步增高。这种恶性循环如不及时纠正,脑疝压迫脑干较久后,终致发生生命中枢衰竭而死亡。

脑干内有许多重要颅神经核、网状结构和运动、感觉神经的传导束,是生命中枢。原发性脑干损伤常可见到脑干不同部位的挫裂、出血、水肿及局部缺血坏死、软化等。继发损伤常见于颅内血肿、脑水肿。脑干损伤病情险恶,预后不佳。

(二)诊断

1.脑挫裂伤

损伤后患者昏迷,其程度要比脑震荡深些,时间也要长些,但两者并无明显的界线。损伤后患者的主要表现也与脑震荡相似,但脑挫裂伤患还有颅内压增高的症状与神经损伤的定位症状等。

(1)颅内压增高的症状:主要是患者生命体征的变化,如意识、瞳孔、血压、脉搏、呼吸等方面的变化,当颅内压增高还在代偿期时,患者的意识和瞳孔无大的改变,只是血压逐渐上升,脉搏减慢,脉缓而无力,呼吸仍可正常。当颅内压继续上升,接近于瘫痪期,患者意识逐渐昏迷,瞳孔对光反射消失,并开始散大,脉搏渐渐增快,心搏减弱,血压逐步下降,呼吸不规则或出现潮式呼吸(时快时慢、交替出现的呼吸),接着患者自主呼吸停止,称为中枢衰竭危象。

(2)神经损伤的定位症状:这类症状取决于脑损害的部位,因此比较复杂,但并不是每个患者都出现。临床如出现这类症状,对于诊断和判定脑损伤的部位是很有意义的。

1)单瘫:即一个肢体(上肢或下肢)的瘫痪,往往是对侧大脑半球额叶损害的结果。如果损害靠近矢状窦,则下肢瘫痪明显;如损伤靠近大脑外侧裂,则上肢瘫痪比较明显。

2)偏瘫:一侧的上下肢都瘫痪,有 3 种情况。①损害发生在对侧大脑半球的额叶,挫裂伤范围比较广泛。在这种情况下,偏瘫常为不完全的,且不伴有偏盲与偏身感觉障碍。②损害发生在对侧大脑半球的深部内囊,除有较完全的偏瘫外,还有与偏瘫同侧的偏盲及偏身感觉障碍,称为三偏征。③损害发生在一侧中脑的大脑脚处,除有较完全的对侧偏瘫外,尚有同侧的动眼神经麻痹,表现为瞳孔散大,对光反射消失,眼球外斜,上睑下垂等。因动眼神经的麻痹不在同一侧,因此称为交叉性偏瘫。

3)抽搐:可发生在一侧肢体或两侧,这是大脑皮质受到刺激的一种反应,可因凹陷骨片的直接刺激,或由硬膜下血肿压迫所致。

4)感觉障碍:大脑半球顶叶损害时,对侧躯体的深、浅感觉均减退。

5)失语症:大脑半球额下回的后部损伤,常失去讲话能力,为运动性失语;大脑半球颞上回后部及顶叶的缘上回及角回损伤,常失去语言理解能力,为感觉性失语。

(3)脑膜刺激征:蛛网膜下腔出血,血液混杂在脑脊液内而引起脑膜刺激征,主要表现为颈项强硬和屈髋屈膝试验阳性。

(4)脑脊液变化:脑挫裂伤患者的脑脊液常为血性,其含血量多少不定,色泽可自微红至完全血性。此外,除蛋白含量可因出血的多少成比例增加外,没有其他变化。在陈旧性蛛网膜下腔出血中,因红细胞都已溶化,红细胞内的血红素都被释出,因此这时的脑脊液呈黄色至棕褐色。

2.颅内血肿

颅内血肿是一种严重的颅脑损伤,若抢救不及时可马上危及生命。基于颅内血肿有溢血不止的倾向,为继发形成,因此临床上有迟发性和进行性的变化,其主要症状是再昏迷和瘫痪进行性加重。

(1)意识障碍的特点:再昏迷有 3 种情况。①昏迷逐渐至苏醒或好转、再昏迷;②昏迷进行性加重,即开始感觉敏感,而后迟钝并加深;③开始时清醒,以后逐渐进入昏迷。

(2)运动体征的改变:伤后逐渐出现肢体瘫痪,并有进行性加重,如伤后开始一侧肢体正常,逐渐出现不全,最后出现偏瘫。同时伴有肌张力增高,腱反射亢进,病理反射阳性,说明偏瘫对侧的颅内有血肿。

(3)瞳孔变化:血肿侧瞳孔进行性散大,对光反射消失,若病情发展速度快,另一侧瞳孔也随之扩大。

(4)颅内压增高:血肿引起颅内压增高发生早,往在 24 小时以内达到高峰,而脑水肿引起的颅内压增高常在伤后 2~3 日达到高峰。

（5）脑疝：常见为颞叶疝，表现为再次昏迷，同侧的瞳孔散大，对侧肢体不全瘫痪，病理反射阳性，若进一步加重可危及生命。

3.脑干损伤

脑干损伤是指中脑、脑桥及延髓的损伤，是头部内伤中最为严重的损伤，损伤后症状严重，病死率高。

（1）昏迷：时间长，恢复慢，轻者数周、数月，重者数年，甚至终生昏迷。

（2）去大脑强直：多呈角弓反张状态，即四肢张力增高，过度伸直，颈项后伸。

（3）锥体束征：由于脑干内的锥体束损伤，可出现肢体瘫痪，肌张力增高，腱反射亢进，浅反射消失，或出现一侧或双侧病理反射。受伤后全部反射消失，肌张力由增高而变为松弛，常为死亡前兆。

此外，脑干损伤还可以出现高热、肺水肿、消化道出血、眼球和瞳孔的改变，如果出现一侧瞳孔散大，昏迷加深，对侧肢体瘫痪，血压升高，脉搏、呼吸减慢，应考虑颅内血肿的存在。

（三）鉴别诊断

1.脑挫裂伤与脑震荡

脑挫裂伤有脑的定位症状，有生命体征变化，有阳性神经系统体征，脑脊液混有血液。脑震荡无上述表现。

2.脑挫裂伤与颅内血肿

（1）脑挫裂伤定位症状在伤后即出现，且比较稳定；颅内血肿的定位症状隔一定时间后出现，呈进行性加重。

（2）颅内血肿多有清醒期，而脑挫裂伤很少出现清醒期。

（3）颅内血肿常可出现颞叶疝，脑挫裂伤则很少出现，两者均有颅压增高。

（4）脑挫裂伤在伤后即出现偏瘫，无进行性加重，自主活动少；颅内血肿则不然。

（四）治疗

1.早期的一般治疗

对较严重的头部内伤，有生命危险的患者，必须及时抢救，及时请脑外科会诊或转科，千万不可延误抢救时机，需严密观察，积极治疗。

（1）保持呼吸道通畅。清除口腔内呕吐物、血块，将舌头牵出，并将患者放置于半卧位，以防舌后坠，或呕吐物阻塞呼吸道引起窒息而死亡。如已窒息且无他法解救，可做气管切开术。

（2）制止头部伤口出血，及时处理休克。

（3）对呼吸循环不稳定的伤员，切忌远道转送，而应原地抢救，待心率、呼吸、血压稳定后再转送。

（4）及时观察。入院后 24 小时内，每 15～30 分钟测呼吸、脉搏、血压 1 次，随时检查意识、瞳孔变化，注意有无新症状、新体征出现，并做好术前准备。

（5）注意及时纠正水盐代谢，保持电解质的平衡，每日输液量为 1 500～2 000mL（可按病情增减），并维持足够的维生素摄入。

（6）对疑有颅内血肿者，可行脑血管造影、CT 或 MRI 检查，确诊后尽快手术。对严重对冲性脑挫裂伤，并发颞叶沟回疝而不易与颅内血肿鉴别者，则应开颅检查，进行脑组织清创，并进行颅内减压术。

（7）排除颅内血肿后，应及早进行系统的非手术疗法。因颅内压增高的主要原因除颅内血肿外，还可由脑水肿引起，故抗脑水肿的治疗应尽早开始，可应用脱水药物如高渗葡萄糖、20％甘露醇、25％山梨醇，并合理使用肾上腺皮质激素。头痛严重者，除对症处理外，可行腰椎穿刺，放出部分血性脑脊液，并注入过滤空气 5～10mL，有助于减轻头痛和促进血性脑脊液吸收。

（8）蛛网膜下腔出血严重者，可用止血剂，如 6-氨基己酸、酚磺乙胺、对羧基苄胺等。合并脑脊液漏出者，应使用抗生素，预防颅内感染。

（9）伴高温、肌张力增高或去大脑强直者，应尽早开始冬眠低温治疗。

（10）如伤员呕吐频繁，或有昏迷者应禁食，待病情好转后再给予饮食，一般以高蛋白、高热量的流质或半流质为宜。

2.昏迷期的治疗

（1）中药治疗：以开窍通闭为主。

1）辛香开窍法：适用于气闭昏绝、两手握固、牙关紧闭、苔白、脉沉迟的血瘀气闭患者，用苏合香丸、黎洞丸磨汁灌服。

2）清心开窍法：适用于高热、神昏窍闭、抽搐等症者，用安宫牛黄丸口服，醒脑静注射液静脉或肌内注射。

3）清热豁痰开窍法：适用于昏迷痰热阻窍者，用至宝丹。

4）清热镇痉开窍法：适用于高热昏迷惊厥者，用紫雪丹或神犀丹。

如伤后意识障碍，目合口开，鼻鼾息微，大汗淋漓，手撒遗尿，四肢厥冷，舌萎，脉微细或芤，治宜回阳救脱，用独参汤或参附汤。

（2）针灸治疗。

1）昏迷：针人中、十宣、涌泉等穴。

2）呃逆：针天突穴，配内关、中院穴。

3）呕吐：针内关穴，配足三里、天突穴。

3.苏醒期的治疗

患者经救治后由昏迷逐渐苏醒，但仍需严密观察，积极治疗。此期常表现为神志恍惚不清，头痛头晕，恶心呕吐不止，夜寐烦躁不宁，或醒后不省人事，感觉迟钝，昏沉嗜卧等症。治宜镇心安神、升清降浊。方用琥珀安神汤,其中西琥珀、龙齿、朱砂三味中药有走心经、重镇心神的作用。应注意朱砂不能连续使用5日,以免尿潴留中毒。琥珀安神汤偏治心经,也有主张偏治肝经,方用柴胡细辛汤或天麻钩藤饮,以平肝息风,升清降浊。

4.中、后期的治疗

(1)中药治疗:由于头部内伤之后,人体的元气大伤,主要是耗气伤肾而致脑气不足,同时也影响脏腑的功能。由于脏腑、经络、气血失调,肝肾亏损,脑气虚衰,遵《内经》"虚则补之""形不足者温之以气,精不足者补之以味"的原则,常用味厚补益之品,补肝肾,益脑髓。代表方剂为可保立苏汤,偏于头痛者,加川芎、蔓荆子、藁本、秦艽;偏于头晕目眩者,加明天麻、白蒺藜、双钩藤、牡蛎、龙骨;偏于失眠、夜眠多梦者,加炙远志、茯神、五味子。

(2)针灸治疗。

1)眩晕:针内关、百会、足三里穴,配风池、三阴交穴。

2)头痛:具体如下。

偏头痛:针太阳、外关穴,配风池、四渎穴。

前头痛:针印堂、合谷穴,配上星、列缺穴。

后头痛:针哑门、后溪穴,配昆仑、风池穴。

巅顶痛:针涌泉穴,配太冲、百会穴。

全头痛:针印堂、哑门穴,配足三里、合谷、四渎穴。

3)失眠:针足三里、哑门或神门穴,配内关、三阴交穴。

4)癫痫:针哑门、后溪穴,配人中、内关穴。

5)失语:针上廉泉旁开1~1.5cm,两侧各刺一针至舌根处。或耳针取穴:脑干、枕、心、神门、肾、皮质下等。

6)偏瘫:具体如下。

半身不遂:针曲池透少海,阳陵泉透阴陵泉,配外关透内关,合谷透后溪,悬钟透三阴交,地仓透颊车,环跳,养老。

上肢瘫痪:针肩髃透极泉,曲池透少海,配合谷透劳宫,外关透内关。

下肢瘫痪:针阳陵泉透阴陵泉,配环跳、足三里、太冲、悬钟透三阴交。

7)尿失禁:针委阳、百会、足三里穴,配风池、三阴交穴。

5.颅脑损伤手术指征

(1)开放性颅脑损伤。

(2)闭合性颅脑损伤中有下列情况者:经某些检查明确诊断为颅内血肿者(包括硬脑膜外血肿、硬脑膜下血肿或颅内血肿等);有中间清醒期者;意识障碍逐渐加重者;一侧瞳孔进行性扩大者;凹陷性或粉碎性骨折引起一定症状者;36小时以后出现去大脑强直者;长期昏迷伴颅内压增高者;脑脊液鼻漏或耳漏经观察 1 个月而不自愈者。

(五)预防与调护

脑损伤是骨伤科的危重症,在生产与生活中应严加防范,建立与遵守安全规章制度,是预防措施之一。一旦发病,应及时采取最有效的治疗手段,防止病情进一步恶化加重。本病昏愦日久,更须仔细护理,如清洁口腔,及时吸痰,保持床铺整洁与进食、进药、排尿等管道通畅,严防肺部感染及压疮发生等。

预防脑伤引起的脑损伤,重点是预防脑外伤的发生,避免因工作、交通事故引起脑外伤。对于各种颅内感染引起的脑损伤,要积极地预防这些感染的发生。一旦发生了颅内感染性疾病,应尽早诊断,正确治疗。在颅内感染的急性期,不少患者常有脑损伤发作,这时应及时、足量地使用抗脑损伤药物,以减轻脑组织因脑损伤发作造成的损害,也可减少日后脑损伤发作的机会。

保证充足睡眠,适当进行体育锻炼,避免过度用脑;保持皮肤清洁干燥,尤应注意骶尾部、足跟、耳郭等骨隆突位置。加强营养,进食高能量、高蛋白、富含纤维素、维生素的饮食,发热时多饮水。

(刘　东　王明希)

第三节　胸部内伤

胸部内伤是指整个胸廓及其内脏受到外力打击或用力屏气而致内部气血、经络或内脏的损伤。胸廓由胸椎、胸骨、肋骨及肋间组织所组成,内藏心、肺等重要的组织器官。因"心主血""肺主气",故胸部损伤时必然会损伤气血严重者可伤及内脏。若诊治不及时,可导致气血衰脱,甚至在短期内死亡。因此,治疗胸部损伤,应注意及时改善和调整气血功能,积极防治内脏的损伤。

一、胸部屏挫伤

胸部由于负重屏气或受暴力撞击而致胸部气血、经络损伤者,称为胸部屏挫伤。由于负重屏气所致的损伤,称为胸部屏伤;由于暴力直接作用于胸壁软组织所致的损伤,称为胸部挫伤。无论是胸部屏伤还是挫伤皆是以胸胁部疼痛、胀满为主证的损伤性疾病,是人们在日常生活和生产劳动中较常见的损伤。

(一)病因病机

1.屏伤

因强力负重,突然过度用力屏气,筋肉过度牵拉,气机运行失常所致,如挑担、推举或搬运重物用力过度等原因引起。

2.挫伤

由外来暴力直接作用于胸部皮肤、筋肉所致,如跌打、碰撞、堕坠、打击、挤压、爆炸气浪的冲击,以及各种机械冲撞人体的胸部等原因而引起。

以上两种暴力作用于胸部均能导致气滞血瘀。胸部屏伤多以伤气为主,导致气机阻滞,经络受阻,不通则痛;胸部挫伤则以伤血为主,多因络脉受损,血溢于脉络之外,瘀血停滞而为肿。气和血相辅相成、相互联系、相互影响,故气血往往俱伤。但有时气先伤而后及于血,或血先伤而后及于气。若新伤失治,气滞不通,血瘀未化,可以反复发作而为陈伤。

(二)诊断

1.伤气型

有强力负重、突然用力过度的屏伤史,症见胸胁胀痛,痛无定处,胸闷气急,外无肿胀及固定的压痛点。

2.伤血型

有直接暴力所致的挫伤史,症见胸部有固定性、局限性刺痛,深呼吸或咳嗽时胸痛加剧,翻身转侧困难。伤处肿胀,压痛固定,局部可有瘀斑青紫。重者可有咯血、吐血、低热等。

3.气血两伤型

兼有伤气型和伤血型的症状。

4.胸胁陈伤型

可有明显的胸胁受伤史,胸胁隐痛,经久不愈,时轻时重,稍一劳累即能诱发。但外无肿胀及固定的压痛,脉多弦细或细涩。

(三)治疗

1.手法治疗

(1)以伤气为主者,手法以摇拍为主。患者正坐,术者先用手指点按内关、缺盆、肺俞、至阳等穴,再以右手"握""拉"住患者患侧的手指,使该侧手臂于外展位,由前向后或由后向前做圆圈形的摇动6～9次,然后使该臂做快速的上下抖动数次,并以同法施于对侧。若有胸闷、呼吸不畅者,术者将右手五指并拢,身体微向前俯,手掌部呈拱屈状用力拍击患者背部数下。

(2)以伤血为主者,行按摩手法。令患者取卧位,术者用手掌沿肋间隙由前向后施行揉摩2～3分钟,随后集中于疼痛部位施行揉摩。

2.药物治疗

(1)内治法:具体如下。

1)伤气型:宜疏肝行气止痛,方用柴胡肝散加减。气闷咳嗽不顺者,加瓜蒌、北杏仁、橘梗等。

2）伤血型：宜活血化瘀止痛，方用复元活血汤加减。痛甚者加延胡索、郁金、赤芍等。

3）气血两伤型：宜气血同治，方用柴胡疏肝散、复元活血汤、活血止痛汤加减。

4）胸胁陈伤型：宜行气破瘀，佐以调补气血，以气滞为主者，方用柴胡疏肝散、活血止痛汤加减；以血瘀为主者，方用三棱和伤汤加黄芪、党参。

（2）外治法：胸部损伤而局部瘀肿疼痛者，治宜消瘀退肿、行气止痛，常用消瘀止痛膏、双柏膏等；宿伤隐痛及风寒湿痹痛者，治宜温经散寒、祛风止痛，常用狗皮膏、万应膏等。

3.针灸治疗

取内关、公孙穴，配支沟、阳陵泉等穴，用强刺激手法。

（四）预防与调护

避免外伤、负重过度或骤然闪挫等活动。发病后应适当休息与进行功能锻炼，鼓励患者做深呼吸、咳嗽、吐痰。在不引起剧烈疼痛的情况下，多做上肢活动及扩胸动作，预防胸膜和筋膜等组织粘连，以免长期遗留胸痛。

取半卧位休息，限制活动，防止加重肺出血，肺水肿及心力衰竭；限制输液输血的量，不可自行调节补液速度；呼吸功能锻炼可以改善肺功能，预防肺部感染。主要方法有爬楼梯、室外活动、深呼吸运动、有效咳嗽咳痰等。

二、气胸

胸部损伤时，空气由胸壁伤口、肺或支气管、食管破裂处进入胸膜腔者，称为损伤性气胸。临床上根据损伤性质和气胸内压的不同，将气胸分为闭合性、开放性和张力性三类。

（一）病因病机

胸膜腔是两层胸膜间的一个潜在空隙，胸膜腔内的压力低于大气压，称为负压。胸部受伤后，如刀、子弹、弹片等刺伤胸壁及胸膜，或肋骨断端刺破肺组织，或气管、食管破裂等，均可使空气进入胸膜腔而形成气胸。

1.闭合性气胸

胸壁无伤口，气体多来自肺组织损伤的破裂口，空气进入胸膜后，伤口迅速闭合，空气不再继续进入胸膜腔，则称为闭合性气胸。此类气胸对胸腹腔内负压影响不大，仅使患侧肺部分萎缩。

2.开放性气胸

胸壁有较大的伤口，多由刀刃锐器或弹片火器刺伤胸壁及胸膜所致，胸膜腔经胸膜和胸壁裂口与外界相通，空气随呼吸自由出入胸膜腔者，称为开放性气胸。其常可严重地影响呼吸功能。吸气时大量气体进入胸膜腔，使患侧肺受压萎缩，纵隔被推向健侧。呼气时空气由伤口排出,随之纵隔被推向患侧。因此,纵隔随着呼吸而移动,称为纵隔扑动。这样,就严重地影响呼吸功能,造成缺氧,增加静脉回流阻力,导致循环障碍,同时刺激纵隔和肺门神经,引起胸膜肺休克。

3.张力性气胸

张力性气胸指气管、支气管或脉损伤处形成活瓣,气体随每次吸气进入胸膜腔并积累增多,导致胸膜腔压力高于大气压,故又称高压性气胸或活性气胸。这时,患侧肺被显著压缩,纵隔被推向健侧,明显移位使健侧的肺也受压缩,造成比开放性气胸更严重的呼吸循环障碍,发生缺氧、窒息和休克。有时气体由胸膜腔挤入纵隔和皮下组织,在头、颈、上肢、胸部等处可触及皮下气肿。

(二)诊断

1.闭合性气胸

临床症状与气体的进入量有关,少量空气进入可无任何症状。如空气进入较多时,由于肺受到一定的压缩,影响肺的通气功能,可表现为胸闷、气促等。查体见患侧呼吸音减弱,叩诊呈鼓音。X线检查可见不同程度的肺压缩。

2.开放性气胸

胸壁有开放性伤口,并随空气进出而听到响声,同时有胸胁疼痛、胸满气促、端坐呼吸、面色苍白、口唇发青、汗出肢冷、脉搏细数、血压下降等症状。查体除见闭合性气胸的体征外,尚可发现气管和纵隔移向健侧。X线检查除肺有压缩外,尚有纵隔移位等。

3.张力性气胸

其症状和体征与开放性气胸相似。但本病表现为进行性呼吸困难、发绀、休克,并可有皮下或纵隔气肿,患侧胸廓显著膨隆。胸腔穿刺时有高气压(在20kPa以上)。穿刺抽出大量气体后,胸腔内压力很快又增高变成高压。X线检查胸腔内有大量气体和瘀血存在,纵隔明显推向健侧,有时尚有纵隔气肿。

(三)治疗

1.局部处理

治疗的关键是将胸膜内异常的正压转化为正常的负压,使肺迅速复张。

(1)闭合性气胸:少量气胸(肺压缩在30%以下者)可在2周内自行吸收,不必特殊处理。积气较多引起症状时,可在胸前第2~3肋间锁骨中线处,在消毒和局麻下进行胸膜腔穿刺,将气体抽出。

(2)开放性气胸:首要的任务是封闭伤口,将开放性气胸转变为闭合性气胸,急救时用消毒厚纱布填塞伤口并加压包扎,使之不漏气。待一般情况改善后,经X线检查,施行清创术,如合并内脏损伤者,应先开胸探查处理脏器损伤。术中要去除污染组织、碎骨及异物。肺裂口予以修补,并用胸腔闭式引流,污染严重者行胸壁开放引流。

（3）张力性气胸：首要的是排除胸膜腔内高压空气，解除对肺和纵隔的压迫。急救时立即用粗针头于第2～3肋间锁骨中线处刺入胸膜腔内减压，或用一带孔的橡胶指套扎于针头的尾端，作为活或单向排气装置，进行穿刺排气减压，然后在局麻下，于锁骨中线处第2～3肋间隙用橡皮管插入胸腔内连接水封瓶，进一步排气减压。如肺裂伤较小，一般在闭式引流减压后，可自行闭合，使气胸消失，肺叶扩张。若在24小时后，仍不断有气体排出，则应考虑肺裂伤较大，须开胸修补或切除损伤的肺组织，术后仍应用胸腔闭式引流。

2.药物治疗

若呼吸困难，面色苍白，唇绀者，宜扶正祛邪平喘，方用二味参苏饮加减；若气促兼有发热，若黄，脉数者，则宜宣肺清热，方用十味参苏饮、千金苇茎汤加减；若咳嗽痰涎壅盛者，宜祛痰平喘，方用三子养亲汤加减。

3.其他治疗

（1）合并休克者，采用综合性抗休克治疗。

（2）呼吸困难者，给氧，必要时行气管切开。

（3）预防和控制胸腔内感染。

（4）开放性气胸，注射破伤风抗毒素1 500U。

（四）预防与调护

严密观察病情变化，每隔15～30分钟测量血压、呼吸、脉搏，发现异常情况，应尽快处理。注意保持呼吸道通畅，去除口腔及呼吸道分泌物。对严重休克患者，应平卧位，一旦血压恢复正常，应予半卧位，以利于胸腔引流。同时鼓励患者咳嗽、排痰，定时超声雾化。咳嗽前，轻轻叩拍患者背部，自上而下进行；咳嗽时，轻轻按住伤口两侧，以减轻疼痛，促进肺膨胀。

积极治疗肺部疾病，如肺结核、肺脓肿、肺气肿等，预防肺部感染，控制咳嗽。锻炼身体，增强体质。急性期应绝对卧床休息，保持情绪稳定，在气胸痊愈的一个月之内，不要剧烈运动，避免诱发气胸的因素，如抬提重物、屏气等；多吃水果、蔬菜等高维生素饮食。

气胸复发率高，患者出现相应症状，需要及时就诊。气胸常表现为突发胸痛和呼吸困难，但也有少部分患者可无明显症状。患者在气胸初发2～4周后需在呼吸科就诊，复查气胸吸收情况，检查是否存在基础肺疾病，以及是否需要进一步的治疗。患者在症状消失后可考虑参加正常工作和活动。但剧烈运动和身体碰撞运动需在影像学提示气胸完全消失后方可进行。戒烟可显著降低原发性气胸的复发。对于未行确切方法（如胸膜部分切除术）治疗的患者应终生避免潜水。而对于专业潜水员，气胸发作后需行胸膜部分切除术等治疗，方可重新开始潜水。对于未行胸腔闭式引流的气胸患者应避免乘坐飞机,需经治疗或者影像学资料提示气胸吸收后方可乘坐飞机。

如果气胸患者处于急性期需要绝对地卧床休息患者要保持情绪稳定,保持积极乐观的心态。在气胸治疗的过程中,如果出现了呼吸困难等症状,要注意及时告知医生或者护士。在饮食方面,可以多食用蔬菜或者水果等容易消化的食物,避免出现便秘的情况。根据病情,医生会决定是否进行胸腔穿刺、排气或闭式引流等,患者需要对其有所了解,消除紧张的情绪,也要配合治疗。在气胸痊愈之后的一个月内,要注意不要进行剧烈运动,如打球、跳绳等。

三、血胸

胸部损伤后造成胸膜腔积血称为血胸,有时可与气胸同时存在。

(一)病因病机

多为刃器、火器或肋骨骨折断端直接刺伤胸内脏器和血管所致。血胸的出血来源有 3 个:①肺损伤,由于肺循环血压低,出血慢,多可自行停止;②胸壁血管损伤,如肋间动、静脉和胸廓内动、静脉破裂出血等,因这些血管属于体循环,血压较高,一般不易自止;③心脏或胸内大血管的损伤,出血凶猛,患者常因来不及救治而死亡。

根据胸膜腔内积血量分为:少量血胸者,血量一般不超过 500mL,积血仅限于肋膈角;中等量血胸者,血量为 500~1 000mL,积血平面可达肩胛骨中部;大量血胸者,血量在 1 000mL 以上,积血平面超过肩胛骨中部。

血胸发生后,不仅因为丢失血容量出现内出血征象,并且随着胸膜内血液的积聚和压力的增高,可压迫肺使之萎缩,并将纵隔推向健侧,因而严重地影响呼吸和循环功能。

胸膜腔内的积血,因心脏、纵隔、肺和膈肌的活动而有去纤维蛋白的作用,不易凝固。时间稍久,有纤维素覆盖于胸膜腔的表面,呼吸运动减弱,则又失掉去纤维蛋白的作用,而形成凝固性血胸。此后覆盖于胸膜的纤维素和血块,逐渐形成增厚的纤维层,称为机化性血胸,如胸腔完全为纤维组织所充填,即形成纤维胸,限制肺与胸廓活动,损害呼吸功能。

血液是细菌极好的培养基,尤其是开放性血胸,污染重或胸内有异物存留时,易继发感染,并发脓胸。

(二)诊断

血胸的临床表现与出血量和出血速度有关,少量血胸可以没有明显的症状和体征。较大量出血引起的血胸,可出现面色苍白,胸闷气促,甚至发绀、脉细数而弱、血压下降等低血容量休克的症状。

胸部检查时,有胸腔积液的体征,如积血量较多,可见肋间隙饱满、气管移向健侧,患侧叩诊呈浊音,听诊时呼吸音减弱或消失。

胸膜腔穿刺抽血是诊断血胸简单而有效的方法,并可从抽取的血液中进行涂片,检查血液中红细胞、白细胞的比数及做细菌培养来确定有无感染的存在。

X线检查可了解血胸量的多少,有无合并伤的存在。少量积血仅有肋膈角消失,下胸部不清晰。较大量血胸则患侧肺为液体阴影所掩盖,并见纵隔被推向健侧。有气胸同时存在时,可见液平面。

早期胸部损伤发现有血胸,还应进一步判断是否继续出血,应严密观察病情,有下列表现者,表示出血未止,为进行性血胸:①持续脉搏加快、血压降低,纠正血容量后血压仍不稳定;②血红蛋白、红细胞计数、红细胞比容进行性降低,引流出的胸腔积血的血红蛋白量、红细胞计数与周围血接近;③闭式胸腔引流量超过200mL/h,持续3小时。

(三)治疗

1.胸膜腔积血的处理

(1)非进行性血胸:少量血胸,一般能自行吸收,不需穿刺抽吸。若积血量较多,而病情稳定者,应早期进行胸膜穿刺,抽吸积血,促使肺膨胀,以改善呼吸功能。每次抽吸积血不超过100mL,以后每日或隔日胸腔穿刺,至积血抽完为止。每次抽血后,可注入青霉素80万U,或庆大霉素12万U,以预防感染。为便于观察有无进行性出血,宜早期进行胸膜腔引流术,可有效地排净胸膜腔内积血,促使肺充分地膨胀。

(2)进行性血胸:应在积极防治失血性休克的同时,及时做剖胸探查止血。

(3)凝固性血胸:应待患者情况稳定后尽早行剖胸探查,取出血块,将增厚的纤维层剥脱。

2.药物治疗

(1)气血衰脱者:宜补气摄血,方用独参汤或当归补血汤加三七、白及、炒蒲黄等。

(2)瘀血凝结者:宜活血祛瘀,方用血府逐瘀汤。

(3)血瘀化热者:宜清热凉血化,方用活血散瘀汤合五神汤加减。

(4)阴虚瘀热者:宜滋阴降火祛瘀,方用沙参麦冬汤加赤芍、红花、桃仁、三七等。

(5)损伤后期气血虚弱者:宜补养气血,方用八珍汤。

3.其他治疗

(1)大量血胸,应足量输血补液,以防止低血容量性休克。

(2)预防和控制胸部感染。

(3)必要时给予止血剂。

(4)合并胸部其他损伤时,应同时进行处理。如有肋骨骨折,予以尼龙扣带或弹力绷带固定胸壁;软组织挫伤,局部外敷消瘀止痛药膏。

(四)预防与调护

严密观察病情变化,预防出血性休克。应适当补充营养,增加高蛋白、高维生素及富铁食物。注意伤口卫生,防止胸腔感染。早期适当休息,中、后期鼓励患者做深呼吸和主动咳嗽。

防治胸部外伤,及时正确处理肋骨骨折,针对病因积极治疗。在治疗时,应对胸膜腔积进行估计,当估计胸腔内积血少于 200mL 时,应早期进行胸腔穿刺,尽量抽净积血,促使肺膨胀,改善呼吸功能。对于 500mL 的血胸,应早期安置胸腔闭式引流,可以尽快排出积血和积气,使肺及时复张,也是预防胸内感染的有力措施,同时有监测漏气及活动出血的作用,使患者重点处于安全境地,尚可考虑自体血回输,抗生素治疗,预防感染。保持呼吸道通畅,及时清除口腔、呼吸道内的血液、痰液,维持呼吸功能;予以清淡、高蛋白饮食。

(刘　东　刘松林)

第四节　腹部内伤

腹部内伤是指腹壁及腹腔脏器(有肝、胆、脾、胃肠、膀胱、子宫等)的闭合性损伤。由于腹部体表面积较大,又不如胸部有胸廓保护,因此,受伤机会较多,特别是肝脏和脾脏容易因外伤而致破裂。

一、腹部屏挫伤

腹部屏伤,因生理活动(如剧烈咳嗽)、劳动(如搬运重物)或体育运动(如举重、体操)时,用力过猛,致使腹内压骤然增加而引起的腹部损伤。当腹壁遭受撞击、碾挫等外力作用后,腹部皮肤完好无缺损,腹内出现瘀肿、疼痛等症者,称为腹部挫伤。

(一)病因病机

腹部屏伤是由于患者体格瘦弱、肥胖、先天性腹壁组织缺损及手术后瘢痕粘连等使腹壁组织薄弱,因咳嗽或用力过猛导致腹内压急骤增加,致使腹直肌因急骤收缩使部分血管因过分牵拉而撕裂出血,导致腹直肌腱鞘血肿、腹直肌断裂和创伤性腹壁疝气,甚至出现肝、脾和肠破裂等。

腹部挫伤多因直接暴力(如拳打、脚踢、棍棒打击及车祸、塌方等)使腹壁遭受机械性、钝性暴力的打击、压迫或碾压;或气浪、水浪等冲击波损伤腹壁。轻则气滞络阻,或血络损伤,产生瘀肿;重则气滞血瘀,肿痛并见,且损伤范围较广泛。

腹部屏挫伤若失治或误治,则气血凝滞,经络壅闭,病程迁延,日久导致内脏器官功能失调、体质虚弱征象。

(二)诊断

有腹部骤然用力病史,伤后出现腹痛、包块、局部压痛明显、咳嗽等,腹内压增加时症状加剧。腹直肌断裂可有局部缺损及腹膜刺激征等。

腹部挫伤多表现为腹部钝痛,腹部皮下瘀血或有血肿,腹肌紧张,压痛点比较局限,一般无恶心、呕吐等消化道症状和腹膜刺激征。

根据腹部屏挫伤的临床表现,可分为以下几种类型。

1.伤气型

表现为腹痛走窜不定,腹软喜按,腹部胀闷,嗳气或矢气后痛减等,脉弦。

2.伤血型

表现为腹壁刺痛,瘀肿拒按,重者腹壁坚硬,辗转不安,活动受限,脉多沉实。

3.气血两伤型

表现为腹部肿胀疼痛,青紫瘀血,按之痛甚,脉沉紧。

4.陈伤型

腹部隐痛,喜温喜按,闷咳,伴形体羸瘦,面色苍白或萎黄,腹部胀满,食欲缺乏,舌淡苔白腻,脉弦紧或濡细。

(三)治疗

1.药物治疗

(1)内服药物。

1)伤气型:治宜活血理气止痛,方用理气止痛汤或天台乌药散加减。

2)伤血型:治宜活血化瘀、消肿止痛,方用膈下逐瘀汤、橘术四物汤加减。

3)气血两伤型:治宜行气活血、化瘀止痛,方用行气活血汤、当归导滞散加减。

4)陈伤型:①虚证,治宜攻补兼施,拟益气养血、化瘀生新,方用八珍汤、十全大补汤、理气补血汤加减;②实证,治宜破瘀散结、润肠通便,方用三棱和伤汤或少腹逐瘀汤合黎洞丸送服。

(2)外治法:新伤外敷消瘀止痛膏、三色敷药、紫荆皮散等,陈伤外敷狗皮膏、宝珍膏等。

2.加压包扎

早期冰敷,后期湿热敷,血肿较大可穿刺抽吸后,加压包扎患部。

3.手术治疗

腹壁血肿巨大,经非手术治疗无效,需手术切开排除血块,结扎出血血管,缝合撕裂的肌肉等。肝、脾、肠破裂等除少数裂口小或包膜下血肿外,原则上应及早进行手术治疗。

二、腹部挤压伤

腹部遭受重物碾压或挤压等造成严重创伤,称为腹部挤压伤。多由交通及工伤事故所致,尤以车祸、工程塌方或被搬运的重物压伤为多见。

(一)病因病机

由于外力作用的方式及作用部位的不同,往往有以下3种情况。

1.前腹壁受力

暴力作用于前腹壁,将腹内脏器急骤挤向脊柱,使胃肠所占空间突然变狭小,可导致肠胃、胰腺、肾的挤压伤;若暴力猛烈,被挤压的内脏向四周冲击,膈肌可被冲破,腹腔内脏从破裂处进入胸腔,造成创伤性膈疝。

2.季肋部受力

可致下部肋骨折断,使肝、脾失去胸廓的保护被挤压而破裂。

3.下腹部受力

可致膀胱、直肠或后尿道损伤,常合并骨盆骨折。

(二)诊断

根据受伤程度不同,可分为内脏挤压伤、创伤性膈疝、合并骨折等。

1.内脏挤压伤

轻者引起内脏挤压伤或包膜下血肿,患处疼痛,十二指肠、脾、胰、胃损伤可向肩胛骨方向放射;泌尿系(肾、输尿管、膀胱、尿道)挤压伤可见尿血。挤压伤一般疼痛较局限,无明显腹膜刺激症状。

2.创伤性膈疝

破裂后,因胸腔负压使腹内脏器进入胸腔,心肺受压,纵隔移位,导致呼吸、循环障碍。X线检查可见患侧膈肌明显升高或固定,胸腔内出现密度增高的块状阴影、不正常的空泡影、血气胸影、下叶肺不张等。

3.合并骨折

除腹部脏器挫伤症状外,合并肋骨骨折,伴有肋骨骨折处疼痛、肿胀,有血肿或有瘀斑,压痛明显,可触及骨擦音,胸廓挤压试验阳性,严重者骨折端刺破胸膜和肺脏,可产生血、气胸;合并骨盆骨折者,伤处剧痛,肿胀瘀斑,骨盆挤压试验和分离试验阳性,因出血过多,常发生出血性休克。

(三)治疗

1.药物治疗

(1)腹内脏器挤压伤:治宜行气逐瘀。内治用膈下逐瘀汤、少腹逐瘀汤、橘术四物汤、当归活血汤等。外用消瘀止痛膏、三色敷药或紫荆皮散等。

（2）创伤性膈疝：以手术治疗为主。内治宜行气止痛、活血散瘀，方用复元通气散、理气止痛汤、复元活血汤、血府逐瘀汤等。

（3）合并骨折：治宜活血化瘀、续骨和伤。内服用新伤续断汤、续骨活血汤、生血补髓汤等。外用消瘀止痛膏、接骨续筋膏等。

2.固定治疗

肋骨骨折用胶布或多头带固定，骨盆骨折用骨盆兜固定。

3.手术治疗

凡腹内脏器破裂或创伤性膈疝，一经确诊应立即手术治疗。但有严重并发症者，术前应积极采取输血、输液及其他抗休克措施，可根据具体病情合理使用呼吸器、胃肠减压和给氧等。

（刘　东　白　洁）

第六章　骨病

第一节　化脓性骨髓炎

化脓性细菌感染骨骼而引起的炎症称为化脓性骨髓炎，属中医"无头疽""附骨疽"的范畴。历代中医文献所述"无头疽"的范围很广，相当于西医学的骨与关节的急性化脓性疾病。化脓性骨髓炎为常见病，常反复发作，有些患者多年不愈，严重影响身体健康和劳动能力。本病的感染途径可由细菌从身体其他部位的化脓性病灶经血流传播至骨骼，称为血源性骨髓炎；或由开放性骨折感染而引起；或由邻近软组织感染直接蔓延到骨骼。本病多见于 10 岁以下儿童，好发于四肢长骨，以胫骨为最多，股骨、肱骨和桡骨次之。按病情发展可分为急性和慢性骨髓炎。

一、病因病机

本病常见的致病菌是金黄色葡萄球菌，其次为乙型链球菌和白色葡萄球菌；由大肠杆菌、铜绿假单胞菌、肺炎双球菌感染者少见。急性骨髓炎以骨质吸收、破坏为主。慢性骨髓炎以死骨形成和新生骨形成为主。

（一）热毒注骨

热毒注骨是由于外感六淫，邪气入侵化热成毒或病后（疔疮、疖肿以及麻疹、伤寒、猩红热等病）余毒未尽或损伤染毒，导致气血凝滞、经络阻塞、营气不从、脏腑功能障碍而发病。

（二）创口毒盛

跌打、金刃所伤，皮破骨露，创口脓毒炽盛，入骨成疽。

（三）正虚邪侵（正虚邪滞）

明代陈实功《外科正宗》曰："夫附骨疽者，乃阴寒入骨之病也，但人之气血生平壮实，虽遇寒冷邪不入骨。"正气内虚，毒邪侵袭，正不胜邪，毒邪深窜入骨成疽。

本病起始于长骨的干骺端，成团的细菌在此处停滞繁殖。病灶形成后脓肿的周围为骨质，引流不好，多有严重的毒血症表现，以后脓肿扩大依局部阻力大小而向不同方向蔓延。

(1)脓肿向长骨两端蔓延,由于小儿骨骺板抵抗感染力较强,不易通过,所以脓液多流入骨髓腔,而使骨髓腔受累。髓腔内脓液压力增多后,可再沿哈佛管至骨膜下层,形成骨膜下脓肿。

(2)脓液突破干骺端的坚质骨,穿入骨膜下形成骨膜下脓肿。骨膜下脓肿逐渐增大,压力增高时,也可沿哈佛管侵入骨髓腔或穿破骨膜流入软组织。

(3)穿入关节,引起化脓性关节炎。小儿骨骺板对感染抵抗力较强,因此,由于直接蔓延而发生关节炎的机会甚少,但成人缺乏这道防线,就比较容易并发关节炎。若干骺端处于关节囊内时,感染就能很快进入关节内,如股骨上端骨髓炎并发髋关节炎。

急性骨髓炎以骨质吸收、破坏为主。慢性骨髓炎以死骨形成和新生骨形成为主。急性化脓性骨髓炎如脓液早期穿入骨膜下,再穿破皮肤,则骨质破坏较少;但脓肿常在髓腔蔓延,张力大,使骨营养血管闭塞或栓塞。如穿出骨皮质形成骨膜下脓肿后使大片骨膜剥离,使该部骨皮质失去来自骨膜的血液供应,严重影响骨的循环,造成骨坏死。其数量和大小,视缺血范围而定,甚至整个骨干坏死。由于骨膜剥离,骨膜深层成骨细胞受炎症刺激而生成大量新骨,包于死骨之外,形成包壳,代替病骨的支持作用,包壳上可有许多孔洞,通向伤口形成窦道,伤口长期不愈,成为慢性骨髓炎。本病随着病情的继续发展,可出现 3 种转归。

1)炎症吸收:由于身体抵抗力强、细菌毒力低、治疗及时并正确,感染灶迅速被控制,炎症得以吸收痊愈。

2)形成局限性脓肿:身体抵抗力与细菌毒力相当,炎症局限,形成局限性脓肿。

3)形成弥漫性骨髓炎:身体抵抗力弱,细菌毒力强,治疗不及时或不得当,则病灶迅速扩大而形成弥漫性骨髓炎。此时病灶内的脓液首先在骨髓腔内蔓延,再经哈佛系统和伏克曼管达骨膜下,形成骨膜下脓肿。也可先穿破干骺端的骨皮质,达骨膜下,形成骨膜下脓肿,再经哈佛系统和伏克曼管进入骨干骨髓腔。骨膜下脓肿继续增大可穿破骨膜,进入软组织,形成蜂窝织炎或软组织脓肿,然后穿破皮肤,流出体外,形成窦道。此后急性炎症的症状逐渐消退,转入慢性骨髓炎阶段。儿童患者则脓肿可穿破干骺端骨皮质而进入关节,成人患者则脓肿可直接穿入关节,形成化脓性关节炎。

骨膜下脓肿形成时被剥离的骨膜形成一层新骨,逐渐增厚形成包壳,骨干因失去来自骨膜的血液供给,骨内的供血滋养血管因炎症形成血栓,骨内供血被阻塞,形成死骨,小块死骨可被吸收或经窦道排出,大块死骨留在内,使窦口不能闭合,成为慢性骨髓炎的病理基础。

二、诊断

(一)急性化脓性骨髓炎

起病急骤,持续高热在 39℃ 以上,寒战,汗出而热不退,全身不适,倦怠,食欲不振,局部疼痛剧烈,舌质红,苔黄腻,脉弦数。可出现恶心呕吐、肝脾大等全身中毒征象。进而患处搏动性疼痛加剧,肢体不能活动,呈环状肿胀,皮肤红热,附近肌肉痉挛,骨的干骺端压痛明显,患者拒按患处及拒绝做被动活动检查。如骨膜下脓肿继续扩展,可穿破骨膜和皮下组织,自行破溃或经手术切开骨髓腔减压引流,则体温很快下降,疼痛减轻。

实验室检查:①血白细胞计数升高,中性粒细胞计数升高,红细胞沉降率加快,C 反应蛋白水平升高,多伴有贫血;②血培养阳性;③骨髓或骨膜下穿刺脓液培养阳性。

影像学检查包括 X 线、CT、MRI 检查。

(1)X 线检查:2 周之内无阳性发现;2 周以上软组织肿胀阴影,骨质疏松,骨小梁紊乱,斑点状骨质吸收,轻微骨膜反应;3～4 周以上骨膜增生骨质破坏,病变进一步发展,局部形成死骨。

(2)CT 检查:可较早发现骨膜下脓肿 1 周后,可见骨髓密度减低,骨小梁模糊,肌间脂肪间隙不同程度变薄,甚至消失。

(3)MRI 检查:可以早期发现病灶,观察病灶的范围,有无脓肿形成,具有早期的诊断价值,在患者出现症状时即可发现异常信号。显示软组织肿胀,界线不清,骨膜下、软组织、肌间隙内有不同程度脓肿,呈水样长 T_1 低信号、长 T_2 高信号影,病变骨髓组织 T_1、T_2 值随时间变化而不同程度延长,病变区在 T_1WI 上呈斑片状长 T_1 低信号,在 T_2WI 上呈斑片状长 T_2 高信号,在 STIR 或 FFE 序列上这种信号改变尤其明显。

(二)慢性骨髓炎

有急性化脓性骨髓炎病史、开放性骨折、软组织严重损伤病史或因感染失治、误治所致;有些患者无急性骨髓炎症状,一开始就是慢性过程。

慢性骨髓炎一般周身症状轻微,但有反复发作病史。局部窦道经久不愈,反复发作性流脓,有时流出小死骨;或死腔存在,或皮肤缺损、持续骨质外露;或形成贴骨瘢痕,色素沉着;患肢增粗或畸形;窦道引流不畅或劳累后局部红肿或胀痛不适。慢性骨髓炎静止期可无全身症状,急性发作期有恶寒、发热等全身症状。因遗留的死腔、死骨、坏死组织、细菌及局部血液循环障碍是急性炎症发作的潜在因素。窦道破溃排脓是慢性骨髓炎急性发作期最常见的症状,常反复发作,时好时坏,时轻时重,病程漫长,患者多有消瘦、贫血等慢性消耗表现及精神抑郁、低沉等心理损害表现。患肢骨明显增粗,变形或有肢体不等长或畸形,肌肉萎缩,关节僵硬。局部皮肤色素沉着,肤色暗,皮肤薄而易破,有"贴骨瘢痕",窦道口常有肉芽组织增生,高出皮肤表面,表皮则向内凹陷,脓液分泌增多,且有恶臭。长期刺激局部上皮细胞过度增生,最后可恶变。

实验室检查:慢性骨髓炎急性发作,局部肿块未破溃时,白细胞总数可能升高。若窦口经久不愈,大多数患者白细胞总数不增高。

影像学检查包括 X 线、CT、MRI 检查。

(1)X 线检查:受累骨失去原有外形,骨干增粗,密度普遍增高硬化,增生,骨髓腔不规则,变窄甚至消失。骨质内有圆形或椭圆形透亮区,骨小梁失去正常排列结构或消失,常可见到大小不等的与周围骨质脱离的死骨,死骨致密,周围可见一透亮带,为肉芽组织或脓液将死骨与正常组织分离所致,死骨外包壳常被脓液侵蚀形成瘘孔,与皮肤窦道开口相通。窦道是由于某些病理改变所形成的异常通道,多数来源于感染,可分为单发或多发复杂窦道;其外口与深部软组织关系不甚明确者,临床上必须先了解窦道的深度、径路、分布范围及其与死腔的关系,一般采用窦道造影,即将对比剂注入窦道内,进行透视和摄片观察,可充分显示窦道。

(2)CT、MRI 检查:对诊断死骨、死腔更有意义,可进一步明确死骨、死腔的位置及大小。

病理检查:可明确诊断,同时排除慢性炎症刺激引起组织恶变。

三、鉴别诊断

(一)尤因(Ewing)肉瘤

尤因肉瘤和化脓性骨髓炎都可引起患者体温上升,白细胞增多,X 线表现为"葱皮"样骨膜反应。但是,尤因肉瘤病变靠近骨干,破坏区广泛,早期产生放射状骨膜反应;全身症状及局部症状不如急性骨髓炎剧烈;活体组织检查找到肿瘤细胞可以确诊。

(二)化脓性关节炎

化脓性关节炎的病变在关节内,化脓性骨髓炎的病变在关节外。化脓性关节炎早期即有关节内液体积聚,疼痛和压痛均局限于受累关节,关节活动明显受限,关节周围肌肉痉挛,如行关节穿刺可抽出脓性关节液。化脓性骨髓炎则可在病变及脓液流注部位抽出脓液。

(三)软组织急性化脓性感染

与化脓性骨髓炎一样都有化脓性感染的全身症状和局部红肿热痛及功能障碍的表现,除深部脓肿外,大多数软组织化脓性感染其红肿热痛较表浅,且局限在肢体一侧的一个范围,不像化脓性骨炎的患肢呈弥漫性红肿热痛。软组织急性化脓性感染的全身症状大多数较轻。虽然有少数患者 X 线检查也可见骨膜反应,但骨小梁不紊乱,骨质及髓腔无变化。

四、治疗

(一)初期热毒蕴结

初起有短暂的全身不适,倦怠,恶寒发热,继而寒战,高热,体温高达 39～40℃,汗出而热不退,纳差、尿赤、便秘、恶心呕吐,舌苔薄白渐转黄腻,脉洪数。患肢剧烈疼痛,1～2 小时不能活动,压痛,肿胀局限。血白细胞计数、红细胞沉降率、C 反应蛋白均明显升高,血培养阳性。治疗以消法为主,治疗原则是清热解毒,行瘀通络,可选用仙方活命饮、黄连解毒汤、五味消毒饮加减。外用药可选用金黄散、双柏散,水调外敷。

(二)成脓期正虚邪实症

发病后 3～4 日,上述症状、体征明显加剧,全身虚弱,壮热不退,甚至烦躁不安、神昏谵语等。患肢剧烈胀痛或跳痛,环形漫肿,压痛显著,皮温增高,约持续 1周,剧痛可骤然减轻(骨膜下脓肿破裂之征)。但局部压痛加剧,整个患肢肿胀,皮肤红热,可触及波动感,局部穿刺抽出脓液。舌质红苔黄,脉滑。治疗以托法为主,治疗原则为清营解毒,托里透脓。可选用透脓散、托里消毒饮加减。外敷拔毒消疽散。

(三)溃后气血两虚症

骨膜下脓肿破裂引起软组织感染,3 周后,穿破皮肤形成窦道,疮口流脓初多稠厚,渐转稀薄。身热及疼痛均逐步缓解,全身衰弱征象突出,出现神疲乏力、形体消瘦、面色㿠白、舌淡少苔、脉细弱。治疗以补法为主,治疗原则是扶正托毒、祛瘀生新。可选用八珍汤、十全大补汤加减。若无死骨,破溃创面肉芽红润,可用生肌膏(散)换药。

治疗时可根据细菌培养及药物敏感试验选用抗菌药物,根据病情补液,补充维生素,加强营养,贫血者可采用少量多次输血等措施。

(四)手术治疗

急性化脓性骨髓炎经治疗 3～4 日后,效果不佳,需及时手术治疗,阻断病情发展可。急性化脓性骨髓炎早期,病变尚局限于髓腔内时,行局部骨质钻孔减压手术;对已形成骨膜下脓肿或穿破骨膜致软组织脓肿者,应及时做切开排脓引流手术。慢性骨髓炎凡有死骨、死腔、窦道流脓,均可行病灶清除术,手术尽可能彻底清除病灶,摘除死骨,清除增生的瘢痕和肉芽组织,消灭死腔,改善局部血液循环,积极修补缺损及局部应用抗生素,为愈合创造条件。

手术方式如下。

(1)灌注冲洗术:适用于慢性骨髓炎髓腔内或关节内感染,且在伤口缝合后皮肤边缘无张力者。多用髓腔内感染病灶清理术后。注意务须保证进水管和引流管通畅无扭转。阻塞、伤口渗水均影响冲洗效果。

(2)封闭负压引流术:适用于以下情况。①感染后大面积皮肤软组织缺损;②肌腱外露或骨外露;③大面积皮肤缺损、撕脱伤、脱套伤;④慢性骨髓炎合并创面经久不愈,术后存在组织缺损创面,或病灶清除术后存在死腔易致引流不通畅、引流管易堵塞时应用。可做为二期植皮、皮瓣修复的过渡期治疗。较小且深的死腔可用多根引流管重叠放置引流(如牛鼻子引流术)。

(3)肌瓣填塞:适用于病灶清除术后存立体空间的组织缺损或遗留较深的"洞状"骨缺损。如跟骨骨髓炎病灶清理术后遗留骨缺损可用腓骨长、短肌及腓动脉组织瓣堵塞。

(4)骨瓣移植:由于死骨存在及感染程度重的长管状骨慢性骨髓炎,骨缺损范围大,缺损大小30%,同时伴有大面积皮肤组织缺损者。可取带血管蒂游离腓骨或胫骨皮瓣移植及髂骨皮瓣修复骨及软组织缺损。

(5)载抗生素骨替代材料填充术:适用于骨皮质开窗、开槽术后存在腔隙。病清后骨质内较深且不规则的"洞状"死腔,同时可以作为二期植骨或组织瓣填充的过渡性治疗。

五、预防与调护

(一)高热

1.护理目标

患者体温有所下降或接近正常。

2.护理措施

配合医师尽快明确致病毒。

(1)在寒战高热期抽血培养,以提高细菌培养阳性率。

(2)局部脓肿分层穿刺,及时送检标本行细菌培养加药敏试验。

3.重点评价

(1)患者体温是否下降趋于正常。

(2)患者是否感觉舒适,无口腔炎等高热并发症发生。

(二)营养不足

1.护理目标

(1)患者能摄入足够的营养食物。

(2)患者营养状态有所改善。

2.护理措施

(1)与患者及其家属一起寻找导致营养不良的原因,以便改善营养状态。

(2)了解患者的进食习惯,包括喜好的食物、口味及进食时间等,向患者及其家属推荐高热量、高蛋白、高维生素的食物,多饮水。

(3)为患者提供洁净、清新的进餐环境。

3.重点评价

(1)患者营养状况是否改善。

(2)改善患者营养状况的护理措施是否适合个体。

(三)有发生压疮的危险

1.护理目标

(1)患者未发生压疮。

(2)患者及其家属配合皮肤护理。

2.护理措施

(1)加强营养。

(2)保持冲洗引流通畅,异常时报告医师酌情处理,及时更换浸湿的敷料、床单位用物,保持皮肤清洁、干燥,床单位整洁。

(3)每 2～3 小时翻身按摩 1 次。

3.重点评价

(1)患者是否存在发生压疮的高危因素。

(2)患者及家属是否配合皮肤护理。

(3)患者是否出现了压疮。

(四)有伤口引流不畅和逆行感染的可能

1.护理目标

(1)患者及其家属能配合维持伤口引流通畅。

(2)患者伤口引流通畅。

(3)患者伤口无明显逆行感染。

2.护理措施

(1)向患者及其家属说明维持伤口冲洗和引流通畅的重要性:钻孔或开窗引流术后行大量抗菌药物持续冲洗,是尽快控制炎症、防止死骨形成的重要措施之一。

(2)妥善固定冲洗、引流装置,拧紧各连接接头,翻身时妥善安置管道,躁动患者适当约束四肢,防止松动和脱出。

(3)保持伤口部位的冲洗管位置在引流管之上,以利引流。

(4)观察和记录引流液的质、量及色,保持出入量的平衡。

(5)出现滴入不畅或引流液流出困难,应检查是否有血(脓)凝块堵塞、管道受压扭曲,及时处理,以保证引流通畅,及时更换冲洗液,倾倒引流液,冲洗的装置每日更换,防止发生逆行感染。

3.重点评价

(1)患者冲洗引流装置是否通畅。

(2)患者是否发生了逆行感染。

(五)潜在并发症——病理性骨折

1.护理措施

(1)抬高患肢:有利于静脉回流,减轻肿胀,限制患肢活动,可用石膏托或皮肤牵引。

(2)搬动患肢时动作轻巧,观察邻近关节是否出现红、肿、热、痛,身体其他部位有无病灶转移,警惕骨组织感染后发生骨质疏松及破坏而骨折。

2.重点评价

(1)患者患肢是否得到了制动与保护。

(2)患者是否发生了病理性骨折。

(六)出院后自护知识

1.护理措施

(1)向患者及其家属说明出院后自护的必要性:急性血源性骨髓炎患者若急性期未能彻底控制、机体抵抗力差、生活条件及卫生状态差,有可能转为慢性,以致迁延不愈。

(2)指导出院后自护知识。

1)坚持使用抗菌药物至体温正常后2周,以巩固疗效,防止转为慢性。

2)加强营养,增强机体抵抗力。

3)若伤口愈合后又出现红、肿、热、痛、流脓等则提示转为慢性,需及时诊治。

4)防止过早负重,需摄X线片证实病变已恢复正常时才能开始负重,以免发生病理性骨折。

5)在慢性骨髓炎期,也应避免患肢用力过重,以防病理性骨折。

2.重点评价

患者及其家属是否了解出院后自护的知识。

指导患者每日进行患肢等长舒缩练习及关节被动活动或主动活动,避免患肢功能障碍,教会患者使用辅助器材,减轻患肢负重,出院后注意自我观察,并定期随诊。骨髓炎患者易复发,若伤口愈合后出现红、肿、热、痛、流脓等,提示转为慢性,需要及时诊治。

(刘　东　盖大圣)

第二节　化脓性关节炎

化脓性关节炎,中医学属于"关节流注""余毒流注"范畴,是化脓性细菌引起的关节内感染。本病多见于儿童,最常受累部位为髋、膝关节。

一、病因病机

中医学认为本病的病因病机总的是机体正气不足,邪毒壅滞关节。

(一)邪毒感染

外感暑湿寒邪,客于营卫,流于经络,壅滞关节,蓄毒温热;疔、疮、疖、肿失治,余毒未尽,机体正气不足以使其内消外散,邪毒走散,流注关节;开放损伤、关节手术、关节腔检查失当,邪毒随之而入,注滞关节,热毒蕴结,腐筋蚀骨而发病。

(二)气血不足

正气虚弱,复感外邪,致局部壅阻,日久化热,内外合邪,注滞关节而发病。

(三)痰瘀凝结

本病是化脓性细菌感染所致,感染的途径以血源性感染最常见,也可经开放伤口直接进入关节发生感染,也可由邻近关节的化脓性病灶直接蔓延至关节腔内而发病。引起本病的化脓性细菌以金黄色葡萄球菌最为常见,其次为溶血性链球菌、肺炎双球菌、大肠杆菌等。

二、发展过程

本病的发展过程大致可分为 3 个阶段,在发展过程中有时并无明确界限。

(一)浆液渗出期

滑膜充血、肿胀、白细胞浸润,关节腔内有浆液性渗出物。此期无关节软骨破坏,如感染被控制,关节功能可恢复正常。

(二)浆液纤维蛋白渗出期

炎症继续发展,渗出液增多且黏稠浑浊,关节内纤维蛋白沉积,附着于关节软骨表面,妨碍软骨的营养代谢,关节软骨失去润滑的表面进而发生软骨破坏。纤维蛋白还将形成关节内的纤维性粘连,引起关节功能障碍。

(三)脓性渗出期

此期关节软骨溶解、滑膜破坏,关节囊和周围软组织蜂窝织炎改变,关节功能严重障碍甚至完全僵直。

三、诊断与鉴别诊断

(一)诊断

1.病史

患者身体其他部位可有感染史、外伤史。

2.全身表现

起病急骤,初期全身不适,继而寒战高热,体温达 39℃ 以上,食欲缺乏,苔黄厚,脉洪数。

3.局部表现

受累关节红、肿、热、痛和功能障碍。疼痛常为最早出现的局部症状,活动时加剧,病变在髋关节时可引起放射性膝关节疼痛。浅表关节如膝、肘、踝关节,早期即可见局部肿胀明显且伴有红、热;深部关节红、肿、热可不明显。由于炎症刺激及关节内脓液增多,关节常固定在使关节间隙充分扩大及关节囊较松弛的位置以减轻疼痛。随着病情进展,关节内积液增多,关节周围肌肉痉挛,可并发病理性脱位或半脱位,此时关节的主动和被动活动均明显障碍。

4.实验室检查

白细胞计数及中性粒细胞计数升高,红细胞沉降率加快,血培养常为阳性。

5.关节穿刺液检查

关节液可呈浆液性、血性、浑浊或脓性。涂片检查发现大量白细胞、脓细胞和细菌即可确诊。

6.X 线表现

早期见关节肿胀,关节间隙增宽,以后病变进展关节附近骨质疏松、破坏,关节软骨破坏致关节间隙进行性狭窄,甚至消失。

(二)鉴别诊断

1.风湿性关节炎

多有上呼吸道感染病史。常表现为多关节游走性疼痛,关节局部红、肿、热较化脓性关节炎轻。炎症消退后,关节功能恢复,不遗留关节强直、畸形。关节穿刺检查:关节液量少而清,无脓细胞,无细菌。血清抗链球菌溶血素"O"试验常为阳性。

2.骨关节结核

病程长,起病缓慢,多呈慢性病容,无明显急性炎症改变。疼痛多不剧烈,关节局部肿胀较轻且不红;病变发展关节局部可有脓肿或窦道形成。关节穿刺液检查可找到抗酸杆菌,抗结核治疗有效。

3.类风湿关节炎

常为多关节发病,多累及手足小关节。主要表现为反复发作的对称性关节肿痛,逐渐导致关节破坏、强直畸形。本病为全身性疾病,常伴有心包炎、胸膜炎、类风湿结节等关节外表现。类风湿因子试验常为阳性。

四、治疗

根据不同的病理阶段和患者体质状况及其病因,采用中西医结合治疗。

(一)初期

1.内治法

早期应用抗生素,方法同急性化脓性骨髓炎。中医药治疗原则为清热解毒,利湿化瘀。方药用黄连解毒汤合五神汤加减。

2.外治法

(1)局部敷药:选用拔毒生肌散,或玉露膏、金黄膏等。

(2)关节穿刺及冲洗:病变关节肿胀积液,有波动时,行关节腔穿刺,反复冲洗后注入抗菌药物。每日或隔日1次。

(3)患肢制动:选用外固定固定患肢。

(二)酿脓期

1.内治法

足量使用有效的抗菌药物。必要时适当输血。注意保持水电解质和酸碱平衡失调。全身中毒性反应严重,甚至出现休克表现者,应按中毒性休克处理。中医中药治疗原则为清热解毒,凉血利湿。方药用五味消毒饮合黄连解毒汤加减。

2.外治法

(1)局部敷药:同初期。

(2)关节穿刺及冲洗:如抽出液为脓性或镜检有脓细胞者,应吸净关节内积液,用灭菌生理盐水灌洗后,再注入抗菌药物。

(3)患肢制动:方法同初期,以牵引为佳。

(三)脓溃期

1.内治法

继续选择性使用抗菌药物,适当输液、输血,增加营养摄入。

(1)初溃脓泄不畅:治则应为托里透脓。方药用托里消毒饮或透脓散加减。

(2)溃后正虚:治则应为补益气血。方药用八珍汤或十全大补汤加减。

2.外治法

(1)局部外用五加皮、白芷、芒硝水煎湿敷,以促其局限及早日穿溃。

(2)切开引流是局部治疗的主要手段之一,不仅能减少毒素的吸收,清除关节腔内压力,还有利于彻底冲洗,同时可以放置引流管,行闭合性持续药物冲洗吸引疗法,14 日后拔管。

(3)患肢继续牵引制动。有病理性脱位者,应通过持续牵引使其复位;估计当关节强直不可避免时,应将患肢固定在功能位。

(四)恢复期

经过治疗,局部炎症消退后可采用促进关节功能恢复的方法,用五加皮汤或海桐皮汤熏洗僵硬关节。还可适当按摩和理疗,以促进局部血液循环,剥离粘连,松解挛缩,增加关节活动。关节已有畸形时,应用牵引逐步矫正。

(五)后遗症的处理原则

本病的后遗症主要为关节强直、病理性脱位和周围软组织瘢痕挛缩。

1.关节强直

(1)强直在功能位,坚固不痛,位置良好,对工作生活影响不大者,可不用治疗。

(2)强直在非功能位,影响生活和工作,或纤维性强直伴有疼痛,可视情况选择进行全关节置换术、矫形截骨术或融合关节于功能位。但手术必须在炎症消退 1年以后方可进行,否则易导致炎症的复发。

2.陈旧性病理性脱位

(1)关节活动尚好,行走时局部不痛,或疼痛轻微者,无须手术治疗,选择理疗,中药熏洗及手法按摩等,消除疼痛。

(2)脱位严重,功能障碍大,影响生活和工作,或行走时疼痛明显者,可做关节融合术或截骨矫形术。

3.周围软组织瘢痕挛缩

通过恢复期治疗无效,影响关节活动功能者,须做手术松解处理。

(刘 东 李忠明)

第三节 骨关节结核

一、总论

中医认为,骨关节结核可发生在骨关节及其附近,或在邻近的筋肉间隙处形成脓肿,破溃后脓液稀薄如痰,故属于"流痰"范畴。由于本病后期,损耗气血严重,呈虚劳征象,又称骨痨。

西医认为,骨关节结核分枝是指结核分枝杆菌主要经血行引起的骨与关节的慢性感染性疾病。本病常继发于肺结核,多见于儿童和青壮年;最常累及脊柱,特别是腰椎,其次为四肢大关节。

（一）病因病机

1.病因

中医认为,正气虚弱是本病的根本原因,外邪和损伤是本病常见诱因。而西医认为,结核分枝杆菌感染是本病的主要原因。

（1）结核分枝杆菌感染:对痨病的文献记载始见于《内经》,如《素问·玉机真脏论》对痨病的临床特点已有所论述。《普济本事方》明确指出痨病的病因为"肺虫"。《三因极一病证方论·痨瘵诸证》明确提出痨虫(结核分枝杆菌)传染是形成肺结核的唯一因素,这里所讲的痨瘵是指肺结核。骨结核为结核病的一种。

（2）正气虚弱:骨关节结核的致病因素虽然主要在于结核分枝杆菌感染,但正气虚弱的内在因素却是能否发病的关键。中医认为,先天禀赋不足,肾气不充,骨骼柔嫩脆弱;后天失调,如酒色过度,忧思劳倦,或带下多产,以致肾亏髓空;饮食失调,脾失健运,痰浊凝聚,或大病久病之后失于调治,耗伤气血津液,所有这些致正气亏虚,抗病力弱,体虚不复,"痨虫"乘虚而入,循经入骨髓,气血凝滞,而成本病。

2.病机

骨关节结核多为血源性,约95%继发于肺结核。结核分枝杆菌侵及骨与关节后引起的病理变化可分为渗出期、增殖期、干酪样变性期,三期不能截然分开,病理演变有两种结果:一是转向愈合,其中渗出性病变主要愈合方式为吸收、消散,增生期主要愈合方式为纤维化、钙化;二是转向恶化,即病灶发展,干酪样坏死物液化,形成脓肿,病情加重。

根据病变过程可分为下列3种类型。

（1）单纯骨结核:包括松质骨结核、皮质骨结核和干骺端结核。

1)松质骨结核:根据病灶在松质骨的位置可分为中心型和边缘型两种。中心型病变以浸润、坏死为主,死骨呈圆形、卵圆形或不规则形,死骨吸收或流出后形成骨空腔,其周围可见骨质硬化。边缘型骨质破坏范围一般不大,多不形成死骨,即使死骨形成也易吸收,脓肿形成,也可向关节内或空腔脏器中穿破。

2)皮质骨结核:多自髓腔开始,以溶骨性破坏和脓液形成为主。随着脓液增加,骨膜被掀起而形成骨膜下脓肿,并刺激骨膜形成新骨,如此反复,骨膜新生骨呈葱皮样增殖。老年患者由于骨膜生骨能力较弱,可仅见溶骨性破坏。

3)干骺端结核:兼有松质骨结核和皮质骨结核两种病变的特点,即局部即可有死骨形成,又有骨膜新生骨增生。

（2）滑膜结核:滑膜感染后出现充血、肿胀、炎性细胞浸润、渗出液增加,继而滑膜细胞增生,表面粗糙,深层可见结核结节和干酪样坏死灶。

（3）全关节结核:可由单纯性滑膜结核和单纯性骨结核演变而来。病变发展最终累积构成关节的骨端、软骨面和滑膜组织,形成全关节结核。软骨面和软骨下骨质破坏,软骨面脱落,关节间隙狭窄甚至消失。

（二）诊断

1.全身表现

常起病缓慢,早期全身症状不明显,中、后期有低热、盗汗、乏力、消瘦、纳呆、面色无华、脉细数等虚弱证。

2.局部表现

多为单发性,早期仅感受累关节略疼痛,局部红、肿、热不明显,继而关节活动障碍,动则疼痛加重。病变进展受累部位形成脓肿,脓液也可向附近及远处流注,脓肿破溃,排出稀薄脓液,有时夹有干酪样坏死物,久则疮口凹陷,周围皮色紫黯,形成窦道,不易收口。病变部于四肢关节,可见患肢肌肉萎缩、畸形。发生于脊柱者可出现脊柱强直,甚至出现瘫痪。

3.实验室检查

患者常轻度贫血,窦道混合感染时白细胞计数增高。病变于活动期时红细胞沉降率加快,稳定期和恢复期红细胞沉降率正常。结核菌素试验,适用于5岁以下没有接种过卡介苗的儿童,阳性表示感染过结核病。脓液涂片检查可找到抗酸杆菌;脓液结核分枝杆菌培养阳性率为70%左右。

4.影像学检查

（1）X线检查:是诊断骨关节结核的重要手段,它能够确定病变的部位、程度,明确病变的性质。骨关节结核基本X线表现为骨质破坏,关节间隙狭窄,周围软组织肿胀。松质骨结核X线表现为早期骨小梁模糊,进而病灶密度稍高,可见到溶骨性骨质破坏,破坏区边界不清,可见到不规则死骨,死骨吸收后形成空腔,周围骨质一般无明显骨质增生改变,可见周围软组织肿胀。骨干结核X线早期表现为骨质疏松,继而骨内形成囊性破坏,周围可见层状骨膜反应。滑膜结核X线表现为关节囊和关节周围软组织肿胀、层次模糊,关节间隙可增宽,关节周围骨质疏松。全关节结核X线表现为软骨下骨质破坏,关节间隙狭窄,严重者可见关节脱位、半脱位。

（2）CT检查:CT具有较高的分辨率,能较X线检查提前数周或数月发现病变。可早期发现滑膜结核的变化,对于脊柱可显示X线检查难以发现的早期轻度的骨质破坏及隐蔽脓肿,还可显示病变对椎管内的累及程度。

（3）MRI检查:其多方位成像和最佳的组织对比度使其在评价脊柱结核病变中具有重要价值。

（三）鉴别诊断

1.类风湿关节炎

多关节发病,手足小关节受累,常表现为受累关节反复发作的对称性、持续性肿痛、晨僵,逐渐出现关节畸形,但局部无脓肿和窦道形成。本病为全身性疾病常伴有皮下结节、胸膜炎、心包炎等关节外表现。类风湿因子试验常为阳性。

2.风湿性关节炎

患者常有上呼吸道感染病史,常表现为受累关节对称性、游走性关节肿痛,局部急性炎症症状表现明显,血清抗链球菌溶血素"O"试验常为阳性。

3.化脓性关节炎

一般与骨关节结核容易区分。常急骤起病,寒战、高热,受累关节剧痛,局部红、肿、热明显,受累关节常处于关节囊松弛位。实验室检查白细胞计数增高,脓液涂片和细菌培养可找到化脓性细菌。

(四)治疗

本病的治疗应抓住结核分枝杆菌感染的主要病因,用抗结核、抑菌杀菌的中药或西药尽快控制病情发展是主要环节。抗结核药物应早期、联合、长期、全程规则应用。

1.内治法

初期阶段治宜补气血、益肝肾、活血止痛、散寒解凝。成脓阶段治宜补益气血、行气疏风、活血散瘀、消肿止痛。溃后阶段治宜和胃化浊、补益胃气。生肌阶段治宜补养气血、解毒生肌。

2.外治法

肿疡阶段治宜温经活血、散寒化痰、活血止痛。脓疡阶段治宜消炎止痛、缩毒疮根、迅速穿溃。溃疡阶段治宜腐蚀管壁、消炎止痛、去除死骨。收肌阶段治宜活血祛痰、拔毒生肌。

3.手术治疗

采用病灶清除术。适用于病灶内有较大死骨;病灶周围较大脓肿,不易吸收,窦道经久不愈;早期全关节结核为抢救关节功能;脊柱结核有脊髓压迫症状,为了抢救截瘫应及时清除病灶。对患者有其他脏器结核病变处于活动期,全身中毒症状明显者,或合并其他严重疾病难以耐受手术者忌手术治疗。

二、脊柱结核

脊柱结核占骨关节结核的 50% 左右,10 岁以下儿童最常见,其次为青年人。好发部位依次为腰椎、胸椎、胸腰段脊椎、腰骶段脊椎、颈椎。

(一)病因病机

病因同骨关节结核。脊柱结核好发于负重大、活动多、血流缓慢的椎体。以单个椎体破坏蔓延至附近相邻的椎体为多见。可分为两型:①中心型,病灶起于椎体松质骨,死骨吸收后形成空洞;②边缘型,病变破坏椎体边缘和椎间盘组织,椎体呈楔形破坏,椎间隙变狭窄,形成脓肿,继而形成椎旁脓肿,并沿组织间隙流向远处。

（二）诊断

本病早期仅有轻微腰背疼痛，随着病变发展有低热、盗汗、疲乏、消瘦、食欲减退，局部疼痛及放射痛，姿态异常，脊柱畸形，有寒性脓肿，晚期病变脊髓受压迫可并发瘫痪。

X线检查：颈椎和腰椎前凸消失，胸椎呈后凸畸形；椎体破坏，有空洞或死骨，椎间隙狭窄；有脓肿阴影；椎弓有结核时，椎弓模糊或消失。

（三）鉴别诊断

1.化脓性脊椎炎

全身及局部症状表现明显，全身中毒症状重，局部疼痛剧烈。白细胞计数明显增高。X线检查显示有椎体破坏及椎旁阴影。

2.脊椎肿瘤

症状呈进行性加重，多受累一个椎体，X线检查显示椎体有破坏和均匀压缩，椎间隙正常，常侵犯一侧或两侧椎弓。

（四）治疗

中医辨证治疗同骨关节结核。应予以全身支持疗法和抗结核治疗，局部制动。必要时应进行手术治疗，结核病灶清除术可清除脓肿、肉芽、死骨和坏死的椎间盘，改善局部血运，以利修复；同时可解除和防止脊髓受压。植骨融合术有利于脊柱保持稳定。

（五）预防与调护

原则上同骨关节结核。晚期脊椎结核并发瘫痪的病例，要防止发生压疮，一旦发生压疮，要按压疮常规护理，争取疮面愈合，并且要密切注意由压疮引起的并发症，如创面感染、泌尿系统感染、坠积性肺炎等。

三、髋关节结核

髋关节结核占全身骨关节结核的第三位，10岁以内的儿童多见，男性多于女性，单侧多于双侧。

（一）病因病机

病因同骨关节结核。髋关节结核以滑膜结核多见，很少形成脓肿、窦道。单纯骨结核常形成脓肿，破溃后形成窦道。病变发展导致全关节结核，出现病理性脱位或半脱位。关节软骨破坏后导致关节纤维性或骨性强直。儿童病例会导致骨骺被破坏。

（二）诊断

早期出现低热、盗汗、食欲减退、消瘦。儿童患者有烦躁、夜啼。患肢轻度跛行，髋部疼痛；中期出现疼痛、跛行加重，患肢肌肉萎缩。在髋部前、外、后侧可出现脓肿或窦道,晚期出现高热、疼痛加重、活动受限,关节畸形,髋关节屈曲挛缩试验(Thomas征)阳性。患肢因股骨头破坏而出现短缩畸形。

X线检查:滑膜结核关节间隙增宽,关节囊呈肿胀阴影,髋周围骨质疏松,单纯骨结核有骨质破坏、空洞或小的死骨;全关节结核表现关节面破坏,关节间隙狭窄。

(三)治疗

全身治疗同骨关节结核。局部治疗,在抗结核治疗的基础上作髋关节结核病灶清除术。

(四)预防与调护

原则上同骨关节结核。若行髋关节结核病灶清除术,应观察伤口有无渗出物,患肢血运等。术后继续抗结核治疗6~12个月,患肢中立位皮肤牵引3~4周,术后48小时即开始做股四头肌锻炼,去牵引后在床上练习患髋活动。术后6周可扶拐下地活动。要注意预防股骨头缺血性坏死的发生,术后3个月摄X线片复查,病变稳定,无股骨头缺血表现时,才能弃拐行走。

四、膝关节结核

膝关节结核发病率占全身骨关节结核的第二位,在四肢关节结核中占首位。单侧多见,多见于儿童和青壮年人。

(一)病因病机

病因同骨关节结核。膝关节滑膜结核表现为滑膜炎症水肿充血,结核性肉芽组织;单纯骨结核可形成空洞、死骨和脓肿;晚期全关节结核在软骨和软骨下发生骨质破坏,半月板、交叉韧带也遭破坏,可并发病理性膝关节半脱位或脱位。

(二)诊断

本病起病缓慢,全身症状较轻。早期滑膜结核可见关节肿胀,股四头肌萎缩,局部皮温高,疼痛,浮髌试验阳性。早期单纯骨结核局部肿胀、压痛。晚期全关节结核则疼痛剧烈,患膝可见屈曲畸形和跛行,可有脓肿、窦道、关节强直。

X线检查:早期关节囊肿胀,关节间隙增宽,关节附近骨质疏松,随病变发展可出现小死骨和骨空洞,晚期关节面破坏,关节间隙狭窄。

(三)鉴别诊断

1.类风湿关节炎

多关节疼痛,关节病变常呈对称性。手指关节晨僵,可有皮下类风湿性结节;不会形成脓肿、窦道。约70%的病例类风湿因子阳性。

2.化脓性关节炎

早期全身症状明显,出现高热、畏寒、全身不适,患病关节有红、肿、热、痛表现,穿刺抽液黏稠、浑浊或成脓性。实验室检查:白细胞及中性粒细胞计数增加,关节液镜下可见大量白细胞、脓细胞及革兰阳性球菌。

（四）治疗

全身治疗同骨关节结核。局部治疗，根据病情和年龄不同，选择做滑膜次全切除术或结核病灶清除术，或膝关节加压融合术。

（五）预防与调护

术后继续抗结核治疗，观察伤口有无渗出物及患肢血运情况，术后 48 小时开始进行股四头肌锻炼，并逐渐抬腿。若行滑膜切除或单纯骨结核病灶清除术，应尽早练习膝关节活动，以防关节粘连，术后 1 个月可扶双拐下地行走。

（刘　东　杨晓峰）

第四节　骨骺炎

骨骺炎又称骨软骨病、骨软骨炎、骨骺无菌性坏死或骨骺缺血性坏死等。其中以股骨头骨骺炎和胫骨结节骨骺炎在临床中较多见。

一、股骨头骨骺炎

股骨头骨骺炎又称股骨头骨骺骨软骨病，是股骨头骨骺的缺血性坏死，即 Legg-Calve-Perthes 病。多发于 3～10 岁儿童，男性多于女性，以单侧多见。

（一）病因病机

1.先天不足

禀赋不足，营血失调，气血不能温煦、濡养筋骨，致生此病。

2.正虚邪侵

体质虚弱，外伤或感受风寒，湿邪所侵，脉络闭塞，骨枯减。

3.气滞血瘀

气滞则血行不畅，血瘀也可致气行受阻，营卫失调，闭而不通，骨失所养。

西医认为，股骨头骨骺炎可能与先天性缺陷，股骨头骨营养血管闭塞或障碍，内分泌紊乱及各种原因引起的关节内压力增高有关。

股骨头骨骺发生缺血后其病理过程如下。①缺血期：由于软骨下骨细胞缺血坏死，骨化中心停止生长，但骺软骨从滑液吸收营养而继续生长。此期迁延数月至年余。②血供重建期：新的血管从周围组织长入坏死骨骺，逐步形成新骨，若此处继续受压，新骨又将吸收，股骨头将受压而变形。此期延及 1～4 年。③愈合期：该病到一定时间后骨吸收会停止，随之不断骨化，直至全部为新骨所代替。此期畸形还会加重，髋臼关节面也会受损。④畸形残存期：病变静止，畸形固定，以后日久发展成髋关节骨关节炎。

（二）诊断

发病初期出现髋部隐痛,活动后疼痛加重,休息后减轻,继而出现患肢短缩,跛行,大腿及臀部肌肉萎缩,髋关节旋转活动功能障碍,髋部疼痛明显。

X线检查:早期可见股骨头骨骺囊性变及致密改变,继则可见骨骺碎裂、变扁;晚期可见股骨头扁平,股骨颈短而宽,半脱位,以后出现不同程度的退行性关节改变。为了便于判断股骨头骨骺的破坏程度,以利于采用相应的治疗手段,我国邸建德等根据X线片将本病分为4度。

一度:股骨头骨骺致密及囊性改变,但股骨头的高度无改变,干骺端正常。

二度:受累区占骨骺的一半以上,死骨明显,股骨头塌陷变扁,干骺部可见囊状吸收。

三度:骨骺大部分形成死骨,碎裂,头扁平,股骨颈增宽,干骺端的改变为弥漫性。

四度:骨骺全部破坏,股骨头扁平、致密、碎裂,有时骨骺发生移位。晚期股骨头呈蘑菇状。髋臼也因之变形,有的有半脱位,干骺端呈广泛囊样变。

CT或MRI检查有助于早期诊断。

（三）鉴别诊断

1.髋关节结核

早期出现低热、盗汗、纳差、消瘦等阴虚内热证候,髋部可出脓肿或窦道,X线、CT、MRI检查可显示骨与关节面破坏。

2.股骨头骨骺滑脱症

有明显的外伤史,多见于男性儿童与少年。有髋部疼痛,跛行。X线检查显示股骨头骨骺轮廓及密度正常,侧位片见股骨头向后下方滑脱。

（四）治疗

1.先天不足

治宜补肾健骨,方用左归丸。

2.正虚邪侵

治宜补养气血,方用圣愈汤、八珍汤、十全大补汤等。

3.气滞血瘀

治宜行气止痛、活血祛瘀,方用桃红四物汤加枳壳、香附、延胡索。

可根据病情选用外用药如消肿止痛膏、阳和解凝膏等敷贴。

非手术疗法:一、二度患者可采用牵引或外展支架,下肢外展$30°\sim40°$位,以减轻股骨头骨骺的压力,同时有利于其重建和模造。

手术治疗:二度患者可采用髋关节滑膜次全切除术或股骨头骨骺钻孔术,三度患者做髋关节全滑膜切除术,四度患者可采用髋关节臼盖成形术以改善股骨头与髋臼的包容。半脱位明显者可行股骨转子下内旋内翻截骨术等。

(五)预防与调护

本病早诊断,早治疗,效果好。患病期间少站、少走,减轻股骨头受压。非手术治疗患者需观察肢体是否保持合理的外展位。手术治疗患者需做好术后护理。应多摄入富含维生素D的食物,如海鱼、动物肝脏、蛋黄和瘦肉。科学锻炼身体,做好锻炼前准备,不要过度地跑、跳、蹲,循序渐进,避免损伤。限制负重,避免继续损伤,解除骨内高压。

二、胫骨结节骨骺炎

胫骨结节骨骺炎以青少年中喜好剧烈运动者多见,男性多于女性。

(一)病因病机

本病病因主要为慢性劳损引起气血凝滞,营卫不通,致胫骨结节骨骺失去正常的气血温煦和濡养而发病。

(二)诊断

胫骨结节处高凸隆起,局部疼痛、压痛,膝关节用力活动时疼痛加重,休息后可减轻,局部无波动感,压之较硬,无全身症状。

X线检查:侧位片显示髌韧带及其周围软组织有肿胀阴影,胫骨结节与韧带之间的锐角消失。胫骨结节骨骺可见碎裂。CT或MRI有助于早期诊断。

(三)鉴别诊断

本病与胫骨结节骨骺撕脱骨折相鉴别。撕脱骨折,受伤力较大,伤后即不能行走,局部疼痛剧烈、肿胀、压痛明显,局部可见青紫瘀斑。X线检查显示胫骨结节骨骺分离。

(四)治疗

避免膝关节剧烈运动。疼痛重者可用长腿石膏托或夹板固定膝关节于伸直位。可内服桃红四物汤,外用消肿止痛膏敷贴。

(五)预防与调护

避免运动量过大,尤其是剧烈的田径运动、球类运动,要有正确的指导。科学锻炼身体,做好练前准备,不要过度地跑、跳、蹲,循序渐进,避免损伤。局部热敷,消除疲劳,促进血液循环。

（刘　东）

第五节　骨质疏松症

骨质疏松症是以全身性骨量减少,表现为单位体积骨量降低,矿盐和骨基质比例减少,骨的微观结构退化为特征的,致使骨的脆性增加及易于发生骨折的全身性骨骼疾病。

一、病因病机

骨质疏松症属于中医"痿证"范畴,病变在骨,其本在肾。《素问·痿论篇》云："肾主身之骨髓……肾气热,则腰脊不举,骨枯而髓减,发为骨痿。"

骨质疏松症是由多种原因引起的骨骼的系统性、代谢性骨病之一,其病因和发病机制比较复杂,可概括为激素调控、营养因素、物理因素、遗传因素的异常,以及与某些药物因素的影响有关。这些因素导致骨质疏松症的机制可能为肠对钙的吸收减少;肾脏对钙的排泄增多,回吸收减少;或是引起破骨细胞数量增多且其活性增强,溶骨过程占优势,或是引起成骨细胞的活性减弱,骨基质形成减少。这样,骨代谢处于负平衡,骨基质和骨钙含量均减少。骨质疏松症的主要病理变化是骨基质和骨矿物质含量减少,由于骨量减少,钙化过程基本正常,使骨变脆而易发生骨折。

骨质疏松症可分为3类:①原发性骨质疏松症,它是随着年龄增长而发生的一种生理性退行性病变;②继发性骨质疏松症,它是由其他疾病或药物等因素诱发的骨质疏松症;③特发性骨质疏松症,多见于8～14岁青少年,多数有家族遗传史,女性多于男性。

原发性骨质疏松症可分为两型:Ⅰ型为绝经后骨质疏松症,系高转换型骨质疏松症;Ⅱ型为老年骨质疏松症,属低转换型骨质疏松症,一般发生在65岁以上的老年人。

中医认为,本病的发生、发展与"肾气"密切相关。《素问·逆调论篇》曰："肾不生,则髓不能满。"《素问·六节藏象论篇》曰："肾者,主蛰,封藏之本,精之处也,其华在发,其充在骨。"因此,骨质疏松的病因病机可归纳为以下3个方面。①肾虚精亏:肾阳虚衰,不能充骨生髓,致使骨松不健;肾阴亏损,精失所藏,不能养髓。②正虚邪侵:正虚而卫外不固,外邪乘虚而入,气血痹阻,骨失所养,髓虚骨疏。③先天不足:肾为先天之本,由于先天禀赋不足,致使肾脏素虚,骨失所养,不能充骨生髓。

二、诊断

疼痛是骨质疏松症最常见、最主要的症状。其原因主要是骨转换过快,骨吸收增加。在骨吸收过程中,由于骨小梁的破坏、消失,骨膜下的皮质骨破坏引起全身骨痛,以腰背痛最多见。另外,受外力压迫或非外伤性所致脊椎椎体压缩性骨折,椎骨楔形变、鱼椎样变形也可引起腰背痛。骨质疏松症患者躯干活动时腰背肌经常处于紧张状态,导致肌肉疲劳、肌痉挛,从而产生肌肉及肌膜性腰背痛。

身高缩短、驼背也是骨质疏松症的重要临床体征之一。由于松质骨容易发生骨质疏松改变,脊椎椎体几乎全部由松质骨组成,而脊椎是身体的支柱,负重量大,因此,容易产生以上体征。除驼背外,有的患者还出现脊柱后侧凸、鸡胸等胸廓畸形。

骨质疏松症患者受轻微的外力就易发生骨折。其骨折发生的特点是在扭转身体、持重物、跌坐等日常活动中,没有较大外力作用的情况下可发生骨折。骨折发生的部位比较固定,好发部位为胸腰段椎体、桡骨远端、股骨上段、踝关节等。

骨质疏松症发生胸、腰椎椎体压缩性骨折后导致脊椎后凸、胸廓畸形,可引起呼吸系统功能障碍,肺活量和最大换气量减少,小叶型肺气肿发病率增加。胸廓严重畸形的病例,上叶前区域小叶型肺气肿的发病率可达到 40%。

骨质疏松症以骨量减少为主要特征,故骨密度的测定成为诊断的主要手段,其他如病史调查、生化检验等也可为诊断及鉴别诊断提供依据。

骨密度的测定由于所使用的仪器及方法不同,检测部位也有所区别,如单光子骨密度仪检测桡骨骨密度;超声骨密度仪一般检测胫骨和跟骨骨密度;双能 X 线骨密度仪可测量全身骨密度,目前常用来检测腰椎、股骨近端等部位。

世界卫生组织标准(1994 年),测得骨密度与同性别峰值骨密度 $-n$ 倍标准差相等;若 $n \leqslant 1$ 为正常骨密度;$1 < n \leqslant 2.5$ 为骨量减低;$n > 2.5$ 为骨质疏松症;$n > 2.5$ 且伴有骨折,为严重骨质疏松症。

中华医学会骨质疏松和骨矿盐疾病分会拟定的《原发性骨质疏松症诊治指南(2011 年)》诊断标准:①在没有外伤或轻微外伤情况下发生脆性骨折,即可诊断为骨质疏松症;②基于骨密度测量的诊断标准:目前通行可靠的方法是双能 X 线吸收法,检测结果与同性别、同种族峰值骨量比较,其标准偏差$(T) \geqslant -1.0SD$ 为正常;$-2.5SD < T < -1.0SD$ 为骨量减少;$T \leqslant -2.5SD$ 为骨质疏松;$T \leqslant -2.5SD$,同时伴有骨折者为严重骨质疏松。

X 线检查:主要表现为骨密度减低,骨小梁减少、变细、分支消失,脊椎骨小梁以水平方向的吸收较快,进而纵行骨小梁也被吸收,残留的骨小梁稀疏排列呈栅状。

实验室检查:骨质疏松症伴有骨折的患者,血清钙低于无骨折者,而血清磷高于无骨折者。如伴有软骨病,血磷、血钙偏低,碱性磷酸酶升高。尿磷、尿钙检查一般无异常发现。

目前常用骨代谢转换指标:①骨形成指标,包括血清Ⅰ型原胶原氨基端前肽、血清骨钙素;②骨吸收指标,包括血清Ⅰ型胶原交联羧基末端肽、血清抗酒石酸酸性磷酸酶等。

三、辨证分型

(一)肾虚精亏

肾阳虚者腰背疼痛,腿膝酸软,受轻微外力或未觉明显外力可出现胸、腰椎压缩性骨折。驼背弯腰,身高变矮,畏寒喜暖,小便频多且夜尿多。肾阴虚者除有腰背疼痛、腿膝酸软、易发生骨折等症状外,常有手足心热、咽干舌燥。

(二)正虚邪侵

骨痛,腰背疼痛,腿膝酸软,易发生骨折。由其他疾病继发或药物因素诱发本病的,兼有原发疾病症状和诱发本病药物的并发症。

(三)先天不足

青少年期以背部下端、腕部和足部的隐痛开始,逐渐出现行走困难。常见膝关节、踝关节痛和下肢骨折。胸腰段脊柱后凸、后侧凸,鸡胸。头到耻骨与耻骨到足跟的比小于1.0,身高变矮,长骨畸形,跛行。最终胸廓变形可影响心脏和呼吸。成人期以腰背疼痛为主,脊椎椎体压缩性骨折,楔形椎、鱼椎样变形,轻者累及1～2个椎体,重者累及整个脊椎椎体。日久则脊椎缩短。除脊椎椎体外,肋骨、耻骨、坐骨骨折也可发生。

四、鉴别诊断

(一)骨软化症

其特点为骨质钙化不良,骨样组织增加,骨质软化,因而脊椎、骨盆及下肢长骨可能产生各种压力畸形和不全骨折,骨骼的自发性疼痛、压痛出现较早且广泛,以腰痛和下肢疼痛为甚。全身肌肉多无力,少数患者可发生手足抽搐。X线检查可见骨质广泛疏松;压力畸形如驼背、脊柱侧凸、膝内翻、膝内翻、长骨弯曲;假骨折线(称为Milkman线或Looser线);横骨小梁消失,纵骨小梁纤细,骨皮质变薄;不发生骨膜下骨皮质吸收。实验室检查:血钙、磷水平较低,碱性磷酸酶水平升高。

(二)多发性骨髓瘤

临床表现主要为贫血、骨痛、肾功能不全、出血、关节痛。由于骨髓瘤细胞在骨髓腔内无限增生,分泌破骨细胞活动因子,促使骨质吸收,引起弥漫性骨质疏松或局限性骨质破坏。因此,骨骼疼痛是早期主要症状,开始时骨痛轻微,随病情发展而逐渐加重。骨骼病变多见于脊椎、颅骨、锁骨、肋骨、骨盆、肱骨及股骨近端,常见的疼痛部位在腰背部,其次是胸廓和肢体。骨质破坏处可引起病理性骨折,多发生于肋骨、下胸椎和上腰椎,如多处肋骨及脊椎骨折可引起胸廓和脊柱畸形。X线检查可见脊柱、肋骨和骨盆等处弥漫性骨质疏松;溶骨病变常见于颅骨、骨盆、脊椎、股骨、肱骨头、肋骨。可出现单发,也可出现多发,呈圆形、边缘清楚如钻凿状的骨质缺损阴影;病理性骨折,以肋骨和脊柱最为常见,脊椎可呈压缩性骨折。实验室检查:骨髓象呈增生性反应,骨髓中出现大量骨髓瘤细胞,此为最主要的诊断依据,一般应超过10%,且其形态异常。高球蛋白血症,主要为"M"成分球蛋白血症或凝溶蛋白尿的表现。

(三)原发性甲状旁腺功能亢进症

由于甲状旁腺腺瘤、增生肥大或腺癌所引起的甲状旁腺激素分泌过多,发病年龄以20~50岁较多见,女性多于男性。临床表现为高钙血症、低磷血症。如消化系统症状可见纳差、腹胀、恶心、呕吐、便秘等;肌肉可出现四肢肌肉松弛,张力减退;泌尿系统可出现尿中钙、磷排泄增多,尿结石发生率高,患者多尿、口渴、多饮;骨骼系统症状有骨痛,背部、脊椎、胸肋骨、髋部、四肢伴有压痛,逐渐出现下肢不能支持重量,行走困难,病久后出现骨骼畸形,身长缩短,可有病理性骨折。X线检查可见骨膜下皮质吸收、脱钙,弥漫性骨质疏松,骨囊性变;全身性骨骼如骨盆、颅骨、脊柱或长、短骨等处的脱钙、骨折、畸形等改变;指骨内侧骨膜下皮质吸收,颅骨斑点状脱钙,牙槽骨板吸收和骨囊肿形成均为本病的好发病变。实验室检查:本病患者早期血钙大多增高(>2.2mmoL),对诊断很有意义;血磷多数低于1.0mmol/L;90%患者的血清免疫活性甲状旁腺激素明显高于正常值;尿钙增多。

(四)成骨不全症

本病有家族遗传史,高达50%左右。由于周身骨胶原组织缺乏,成骨细胞数量不足,软骨成骨过程正常,钙化正常,致使钙化软骨不能形成骨质,因此,骨皮质菲薄,骨质脆弱。由于该病患者的巩膜变薄,透明度增加,使脉络膜色素外露而出现蓝巩膜;因听骨硬化,不能传达音波,而出现耳聋。

五、治疗

(一)肾虚精亏

治宜补肾填精,方用左归丸加淫羊藿、鹿衔草,或用中成药骨疏康、仙灵骨葆、骨松宝等。

(二)正虚邪侵

治宜扶正固本,方用鹿角胶丸,方中虎骨改用代用品。治疗须考虑继发疾病的病因,审因而治。

(三)先天不足

治宜填精养血、助阳益气,方用龟鹿二仙胶汤。治疗需考虑患者的年龄、性别、原发病病因等辨证施治。

骨质疏松时骨骼蛋白质和钙盐均有损失,故应适量补充饮食中的蛋白质、钙盐,以及维生素D、维生素C。鼓励患者做适当的体力活动,以刺激成骨细胞活动,有利于骨质形成。如为继发性或特发性骨质疏松症,在治疗时还需针对原发疾病进行治疗。

六、预防与调护

骨质疏松症的预防,要注意饮食营养,加强体育锻炼,增强体质,以减少发生骨质疏松症的机会。重视绝经后和随年龄增大而发生的骨量丢失。对已患骨质疏松症的老年人还应加强陪护,预防发生骨折。对绝经后妇女和老年人注意饮食调养以保证足量的钙、蛋白质和维生素的摄入。体育锻炼对于骨量的积累及减少发病极其有益,并有利于提高机体素质。

保持健康的生活方式,多从事户外活动,进行适当的日光照射,对骨骼肌保持足够的机械性刺激,保持正确的姿势,不经常采取跪坐姿势。尽量避免外伤和各种不安全隐患的发生。

（刘　东　孙旭亮）

第六节　骨肿瘤

骨肿瘤包括原发性骨肿瘤、继发性骨肿瘤及瘤样病变等。骨肿瘤来源于骨基本组织和骨附属组织。骨基本组织指软骨、骨、骨膜、髓腔纤维组织等;骨附属组织指骨内的神经、血管、骨髓等。骨肿瘤虽有良性或恶性性质之分,但并非截然分开,有些肿瘤表现为良性与恶性之间的中间型性质,故有"相对恶性"与"低度恶性"之称谓。一般为单发,也有多发者,如骨软骨瘤、软骨瘤、骨髓瘤等。

唐代孙思邈《千金要方》将肿瘤分为 7 种类型,分别为瘿瘤、骨瘤、脂瘤、石瘤、脓瘤、血瘤、息肉,说明中医对骨肿瘤早已有所认识,骨肿瘤的命名常与来源部位、构成肿瘤的主要细胞联系起来。骨肿瘤虽不是常见骨疾病,但恶性骨肿瘤对人体生命危害极大。

一、病因病机

（一）正虚邪侵
体质强弱与本病的发生、发展、预后有着密切关系。正虚体弱,腠理不密,脏腑脆弱,脏腑功能失常,气虚血亏,气血不和,气血壅塞,结聚成瘤。

（二）气滞血瘀
气血瘀滞,经络阻隔,蕴结日久,骨与气并,日以增大,凝结成块。

（三）肾虚精亏
明代薛己《外科枢要·卷三》曰:"若伤肾气,不以荣骨而为肿者,其自骨肿起,按之坚硬,名曰骨瘤。"先天禀赋不足,髓不养骨,或秉承遗传,易生骨肿瘤;女子七七,任脉虚,男子八八,天癸竭,肾虚精亏,营卫失调,气血不和,肾气精血俱衰,不以荣骨,骨瘤乃发。

人体本身的内因是骨肿瘤发生的一个重要原因,如某些胚性细胞错置,未能正常发育,长期保持静止状态,一旦受到某些因素刺激,便迅速生长,形成骨肿瘤。有些骨肿瘤的发生与损伤有关,有些与感染有关,人体长期接受大量放射性物质也可滋生本病。

二、分类

骨肿瘤分类方法有多种。

(一)根据肿瘤的病灶来源分类

分为原发性与继发性。

1.原发性骨肿瘤

来源于骨、软骨、造血组织或骨、纤维组织、脉管、脂肪、神经、脊索、上皮等,或来源未定。原发性骨肿瘤主要根据肿瘤组织的形态结构,特别是肿瘤细胞的分化类型及所产生的细胞间物质类型进行分类。

2.继发性骨肿瘤

即转移,其原发瘤多为癌,几乎所有癌皆可转移至骨,仅少数为肉瘤、神经母细胞瘤。

(二)根据组织来源与分化程度和肿瘤的性质分类

国内骨肿瘤分类表见表 6-1。

表 6-1　国内骨肿瘤的分类

中间性	良性	组织来源与分化 (相对恶性、低度恶性)	恶性
骨来源	骨瘤		骨肉瘤及亚型
	骨样骨瘤		
	成骨细胞瘤	恶性成骨细胞瘤	
	皮质旁(骨旁)骨瘤		
软骨来源	骨软骨瘤(单、多发)		软骨肉瘤(原发、继发)
	软骨瘤(单、多发)		间充质软骨肉瘤
	成软骨细胞瘤	恶性成软骨细胞瘤	去(反)分化软骨肉瘤
纤维来源	非生骨性纤维瘤		纤维肉瘤
	骨化性纤维瘤		

中间性	良性	组织来源与分化（相对恶性、低度恶性）	恶性
纤维来源		韧带性纤维瘤	
组织细胞来源	良性纤维组织细胞瘤		恶性纤维组织细胞瘤
破骨细胞来源	骨巨细胞瘤Ⅰ级	骨巨细胞瘤Ⅰ级	骨巨细胞瘤Ⅱ级
骨髓来源			骨髓瘤
			尤因肉瘤
			骨原发性恶性淋巴瘤
血管来源	血管瘤	血管内皮瘤	血管肉瘤
	淋巴管瘤	血管外皮瘤	
	血管球瘤		
神经来源	神经鞘瘤		恶性神经鞘瘤
	神经纤维瘤		
脂肪来源	脂肪瘤		脂肪肉瘤
脊索瘤			脊索瘤
上皮来源			长骨釉质器瘤
其他来源			平滑肌肉瘤
			横纹肌肉瘤
			腺泡状肉瘤
间充质	间充质瘤		恶性间充质瘤

三、诊断

骨肿瘤的诊断需详细询问病史，了解局部和全身症状，进行体格检查，掌握有关体征，同时通过X线检查、实验室检查、病理组织检查，全面分析病情资料，作出诊断。

骨肿瘤无论良性还是恶性，早期全身症状一般不明显。良性骨肿瘤主要表现为局部症状，舌、脉多无明显变化。恶性骨肿瘤后期出现全身衰弱，食欲不振，形体消瘦，精神萎靡，神疲乏力，面色苍白，甚至出现形如枯槁，脉沉细而虚，气血两虚者舌淡苔薄，阴虚火旺者舌红无苔，气滞血瘀者舌紫苔黄。

多数骨肿瘤有各自的好发部位。如骨肉瘤好发于长骨干骺端，且多见于股骨下端及胫骨上端；尤因肉瘤好发于长骨干骺部、骨干部及骨盆；骨巨细胞瘤好发于四肢长骨的骨端,且发生于股骨的远端多于近端,发生于胫骨的近端多于远端;骨转移性肿瘤发生在骨盆最多。发病部位也是诊断肿瘤的一个重要方面。

发病年龄对骨肿瘤诊断也有参考价值。如尤因肉瘤发病年龄在20岁以内者达90%以上;骨肉瘤发病年龄在10～20岁占47.5%,20～30岁占28.7%,说明该病以青少年多见。

病程对诊断骨肿瘤为良性或恶性有重要参考价值。一般良性骨肿瘤病程长,进展速度慢;恶性骨肿瘤病程短,进展速度快。

大多数良性肿瘤患者疼痛表现不明显,但恶性骨肿瘤患者疼痛则是表现最早的症状,开始较轻,尚有间歇,随着病情的发展,呈进行性加剧,且难以忍受,大多数恶性肿瘤夜间疼痛加剧,有时可沿周围神经走行出现放射性疼痛。

检查时应注意肿物的部位、大小、硬度、活动度、边界是否清楚,有无搏动感。良性骨肿瘤肿块一般呈膨胀性,硬度如骨样,边界清楚,无活动度;恶性肿瘤的骨外形一般不膨胀,周围软组织可见肿胀,肿块硬度不如良性骨肿,边界不清楚,有些血管丰富的恶性骨肿瘤晚期当骨质有破坏时可扪及搏动,有时还能听到血管杂音,肿块推之不活动。

骨肿瘤早期一般无明显的功能障碍。良性骨肿瘤晚期,有些出现病理性骨折或发生恶性变后,可有功能障碍,接近关节的骨肿瘤随着肿瘤发展可出现功能障碍;恶性骨肿瘤发展迅速,会出现不同程度的功能障碍。

实验室检查:良性骨肿瘤患者的血、尿、骨髓检查一般都正常。恶性骨肿瘤可出现红细胞沉降率加快,晚期大多数出现贫血。骨髓瘤患者40%～60%可有本周蛋白尿,骨髓穿刺都可见到骨髓瘤细胞,其数量超过5%,当数量超过20%时,并见异型浆细胞,浆细胞呈小团状。骨肉瘤、成骨性转移瘤因形成大量新生骨,所以碱性磷酸酶水平升高。

X线检查:对于诊断骨肿瘤是一项重要手段,检查结果是诊断的重要依据。一般来说,良性骨肿瘤的阴影比较规则,密度均匀,外围边界整齐,轮廓比较清楚,骨膜无反应性阴影,软组织内也无阴影,溶骨型骨皮层的变薄和膨胀征象是良性骨肿瘤的一个特征;恶性骨肿瘤阴影多不规则,密度不均匀,边界不整齐,轮廓不清楚,骨皮层呈不规则破坏,无膨胀征象,多有骨膜反应,骨膜反应是恶性骨肿瘤的一个特征,可表现为考特曼(Codman)三角阴影、葱皮样阴影或放射状阴影,软组织有肿胀阴影。

同位素骨扫描:虽然不能确诊良、恶性肿瘤,但它可发现多发病灶,并且早于X线片,有助于早期诊断。

病理组织检查:在骨肿瘤诊断中占有很重要的位置,但不能单凭病理组织检查结果就确定骨肿瘤的诊断,必须结合病史、症状、体征、实验室检查、X线检查等综合分析加以诊断。

骨肿瘤的外科分级如下。

（一）骨肿瘤分期

良性骨肿瘤分为：①潜隐性；②活动性；③侵袭性。

恶性骨肿瘤分为：

Ⅰ低度：无转移。A.间室内；B.间室外。

Ⅱ高度：无转移。A.间室内，如骨内、关节内、肌间隔内；B.间室外，侵及邻近组织。

Ⅲ低度或高度：有转移。任何部位。

（二）骨肿瘤的外科分级 GTM 系统

1.肿瘤性质（G）

(1)G_0属于良性。细胞分化好。X线显示边缘清晰。可向软组织侵蚀，包膜完整。无转移。

(2)G_1属于低度恶性。核分裂少，细胞分化中等。X线显示侵蚀。生长慢，可向囊外生长。偶有转移。

(3)G_2高度恶性。核分裂多见，分化差。X线显示侵蚀破坏。生长快，症状明显。有转移。

2.肿瘤部位（T）

(1)依据肿瘤分布：T_0局限于囊内。

(2)T_1：在间室内。

(3)T_2：在间室外。

3.转移（M）

包括局部及远隔转移。

(1)M_0：无转移。

(2)M_1：有转移。

GTM系统对骨肿瘤治疗方案的选择提供方便，但目前只适用于骨骼肌肉系统中起源于中胚层结缔组织肿瘤的分级。不适用于淋巴瘤、白血病、骨髓瘤、转移癌等。

四、鉴别诊断

（一）先天性发育异常引起的骨病变

先天性发育异常引起的骨病变，也有肿块形成，但当骨骺线闭合以后，肿块不再发展。

（二）内分泌紊乱引起的骨病变

如甲状旁腺功能亢进，表现为多发性骨囊样变，需与骨巨细胞瘤、骨囊肿等相区别,前者血清钙高、磷低,血清碱性磷酸酶水平高。

（三）原因不明的骨病变

如畸形性骨炎是多发的骨骼变形疾病,骨小梁呈镶嵌结构,颅骨肥厚,头颅增大,受累骨干不规则肥厚,血清碱性磷酸酶水平明显增高。

（四）感染性骨疾病

化脓性骨髓炎出现高热、白细胞增多等急性感染表现,血培养常为阳性,脓肿可破溃流出死骨,脓液可培养出致病菌。骨关节结核早期出现低热、盗汗等阴虚内热症状,局部可出现寒性脓肿,X线检查可见骨关节面破坏。

（五）外伤引起的病变

如骨化性肌炎,主要表现为受伤骨骼周围的肌腱、韧带钙化,关节功能受限,骨骼除日久失用性骨质疏松外,无其他明显改变;疲劳骨折,有过度的局部劳累史,局部疼痛但不剧烈。X线检查显示骨折线,骨折端多有硬化,骨质其他方面无变化。

五、治疗

（一）中药治疗

中药治疗对于增强体质、改善脏腑功能、调补气血、补正驱邪、行气活血均起到一定的作用。正虚邪侵,治宜补正祛邪,可选八珍汤、十全大补汤;气滞血瘀者治宜行气活血化瘀,方用桃红四物汤加枳壳、木香、香附等药;肾虚精亏者,治宜补肾填精,方用左归丸。

临床实践中应用半枝莲、白花蛇舌草、山慈菇、姜黄、三棱、莪术等对骨肿瘤有一定疗效,还可根据证候加以辨证施治。

（二）手术治疗

良性骨肿瘤可选用刮除术、切除术,根据情况加植骨术;恶性肿瘤未波及周围软组织时,可选用瘤段切除灭活再植术、瘤段切除人工假体植入术;恶性肿瘤病情严重者,可选用截肢术。

（三）放射治疗

放射治疗的有效作用在于组织的吸收量,对有些肿瘤较敏感,如原发性骨恶性淋巴瘤、血管瘤、动脉瘤样骨囊肿;对有些肿瘤中度敏感,如骨巨细胞瘤等;对有些肿不敏感,如骨肉瘤等。因此,放射治疗可用于敏感肿瘤,对于中度敏感的肿瘤应作为辅助治疗,对于不敏感者只能用大剂量作为辅助治疗。

放射治疗的禁忌证:晚期恶性肿瘤出现恶病质患者;肿瘤所在脏器穿孔时或合并大量积液时;急性炎症及心力衰竭未控制时;肺功能严重不全时,不做肺大面积照射;血小板或白细胞计数过低者。

(四)化学药物治疗

化学药物治疗恶性肿瘤不仅对局部肿瘤有效,对周身多发或转移病灶也起作用。根据作用机制分为干扰核酸合成的药物、干扰蛋白质合成的药物、直接与DNA结合影响其结构和功能的药物、通过改变机体激素状况而起作用的药物等四大类。

某些药物对增殖全周期都起作用,有些药物只对瘤细胞增殖周期中的一个期敏感,因此,结合肿瘤细胞增殖动力学知识选择应用药物可以提高疗效,如干扰核酸合成的药物对DNA合成期细胞较敏感,长春碱类药物对有丝分裂期细胞敏感,烷化剂、抗肿瘤抗菌药物及金属药对整个增殖周期中的细胞均有杀灭作用。

(五)免疫疗法

免疫疗法是用免疫学的方法使机体产生免疫反应,用来遏制肿瘤细胞的生长。在肿瘤治疗中应用比较广泛的免疫疗法为非特异性的,采用卡介苗及短小棒状杆菌在治疗白血病及黑色素瘤时有一定疗效。单克隆抗体治疗肿瘤显示出广阔前景。

六、预防与调护

增强体质,提高抗病能力。避免外伤,外伤后需及时正确地处理,有些肿瘤与外伤未及时处理或处理不当有关。无论良恶性骨肿瘤,均应早诊断、早治疗,有些良性肿瘤有可能发生恶性变。恶性骨肿瘤应早诊断,早治疗,效果要好得多。并发病理性骨折的患者要用石膏外固定,避免加重损伤,又可减轻疼痛,争取修复。晚期恶性骨肿瘤患者往往全身情况很差,应注意饮食调养,清洁卫生。若久病卧床不起者,应注意防止发生压疮,对止痛药的应用要防止吗啡类、哌替啶等药物成瘾,可与其他止痛药交替使用。避免放射辐射,尤其是青少年,正处于骨骼发育时期,经常接触,不利于骨骼健康;保持健康心态,善于调节情绪,心态向上。提供无障碍环境,教会患者正确使用拐杖、轮椅等助行器,避免肢体负重,预防病理性骨折。

(刘 东 段晓英)

参考文献

[1]中华中医药学会.中医骨伤科临床诊疗指南[M].北京:中国中医药出版社,2020.

[2]赵文海,詹红生.中医骨伤科学[M].上海:上海科学技术出版社,2020.

[3]王和鸣.中医骨伤科学[M].北京:中国中医药出版社,2019.

[4]王庆甫.中医骨伤科核心知识点全攻略[M].北京:中国医药科技出版社,2019.

[5]唐镇江,王琦,包可.中医骨伤科学[M].北京:科学出版社,2019.

[6]邹本贵.中医骨伤科学[M].北京:科学出版社,2019.

[7]徐展望,何伟.中医骨病学[M].北京:中国中医药出版社,2018.

[8]黄桂成,王拥军.中医骨伤科学[M].北京:中国中医药出版社,2018.

[9]刘钟华,赵长伟,闻辉.中医骨伤科学[M].北京:科学出版社,2018.

[10]黄桂成.中医筋伤学[M].北京:中国中医药出版社,2018.

[11]孙树春.中医骨伤学高级教程[M].北京:中华医学电子音像出版社,2016.

[12]樊粤光,王拥军.中医骨伤科学基础[M].北京:中国中医药出版社,2015.

[13]谢强.中医骨病[M].3版.北京:人民卫生出版社,2014.

[14]涂国卿.中医筋伤[M].3版.北京:人民卫生出版社,2014.

[15]张俐.中医骨病学[M].北京:人民卫生出版社,2012.

[16]冯峰.中医骨病[M].北京:人民卫生出版社,2008.

[17]陈泽文.中医综合诊疗方案治疗肱骨干骨折65例[J].中医研究,2019,32(2):19-21.

[18]王雪莹.中医正骨手法治疗上肢骨骨折的临床效果[J].中国实用医药,2019,14(8):141-142.

[19]张绍华.中医正骨治疗桡骨远端骨折患者的临床效果[J].医疗装备,2019,32(11):92-93.

[20]尚先宝.中医药防治老年骨质疏松骨折研究进展[J].医学信息,2019,32(11):45-47.